눈으로 배우는 총의치임상

제2판

감수
Sakurai Kaoru (櫻井 薰)

편집 · 집필
Ueda Takayuki (上田 貴之)

기획협력
Miyachi Tateo (宮地 建夫)
Suzuki Hisashi (鈴木 尚)

공역
노 관 태 · 윤 영 호

대한나래출판사

DaehanNarae Publishing, Inc.

SK V1 Tower 1507
Younmujang 5 gagil 25, Sungdong-gu,
Seoul 04782, Korea
TEL: +82-2-922-7080
FAX: +82-2-922-0841
E-mail: nrpub@naver.com
Website: www.nrbooks.kr

MEDEMIRU SOUGISHIRINSHOU 2nd Edition
Supervised by Kaoru Sakurai
Edited by Takayuki Ueda

눈으로 배우는 총의치 임상 제2판

발행일 2023년 3월 5일
감수 Sakurai Kaoru
저자 Ueda Takayuki
역자 노관태 · 윤영호
발행인 최용원
편집디자인 유문형
표지디자인 유문형
교정 · 교열 장지연
발행처 **대한나래출판사** (등록 제2012-000051호/1994.6.10)
주소 서울시 성동구 연무장 5가길 25, 성수역 SK V1 Tower 1507호
전화 (02) 922-7080
팩스 (02) 922-0841
이메일 nrpub@naver.com
홈페이지 www.nrbooks.kr

ISBN 978-89-5741-915-1

정가 60,000원

Printed in Korea

저자 소개

감수

Sakurai Kaoru (櫻井 薫) 도쿄 치과대학 명예교수

편집 · 집필

Ueda Takayuki (上田 貴之) 도쿄 치과대학 노인치과보철학 강의 주임교수

기획협력

Miyachi Tateo (宮地 建夫) 도쿄

Suzuki Hisashi (鈴木 尚) 도쿄

집필자

Ishida Akihiro (石田 晃裕) 도쿄 치과대학 노인치과보철학 강의 조교

Ueda Takayuki (上田 貴之) 도쿄 치과대학 노인치과보철학 강의 주임교수

Ohta Midori (太田 緑) 도쿄 치과대학 노인치과보철학 강의 조교

Saito Takeshi (齋藤 壮) 도쿄 치과대학 노인치과보철학 강의 조교

Takano Tomofumi (髙野 智史) 도쿄 치과대학 노인치과보철학 강의 강사

Nakajima Junko (中島 純子) 도쿄 치과대학 구강내과 · 병원치과학 강의 강사

Horibe Yasuhiro (堀部 耕広) 도쿄 치과대학 노인치과보철학 강의 조교

Ryu Masahiro (竜 正大) 도쿄 치과대학 노인치과보철학 강의 준교수

"눈으로 배우는 총의치 임상" 제2판 서문

이 책의 전서인 "눈으로 배우는 임상: 임상을 하면서 궁금했던 것들(총의치 편)"이 발간된 지 15년이 지났습니다. 그동안 많은 학생들과 임상가들이 이 책을 선택해 주어 기쁘게 생각합니다. 이번에 제가 전임인 櫻井 薫 명예교수에게 편집 임무를 인계받았습니다.

이 책은 계통적인 총의치 임상 교재이면서도 제목대로 일관되게 '눈으로 보고 알 수 있는 것'을 콘셉트로 하고 있으며, 교과서와 임상 서적을 보완하는 역할을 하는 몇 안 되는 책이라고 생각합니다. 제2판에서는 지금까지의 구성을 유지하면서 내용을 보강했습니다. 그동안 임상 현장에서 경험적으로 이루어지는 부분이 많았던 수술 전 진찰이나 시적 등을 계통적으로 정리하여 장으로 추가했습니다. 보철치료에 중요한 역할을 하는 구강기능 검사와 수술 후 관리에 대해 대폭 추가했습니다. 또한 이 책의 특징적인 내용 중 하나인 의치 형태와 기능과의 연관성에 대해서도 정리, 추가하여 보철치료가 형태 회복뿐만 아니라 어떻게 기능 회복에 도움을 주는지를 알 수 있도록 만들었습니다. 현재 주목받고 있는 구강기능 관리에서도 활용할 수 있습니다.

위와 같이 자신 있게 출판하는 개정판이라고 자부합니다. 이 책이 여러분의 지식 증진과 더불어 임상 현장에서 도움이 되길 바랍니다.

마지막으로 櫻井 薫 명예교수의 헌신적인 지도와 竜 正大 준교수를 비롯해 강의를 맡고 있는 교원 여러분의 노력 덕분에 한정된 기간 안에 개정 작업을 마칠 수 있었습니다. 이 자리를 빌려 진심으로 감사드립니다.

2021년 5월

上田 貴之

"눈으로 배우는 총의치 임상" 제1판 서문

전서인 "눈으로 배우는 임상: 임상을 하면서 궁금했던 것들(총의치 편)"이 출판 후 오랫동안 학생, 임상 수련의와 개업의들로부터 사진과 그림이 많아서 이해하기 쉽다고 호평을 받았습니다. 다양한 상황에서 총의치 임상을 시행하기 전에 지식이나 절차를 확인하기에 적합한 책이라고 할 수 있습니다.

출판된 지 꼭 6년이 지났지만 그 사이 일본은 초고령사회가 되어 이 책에서 다루고 있는 구강 습윤제, 악안면 보철, 구개증대보철물(palatal augmentation prosthesis: PAP) 등에도 관심이 깊어졌습니다. 치과 임플란트 영역에서는 임플란트 오버덴쳐 증례가 증가하기 시작하여 임플란트 치료를 실시하는 데 있어서도 총의치와 관련된 지식과 기술의 필요성이 재인식되고 있습니다. 그러한 사회의 수요에 부응하기 위해 제목을 바꾸어 새로운 개정판을 발행하게 되었습니다.

앞서 언급한 것처럼 주요 변경사항은 10장 '새 의치 장착 시의 순서를 알아보자'에 의치 안정제와 구강 습윤제, 그리고 장착 직후의 조정과 리콜에 대해 덧붙였다는 점입니다. 또한 11장 '의치 리라이닝을 알아보자'와 12장 '금속 상의치를 알아보자' 등 새로운 장과 구개증대보철물(PAP)을 증례로 추가했습니다.

이번에는 도쿄 치과대학에서 상의치보철학 강의를 하고 있는 上田 貴之 교수에게 총괄을 부탁하여 이 책이 완성되었습니다. 다시 한 번 노고에 감사드립니다.

2011년 9월

櫻井　薫

[기획편집]

櫻井　薫

[기획협력]

宮地 建夫 · 鈴木　尚

[집필자]

石崎　憲 · 上田 貴之 · 大神 浩一郎
古池 崇志 · 櫻井　薫 · 杉山 哲也
添田 亮平 · 髙野 智史 · 田坂 彰規
山田 将博 · 竜　正大

“눈으로 배우는 임상: 임상을 하면서 궁금했던 것들(총의치 편)” 서문

명확하게 글로 기술되어 있지만 이해하기 어려운 내용도 그림이나 사진을 보면 일목요연하게 이해가 되는 경험을 다들 해 봤을 것입니다. 저도 투명한 용지에 근육, 혈관, 신경, 뼈 등이 그려져 있고 페이지를 넘기면 각 조직의 위치관계를 상상할 수 있어 매우 이해하기 쉬운 인체해부학 도감을 본 경험이 있습니다. 치과 임상 수기와 관련된 해부에 대해 이해하기 쉬운 도감을 만들려고 한 것이 “눈으로 배우는 임상: 임상을 하면서 궁금했던 것들”의 기획의도입니다.

근래 치학교육에서는 졸업 전 임상 실습을 시행할 때 기본적인 임상능력 향상을 위해 다양한 개혁을 추진하고 있습니다. 각 치과대학에서 CBT나 OSCE 방식을 채용한 공통시험을 실시하여 등원 전, 학생의 지식, 태도, 기술 등을 평가하고 있습니다. 또한 졸업 후(치과의사 국가시험 합격 후) 1년차에 치과의사 임상 연수가 필수이기 때문에 졸업 전 임상 실습 형태를 견학형이 아닌 진료 참여형으로 진행하고 있습니다.

이러한 시대 배경에 더하여 우선 일반 임상가로부터 어렵다는 의견이 많은 총의치 관련 도감에 착수했습니다. 그리고 책의 내용을 임상가의 요청(‘총의치 임상을 하면서 궁금했던 점을 그림으로 설명해 달라’, ‘그림을 보면서 복습하고 싶다’, ‘발음이나 섭식 · 연하에 대해서도 그림으로 설명해 달라’ 등)에 부응하여 집필했습니다.

지금까지는 임상 경험이 없는 학생에게 총의치 강의를 하는 데 사용할 교재가 불충분했습니다. 또한 학생이 집에 돌아가서도 참조할 수 있는 도감이 없었습니다. 이 책은 이러한 학생들에게 부교재 역할을 충분히 할 수 있을 것입니다.

기획 초기에는 반년이면 완성될 것으로 예상했었지만, 각 방면의 의견을 받아들여 수정을 거듭해 가는 사이에 1년이라는 세월이 흘렀습니다. 이 책은 기획부터 참여해 주신 저명한 임상가인 宮地 建夫 선생님과 鈴木 尚 선생님께서 교열해 주셔서 더욱 완성도가 높아지고 훌륭해졌습니다. 부디 임상 현장에서 진료 도중 또는 사전 준비에 활용해 주시면 감사하겠습니다.

마지막으로 본서 총괄을 위해 노력해 주신 도쿄 치과대학의 石崎 憲 강사와 나가스에서점의 久保律子 씨에게도 감사드립니다.

2005년 8월

櫻井　薫
宮地 建夫
鈴木　尚

天野　大地 ・ 新井　貴博 ・ 安藤　友彦 ・ 石井　治仲
石崎　　憲 ・ 石橋　甲基 ・ 上田　貴之 ・ 大神　浩一郎
岡田　千奈 ・ 角　　大輔 ・ 小杉　賢史 ・ 小平　順可
斉藤　貴之 ・ 清水　崇之 ・ 島野　圭介 ・ 高木　一郎
田坂　彰規 ・ 田中　　綾 ・ 田原　靖章 ・ 鶴岡　守人
杉山　哲也 ・ 竜崎　美樹 ・ 安原　朋子 ・ 柳沢 光一郎
渡瀬　秀彦

역자 소개

노 관 태

경희대학교 치과대학 졸업

경희대학교 치과병원 보철과 수련

경희대학교 치의학 박사 및 치과보철과 전문의

경희대학교 치과대학 치과보철학교실 교수

일본 Tokyo Dental College 방문교수

미국 UCLA School of Dentistry 방문교수

윤 영 호

가나가와 치과대학 치의학부 졸업

가나가와 치과대학 부속병원 보존과 수련

일본 치과보존과 인정의

통합치의학과 전문의

우리들윤치과의원 대표원장

역자 서문

이 책은 의치와 관련된 해부학부터 진단 및 치료과정, 기공과정, 리라이닝과 유지관리까지 총의치의 모든 과정이 모식도와 함께 자세히 설명되어 있는 총의치 입문서라고 할 수 있다. 제목 그대로 눈으로 보고 총의치의 모든 과정을 익힐 수 있는 책이다.

각 파트마다 교과서적인 기본 내용을 다루면서도 임상적으로 중요한 부분은 저자들의 연구를 비롯한 폭넓은 내용을 포함하고 있다. 상악 구개부 의치 형태와 발음, 저작, 연하의 관계에 대해 소개하며 발음과 관련된 구개부 형태를 검사하는 palatogram에 관해 자세하게 설명한 것은 흥미로운 부분이다.

총의치 교합과 관련해서는 총의치의 안정을 위한 균형교합의 의미와 함께 의치 안정을 이루기 위한 인공치 배열 방법을 설명하며, 의치 안정성을 높이기 위한 연마면 형성 방법인 플랜지 테크닉의 임상과정도 자세히 소개하고 있다. 교합조정은 이론에 그치지 않고 사용하는 기구와 교합점을 판별하고 조정하는 방법에 대해 사진과 함께 설명하여 초보 임상의들도 쉽게 이해할 수 있도록 하였다.

리라이닝, 프레임워크 제작 등의 자세한 기공과정과 악안면 보철 부분도 다루고 있어 교과서의 참고자료로도 유용할 것으로 판단된다.

총의치를 시작하면서 흐름을 이해하고 숙지하려는 임상가들에게 많은 도움이 되길 바라며, 바쁜 와중에 자연스러운 번역을 위해 애쓴 윤영호 선생과 항상 좋은 책을 소개하고 출판해 주시는 대한나래출판사 관계자 분들에게 감사드린다.

2023년 3월

역자를 대표하여

노관태

목차

1 의치 제작에 필요한 조직을 알아보자

1 안면 각부 명칭

두개골 전면

- 안와하연
- 안와하공
- 근돌기
- 이공

두개골 측면

- 측두와(관자우묵)
- 관골
- 외이공
- 하악와(턱관절오목)
- 관절결절

안면 체표 정면

- 미간
- 내안각
- 동공
- 외안각
- 비배(콧등)
- 비첨(코끝)
- 비익(콧망울)
- 비하점
- 비순구
- 인중
- 상순(윗입술)
- 하순(아랫입술)
- 구각(입꼬리)
- 구열(입술틈새)
- 이순구
- 턱결절
- 턱끝

안면 체표 측면

- 비익(콧망울)
- 이주
- 외이도
- 이타(귓불)

두개골 전면

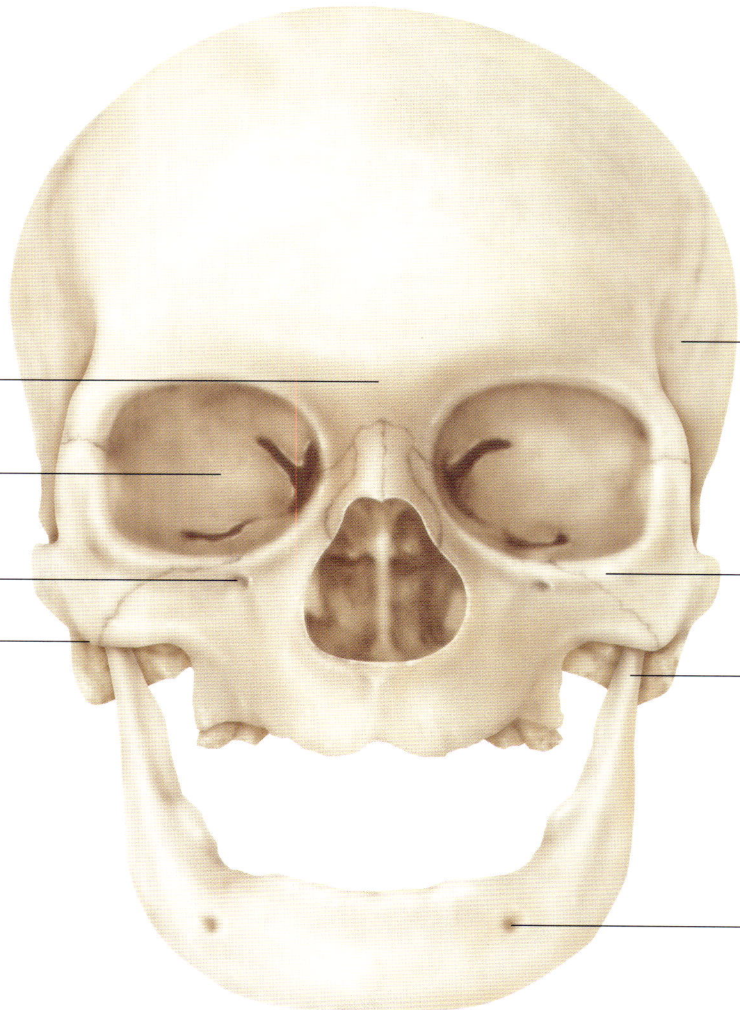

- **안와하연**: 상악골체 상부외연 및 관골 후내면과 후외면의 경계부분으로 구성된 안와의 가장자리
  - ▶ 안와점(무한방향을 보았을 때 오른쪽 동공 바로 아래의 안와하연)은 facebow registration을 할 때 전방 기준점이 된다.
- **안와하공**: 안와연 아래에 위치하며 상악신경줄기인 안와하신경이 통과한다.
- **근돌기**: 하악골 하악지 상단에 위치하며 관절돌기의 전방에 위치한다.
  - ▶ 하악측방운동 시, 근돌기의 움직임에 의해 구강전정부가 좁아지기 때문에 상악 총의치 대구치부의 상연마면 형태에 관여한다.
- **이공**: 하악체 바깥면으로 열리는 좌우 한 쌍의 작은 타원형 구멍(15쪽 참조)

두개골 측면

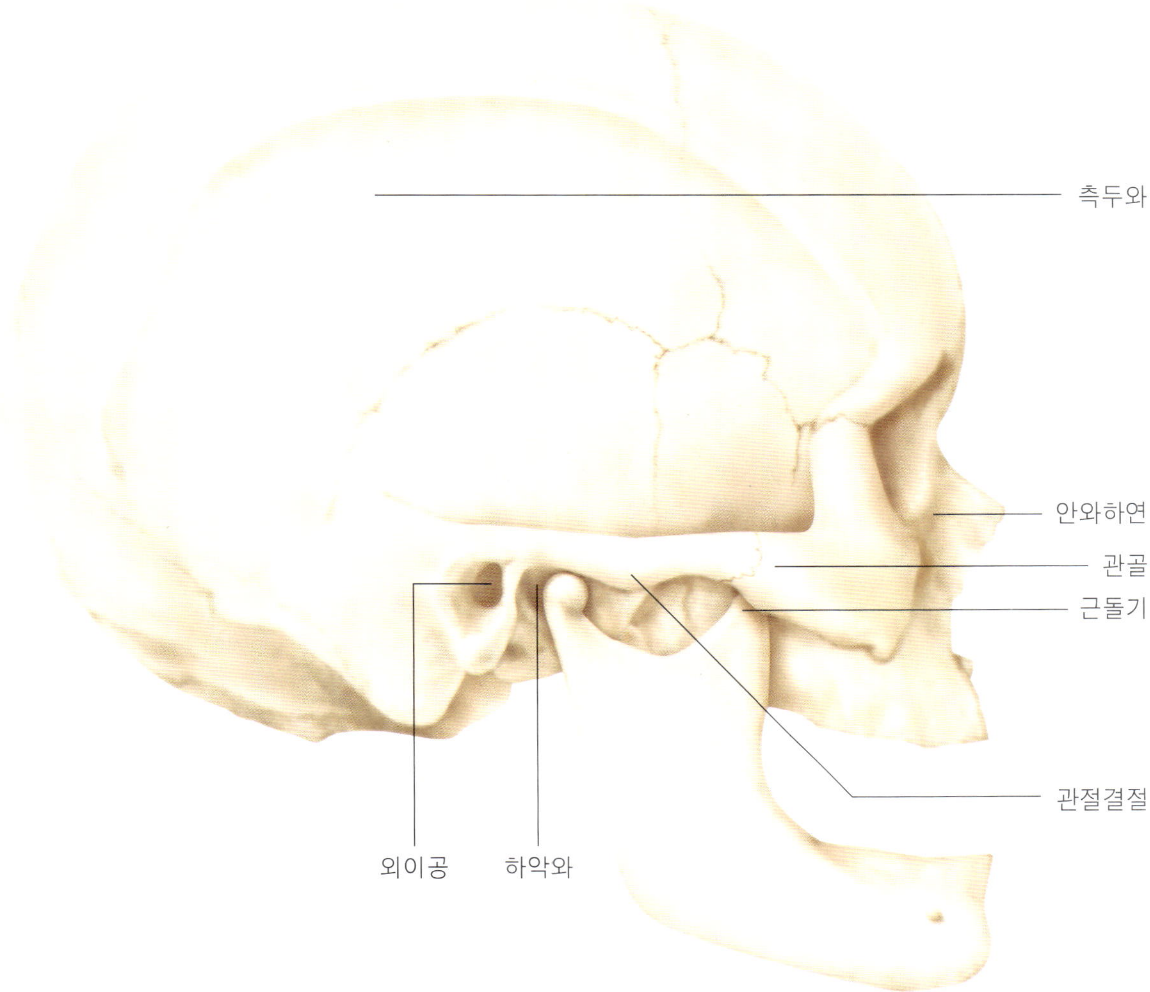

- **측두와**: 관골 위쪽에 위치한 얕고 넓은 오목한 부분으로 측두근의 기시부가 된다.
- **관골**: 관골의 측두돌기와 측두골의 관골돌기로 이루어져 있고 하연은 교근의 기시부가 된다.
- **외이공**: 뇌두개골을 옆쪽에서 봤을 때, 두개관과 두개저 이행부의 거의 중앙에서 보이는 타원형의 구멍
  - ▶ 두부 X선 규격영상에서는 구멍 중앙은 Camper 평면의 기준점이 되며, 최상연은 Frankfort 평면의 기준점이 된다.
- **하악와**: 측두골의 관골돌기의 외이공 전연부에 위치한 오목한 부분. 턱관절을 구성한다.
- **관절결절**: 관골돌기의 하악과 전연에 해당하는 비후부. 턱관절을 구성한다.
  - ▶ 나이가 들면서 관절과의 전방경사면의 경사가 느슨해져 상대적으로 평탄해지고 시상과로 경사가 유치악 환자에 비해서 작아진다.

안면 체표 정면

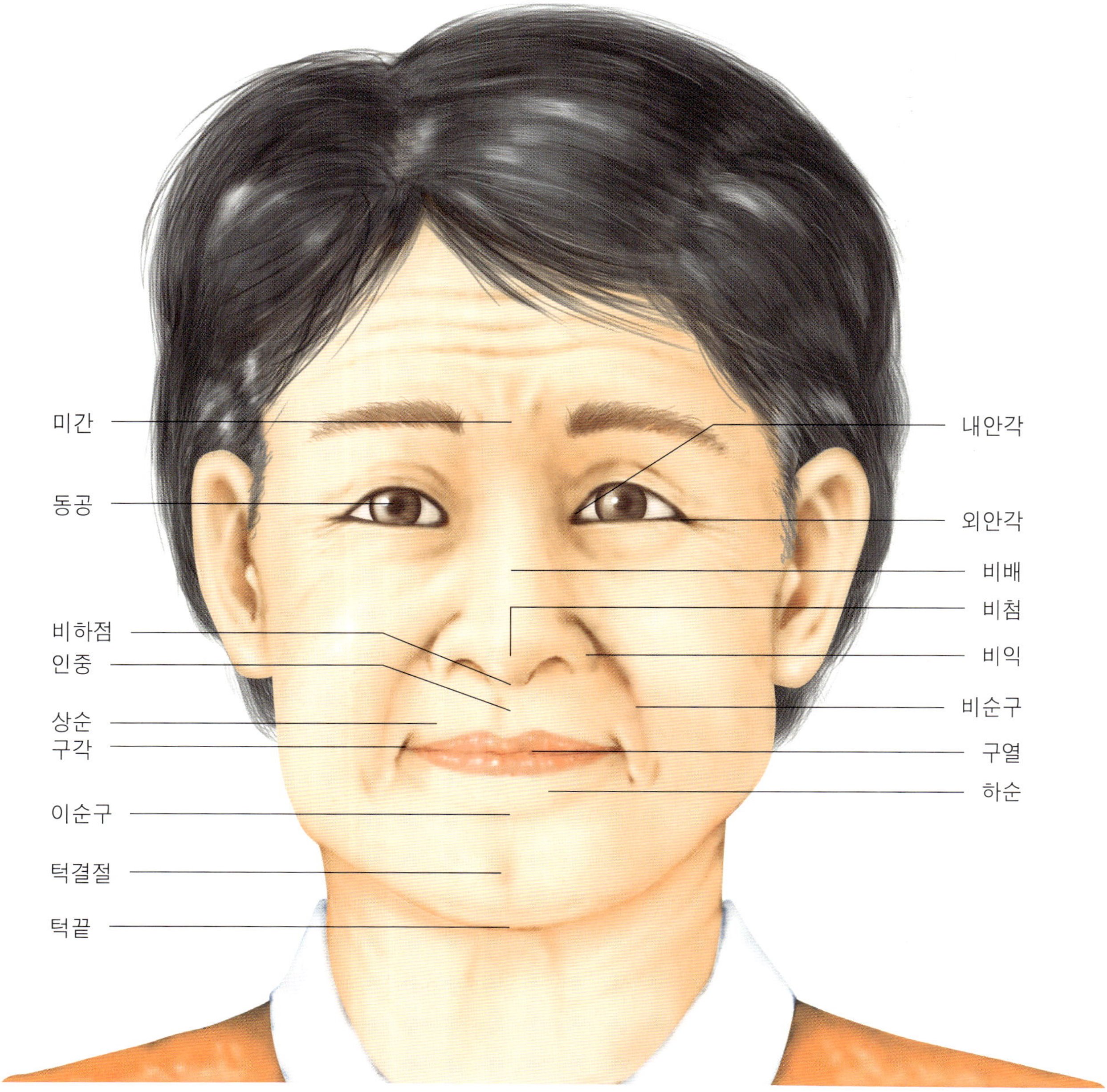

- **미간**: 좌우 눈썹활(눈썹이 나는 부위와 일치)의 안쪽 끝 중앙
  - ▶ 중앙선 지표가 된다.
- **내안각**: 상하안검(눈꺼풀)이 합쳐지는 부위 안쪽
- **동공**: 홍채 중앙의 구멍
  - ▶ 동공선: 안면을 정면에서 보고 먼 곳을 직시했을 때의 좌우 동공 중앙을 잇는 직선. 교합평면과 평행이 된다. 좌우 동공 중앙을 잇고 그 수직이등분선이 중앙선의 지표가 된다.
- **외안각**: 상하안검(눈꺼풀)이 합쳐지는 부위의 바깥쪽
- **비배(콧등)**: 비근에서 코끝 사이
- **비첨**: 코 부위 중 최전부로 돌출되어 있는 부위. 안면중앙의 지표가 된다.
- **비익**: 코끝 좌우의 외비공을 둘러싼 볼록한 부분
  - ▶ 비익폭선: 무치악 환자의 상악 전치 인공치아 배열 위치를 결정할 때 이용하는 비익 외측에서의 수직선. 상악 견치 첨두를 통과한다.
- **비하점**: 비중격 가장 앞부분과 윗입술의 교점
  - ▶ 피부 표면상의 계측점에서 교합고경 측정 시 표점 중 하나
- **비순구**: 콧망울 바깥 가장자리에서 입꼬리 바깥 가장자리를 향해 난 얕은 홈
  - ▶ 노인의 얼굴 특징으로 깊고 또렷해진다.
- **인중**: 윗입술 중앙부분에 세로로 나 있는 홈
- **상순**: 비순구와 입술틈새 사이
- **하순**: 입술틈새와 이순구 사이
- **구각(입꼬리)**: 윗입술과 아랫입술 사이인 입술틈새의 바깥 가장자리
  - ▶ 좌우 입꼬리 사이 거리가 상악 6전치의 너비, 지름과 일치 한다.
- **구열**: 윗입술과 아랫입술 사이
- **이순구**: 아랫입술 아래 부분과 아래턱 부분 사이에 위치한 얕은 홈
- **턱결절**: 하악체 최전부에서 정중선을 사이에 두고 하악저 전면에 있는 한 쌍의 융기
- **턱끝**: 아래턱 하연
  - ▶ 교합고경 측정 시 기준점이 된다. 단, 연조직상에 위치하기 때문에 버니어 캘리퍼스를 뼈 면에 닿도록 단단히 대고 동일 기준점이 되도록 측정한다.

안면 체표 측면

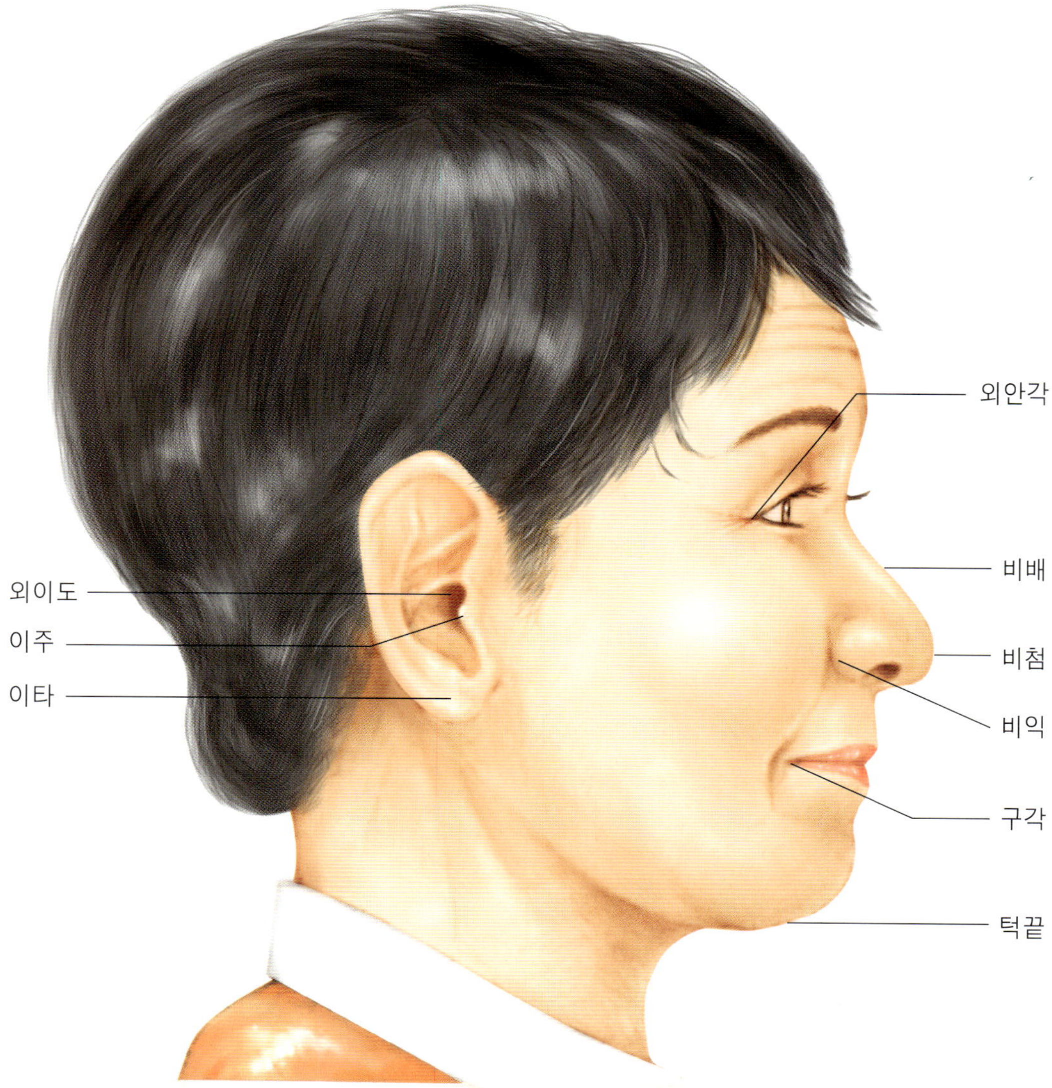

- **비익**: 코끝 좌우의 외비공을 감싸는 부분
  - ▶ 하연은 Camper선의 기준점이 된다.
- **이주**: 외이도 개구부 바로 앞쪽에 위치한다.
  - ▶ 상연은 Camper선 및 Frankfort 평면의 기준점이 된다.
- **외이도**: 외이도 안에서 내부와 통하는 관
- **이타**: 귓불. 교합평면 좌우 높이 차이를 확인할 때 참고한다.

2 상악

뼈

- 절치공
- 정중구개봉합
- 횡구개봉합
- 대구개공
- 소구개공
- 경구개(골구개)
- 구상절흔(hamular notch)
- 후비극

구강점막

- 상순소대
- 절치유두
- 횡구개주름
- 협소대
- 구개봉선
- 경구개
- 상악결절
- 구개소와

뼈

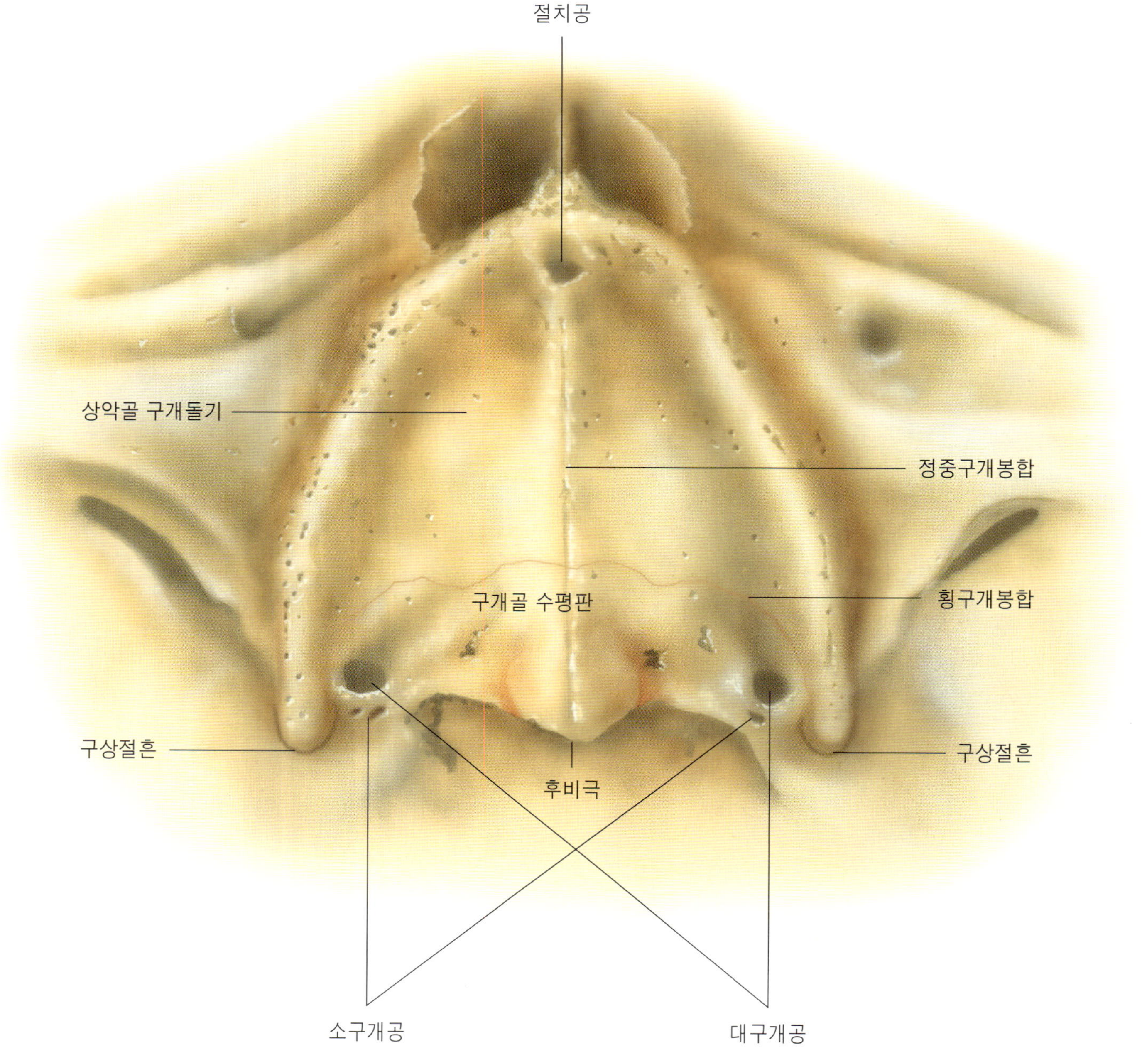

- **절치공**: 골구개를 아래에서 봐서 중절치의 설측, 정중부의 절치와에서 열리는 구멍
  - ▶ 절치공을 통과하는 신경, 혈관
    - 상악신경 분기인 비구개신경
    - 접구개동맥 분기인 중격 후비동맥
- **정중구개봉합**: 골구개 좌우 양면 사이의 봉합. 이 봉합 앞부분에 절치관이 통과하는 절치와가 있다. 두개골의 시상봉합 중 하나로 구강 폭의 성장에 관여한다.
  - ▶ 이 부위 바로 위 점막은 구개봉선이라고 불리며, 매우 얇기 때문에 릴리프※가 필요하다.
- **횡구개봉합**: 상악골 구개돌기 후연과 구개골 수평판의 전연 및 상악골 치조돌기와 구개골 수평판 외측연으로 이루어진 봉합. 이 봉합선은 정중구개봉합 뒤쪽 1/3~1/4 부분에서 직교하여 횡주하고, 치조돌기 기부에서 후방으로 굴곡하여 대구개공으로 흐르며 대구개공 전연에서 끝난다.
- **대구개공**: 상악 제2대구치 설측의 치조돌기 저부를 따르는 상악골의 대구개구와 구개골 이행부에 있는 홈이 합쳐지고 관이 생겨 구개에 대구개공으로 벌어진다.
- **소구개공**: 대구개공 바로 뒤에 있는 2~3개의 작은 구멍
- **경구개(골구개)**: 구강과 비량(콧날)의 경계를 이루는 골판으로 전방은 상악골 구개돌기, 후방은 구개골 수평판으로 형성된다.
- **구상절흔(hamular notch)**: 상아결절과 익접형골관 내측판의 익돌구 결합부에 형성된 절흔
  - ▶ 점막 아래에 존재하기 때문에 촉진을 통해 위치를 확인한다.
    상악 총의치 후연 위치 설정에 참고가 된다.
    절치유두와 함께 HIP 평면(HIP plane)을 구성하여 가상 교합평면 설정에 참고가 된다.
- **후비극**: 구강 상벽으로 구개골부의 가장 뒤쪽에 돌출되어 있는 극돌기의 뾰족한 끝부분

※ 릴리프: 완충

의치를 통해 점막 및 악골에 가해지는 교합 · 저작력을 완화하는 것. 방법은 인상채득 시에 실시하는 방법, 모형 위에서 실시하는 방법, 직접 의치내면을 제거하는 방법이 있다. 릴리프를 목적으로 의치상과 점막 사이에 생기는 틈을 '완압공간'이라고 한다.

구강점막

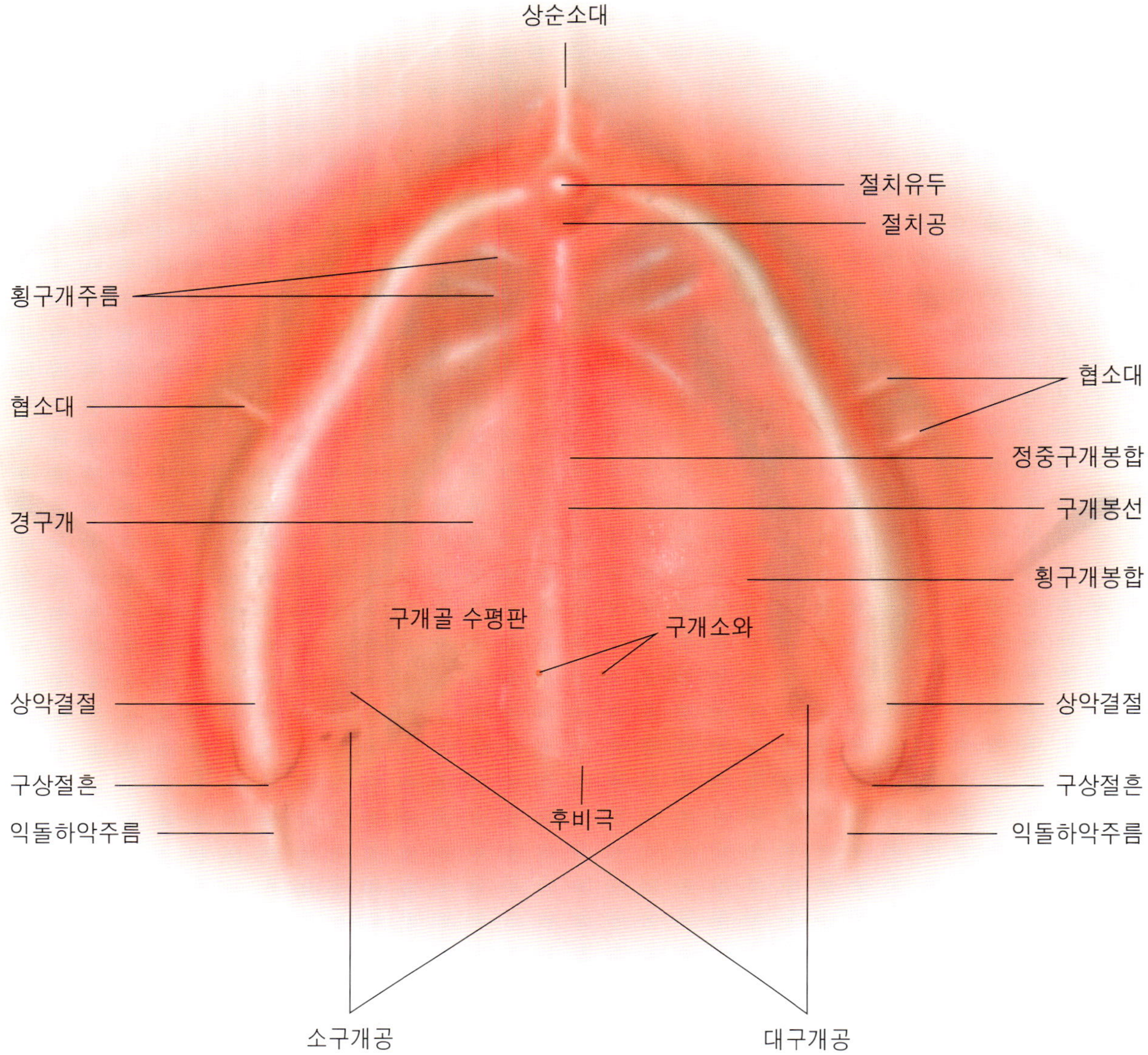
상순소대
절치유두
절치공
횡구개주름
협소대
협소대
정중구개봉합
경구개
구개봉선
횡구개봉합
구개골 수평판
구개소와
상악결절
상악결절
구상절흔
구상절흔
후비극
익돌하악주름
익돌하악주름
소구개공
대구개공

- **상순소대**: 상악 구강전정 내의 구순과 치조제 점막의 이행부에 존재한다.
  - ▶ 가동조직이므로 총의치 제작 시에는 충분히 피해서 설계한다.
- **절치유두**: 구개 정중 전단으로 중절치 후방에 나타난다. 앞뒤로 긴 타원형 또는 서양배 모양을 나타내며, 뒤쪽의 구개봉선으로 이어진다.
  - ▶ 절치유두 아래에 비구개신경과 혈관이 나오는 절치공이 있다.
    정중선과 중절치의 인공치아 배열 위치의 기준이 된다.
    HIP 평면(HIP plane)을 구성하여 가상 교합평면 설정에 참고가 된다.
- **횡구개주름**: 유치악 환자는 뚜렷하지만 의치 장착자는 소실된 경우도 있다. 식괴 형성과 발음기능에 도움이 된다.
  - ▶ 제1조는 견치를 향한다. 제3조는 제2소구치를 향한다.
- **협소대**: 소구치 부분에 존재하며 볼점막과 연결된다.
  - ▶ 가동조직이므로 총의치 제작 시에는 충분히 피해서 설계한다.
- **구개봉선**: 구개 중앙을 종주하는 가느다란 시상선. 전방은 절치유두, 후방은 구개수로 이어진다.
  - ▶ 상악 총의치 제작 시 정중선 설정에 참고가 된다.
- **경구개**: 구개 전방부에 위치한다. 내부에 상악골 구개돌기와 구개골 수평판이 존재하며 단단하고 비가동성이다.
  - ▶ 상악 총의치의 교합압 부담부위(의치 부담부위)이다.
- **상악결절**: 상악 마지막 어금니를 상실한 후에도 흡수되지 않고 남아 있어 다른 치조골부가 흡수된 결과로 생긴 상악 치조제 후방부에 위치한 팽융부. 피복점막은 얇다.
  - ▶ 상악 총의치는 상악결절을 완전히 덮는다.
- **구개소와**: 경구개와 연구개 경계부 부근의 점막상에 양측 좌우 대칭성으로 존재한다.
  - ▶ 상악 총의치의 상후연의 위치 설정에 참고가 된다.

익돌하악주름

상악결절의 원심단과 후구치 삼각 융기(retromolar pad)를 연결하는, 입을 열 때 긴장되는 주름 모양의 조직. 의치 상후연의 형태에 영향을 미친다.

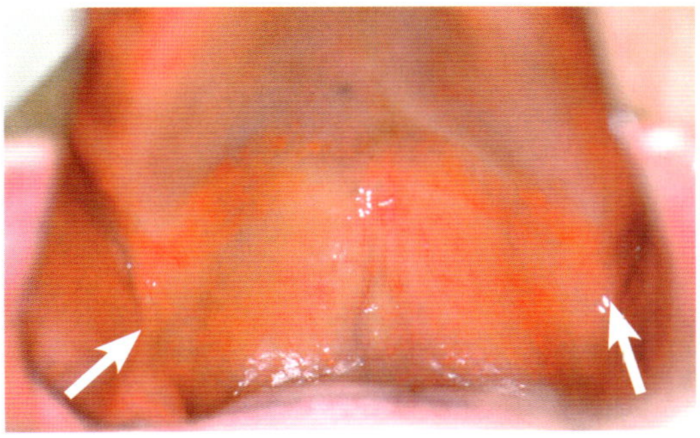

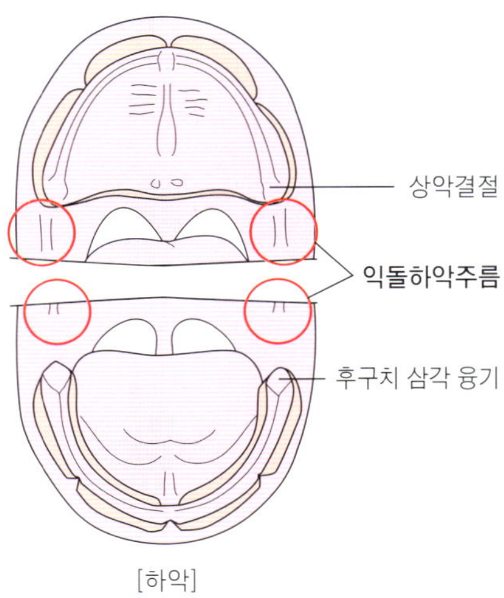

의치

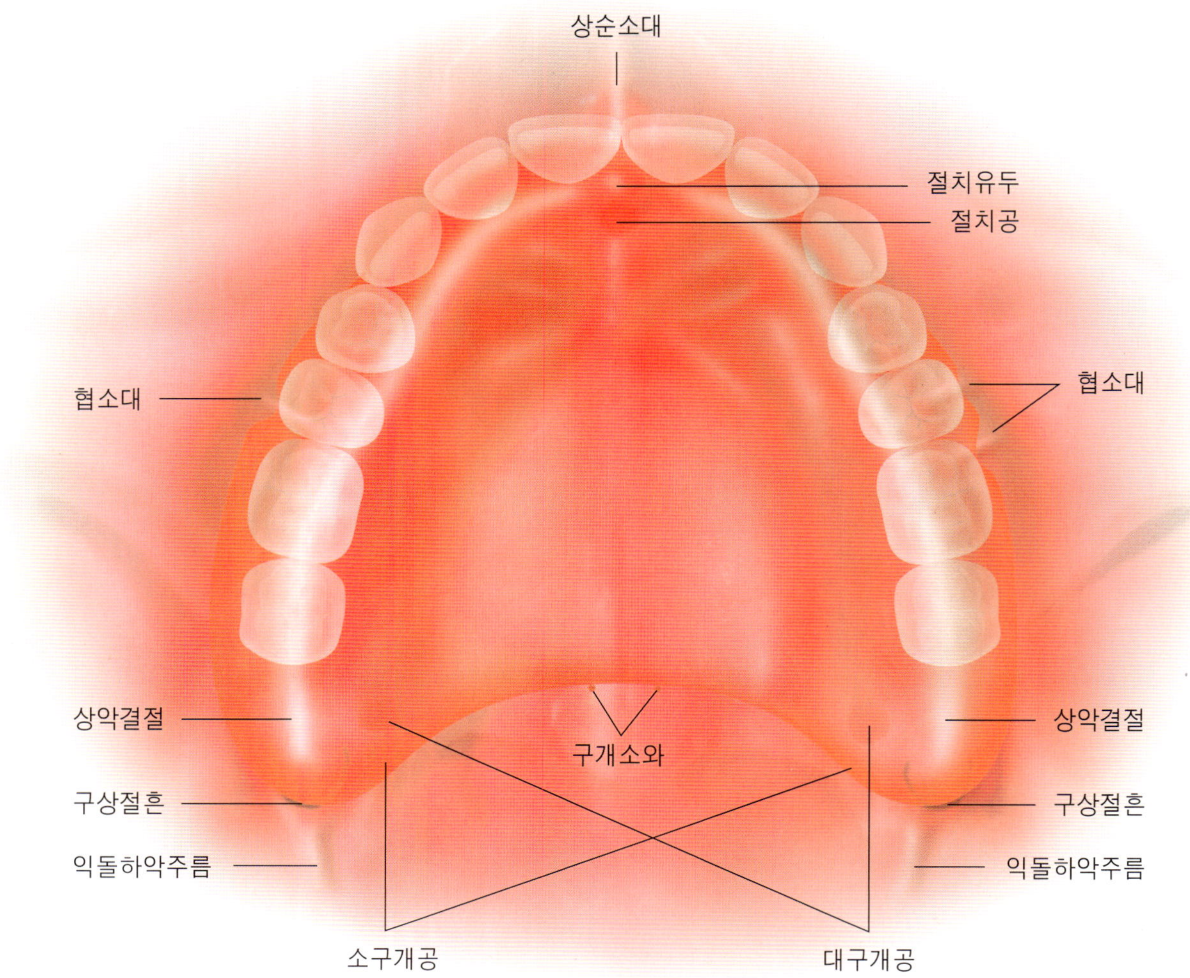

아-라인(vibrating line, Ah line)

Ah(아) 발음 시에는 연구개가 들어 올려진다. 구개 가동부와 부동부의 경계를 아-라인이라고 부른다.

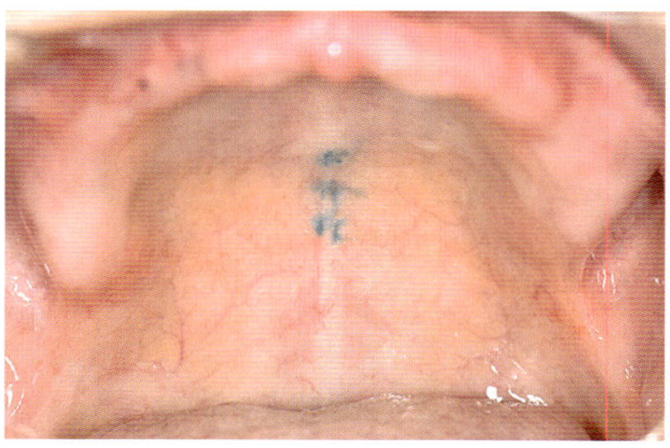

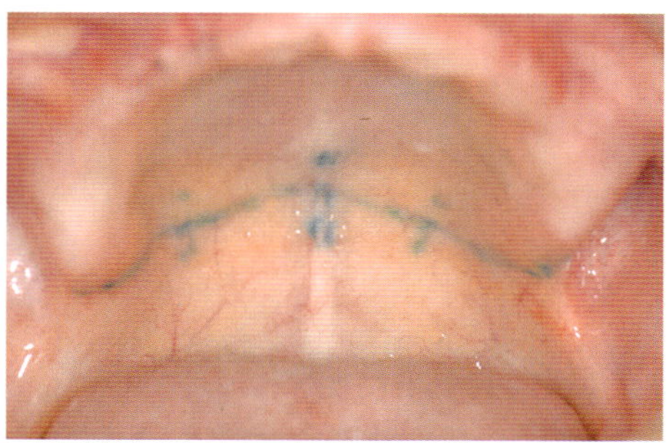

아-라인 찾는 방법

구강 내에서 가동부와 부동부의 경계는 판단하기 어렵기 때문에, 우선 구개 후방부 몇 곳에 표시를 한다. Ah 발음 시 점막의 움직임을 관찰하여 부동부 끝점을 찾아낸다. 이를 몇 곳 실시하여 겹쳐지는 선을 아-라인이라고 한다.

상악 의치의 후연은 아-라인 상에 설정한다. 아-라인을 넘어서 설정했을 경우, 연구개를 들어 올릴 때 구토반사가 일어나는 경우가 있다.

3 하악

뼈

- 이공
- 외사선
- 내사선
- 이결절
- 악설골근선
- 이극

구강점막

- 하순소대
- 설소대
- 후구치 삼각 융기(retromolar pad)
- 협소대
- 협붕

뼈

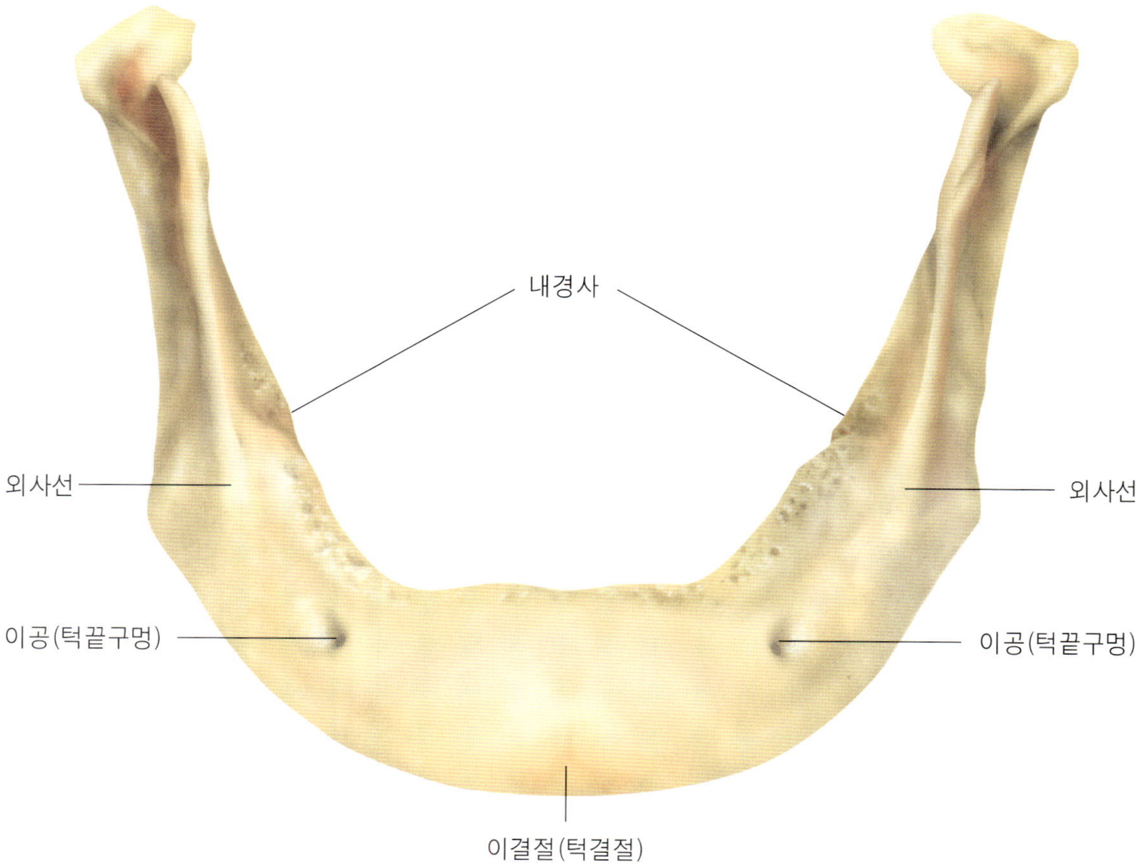

하악골 구치부 설측

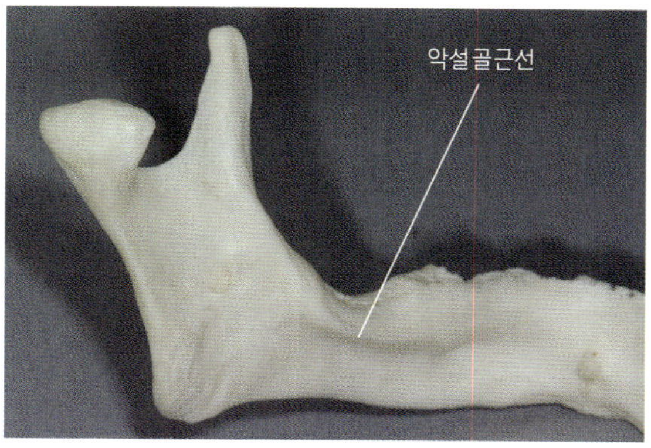

하악골 전치부 설측

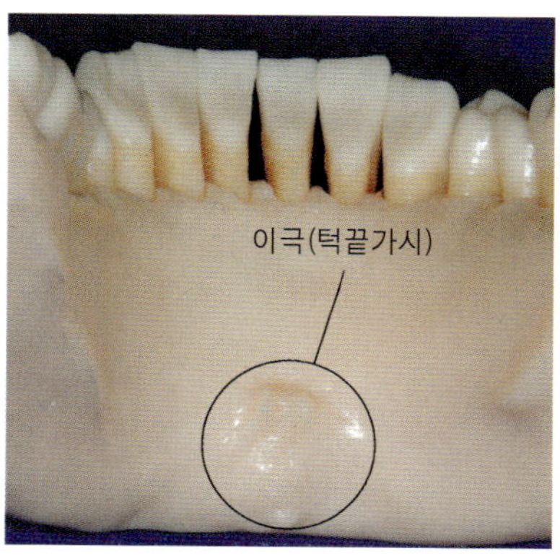

- **이공**: 하악체 외면에서 열리는 좌우 한 쌍의 타원형 소공으로 후상방을 향해 개구하기 위해 전연은 예리하고 후연은 무디다. 하악관 분지인 이관의 출구이며, 아래턱의 동 · 정맥 및 신경이 통과한다. 높이는 치조부의 성장과 흡수와 함께 연령에 따라 상대적으로 변화한다. 즉, 유아는 하악하연에 가깝고 성인은 거의 하악체 중앙, 노인은 치아 상실로 치조골 흡수에 의해 치조정이 아래쪽으로 이동하기 때문에 하악체 위쪽에 위치하게 된다.
  - ▶ 치조골의 흡수량이 많아 이공(턱끝구멍)이 치조정에 근접하면 의치 장착 시에 통증이 발현된다. 그럴 경우 의치상 내면의 해당 부위를 릴리프해야 한다.
- **외사선**: 하악골 근돌기 전연에서 아래쪽을 향해 후구치 삼각 융기(retromolar pad)의 협측을 지나 하악체의 구치부 바깥면으로 이행하는 뼈의 융선. 촉진으로 확인한다.
  - ▶ 협측 구치부 의치 상연 위치의 기준이 된다.
- **내사선**: 하악골 근돌기 전연에서 아래쪽을 향해 후구치 삼각 융기의 설측을 지나 악설골근선으로 이행하는 뼈의 융선. 촉진으로 확인한다.
  - ▶ 설측 구치부 의치 상연 위치의 기준이 된다.
- **이결절**: 하악체 최전부에서 정중선을 사이에 두고 하악저 전면에 있는 한 쌍의 융기
- **악설골근선**: 하악체 내면을 뒤쪽에서 앞쪽 아래로 사주하고 악설골근이 부착된 융선
  - ▶ 하악 총의치 구치부의 설측 상연은 이 융선을 약간 넘은 위치로 설정한다.
- **이극**: 하악체 내면 정중부 하부에 존재하는 작은 돌기. 위아래 두 쌍이 있으며 위쪽 한 쌍에서는 이설근(턱끝혀근)이, 아래쪽 한 쌍에서는 이설골(턱끝목뿔근)이 일어난다.
  - ▶ 전치부 설측 의치 상연 위치의 기준이 된다.

구강점막

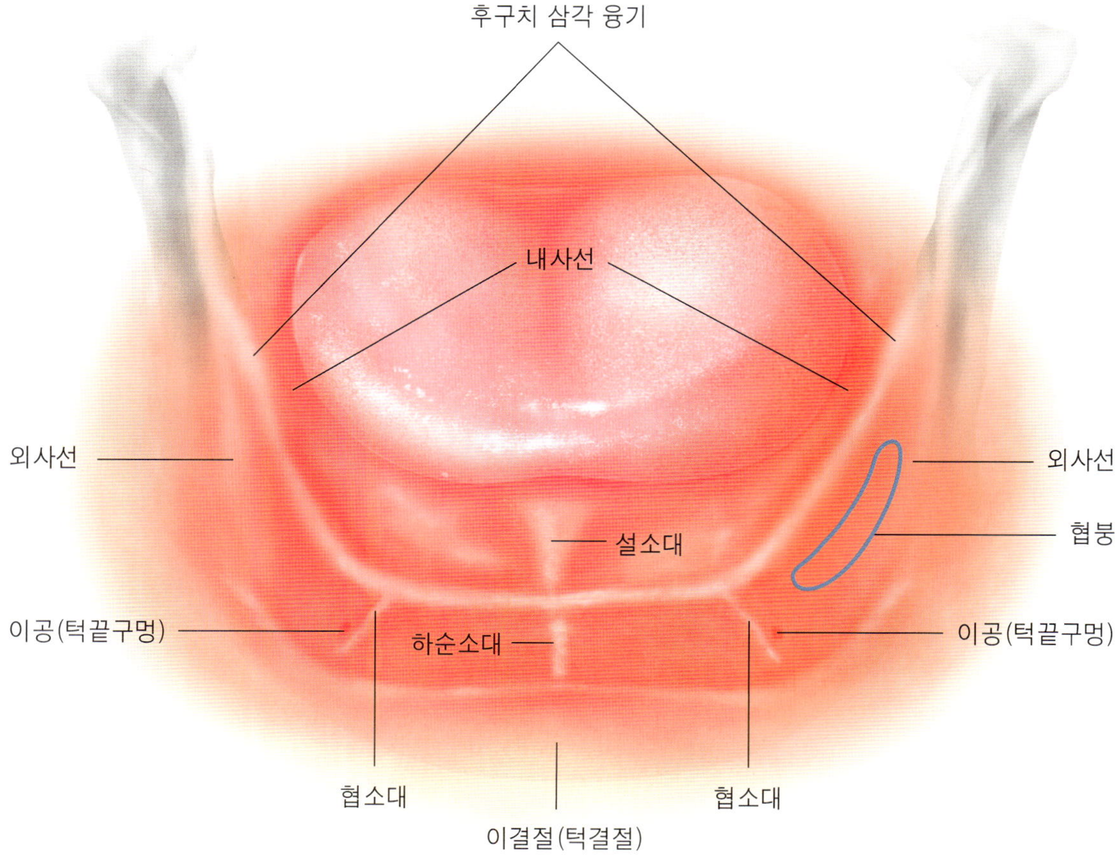

- **하순소대**: 하악의 구강전정 안에 있으며 구순과 치조제 점막의 이행부에 존재한다.
  - ▶ 가동조직이므로 총의치 제작 시에는 충분히 피해서 설계한다.
- **설소대**: 근조직을 포함하지 않는 점막 주름. 설기저면과 하악체 정중부를 연결한다.
  - ▶ 가동조직이므로 총의치 제작 시에는 충분히 피해서 설계한다.
- **후구치 삼각 융기(retromolar pad)**: 하악 마지막 구치 바로 뒤쪽에 위치하는 구치선(어금니샘)을 포함한 연조직으로 이루어진 서양배 모양의 융기
  - ▶ 무치악이 되어도 형태 변화가 적기 때문에 하악 총의치 상후연의 위치 설정 및 가상 교합평면의 후방 기준으로 이용된다.

총의치는 완전히 피복한다.

- **협소대**: 소구치부에 존재하며 볼점막과 연결된다.
  - ▶ 가동조직이므로 총의치 제작 시에는 충분히 피해서 설계한다.
- **협붕**: 하악골의 대구치부 협측에 위치하며 외사선과 치조사면으로 둘러싸인 부위. 골조직이 치밀하다.
  - ▶ 하악 총의치의 교합압 부담부위(의치 부담부위)이기도 하다.

의치

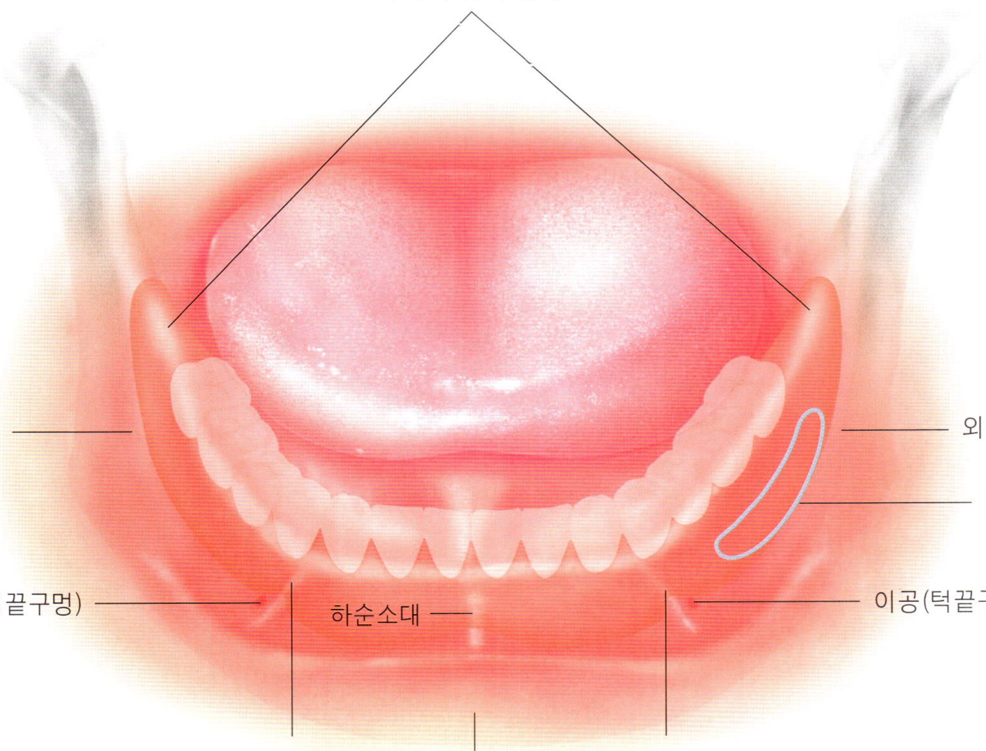

▶ 상연의 위치(의치 외형) 결정과 인공치아 배열 위치를 결정할 때는 세심한 주의가 필요하다. 소대의 위치, 혀의 가동범위, 협붕 크기 등 환자 고유의 해부학적 특징을 파악하는 것은 의치를 제작하는 데 중요한 사항 중 하나이다.

▶ 하악 총의치는 혀와 소대를 충분히 피하고 후구치 삼각 융기(retromolar pad)와 협붕을 덮는다.

Points !

하악 의치는 의치의 유지·안정 면에서 불리한 점이 많다.

- 상악 의치와 비교하면 면적이 작다.
- 혀 등의 가동조직과 인접한다.
- 대화, 저작 등의 기능 시에는 하악 자체가 움직인다.

4 의치 상하조직과 의치 형태와의 관계

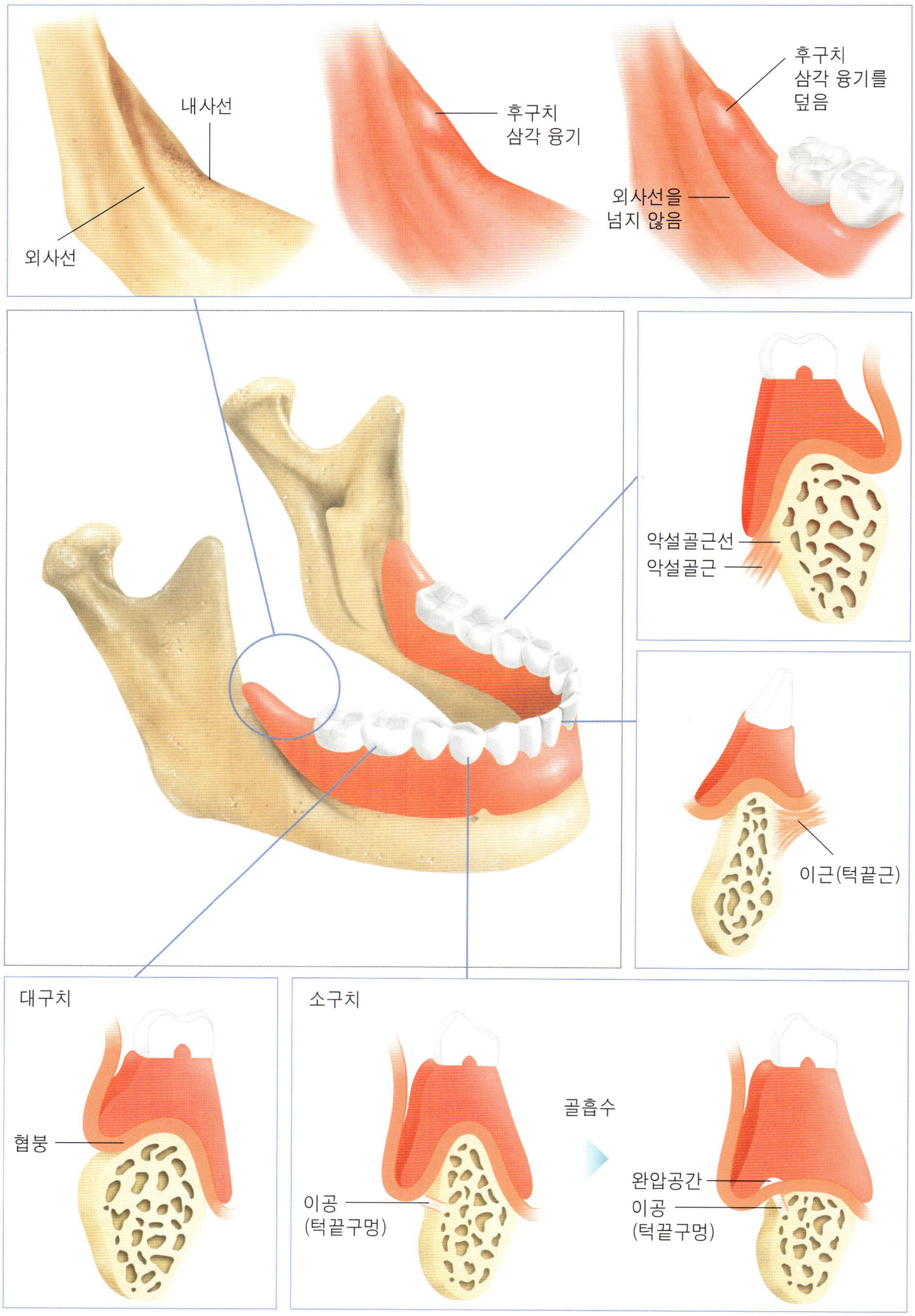

2 의치 제작 시의 진찰을 알아보자

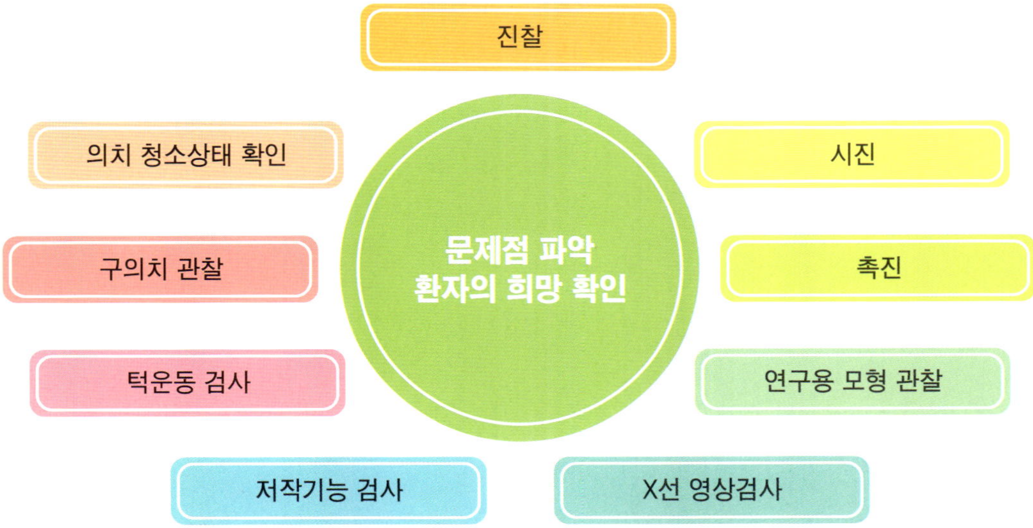

1 진찰

1. 일반적인 확인사항

- 일반적인 건강상태: 치과진료에 필요한 전신질환 정보를 청취한다.
- 치아를 소실한 원인: 치조제 흡수 진행과 흡수 정도를 예측할 수 있다.
- 현재 사용 중인 의치의 사용기간: 의치 사용에 대한 허용성을 예측한다.
- 무치악이 되고 난 후의 기간: 무치악임에도 불구하고 의치를 사용하지 않았을 경우에는 의치 순응기간이 길어질 가능성이 있다.

2. 구의치에 관한 진단

- 현재 사용 중인 의치에서 느끼는 불편함과 문제점
  → 의치가 뜨거나 떨어짐, 통증이 있음, 잘 씹어지지 않음, 심미성에 문제가 있음
  수리 대응이 가능한 문제점도 있기 때문에 하나하나 문제점을 자세히 조사한다.
- 어떤 의치를 제작하고 싶은지
  → 새로 제작 또는 다시 제작하는 이유를 청취한다.

2 시진

① 외모 평가

《정면 모습》 • 구순 두께, 기울기 • 웃을 때 안면과 인공치아 정중이 일치하는지

《측면 모습》 • 입술 지지 상태 • 에스테틱 라인 상태

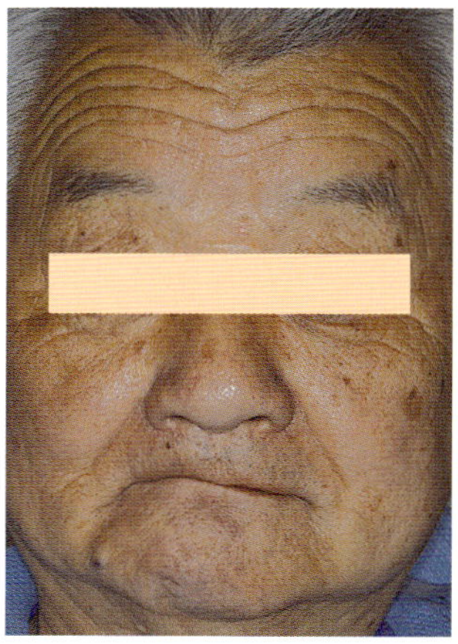

② 구강 내 상태

치조제의 형상, 가동점막 상태를 진찰한다. 점막에 창상이나 압흔이 있는 경우에는 점막조정(티슈 컨디셔닝)으로 점막을 정상상태로 돌려 놓아야 한다. 또한 의치성구내염이나 구강칸디다증이 의심되는 경우에는 검사를 실시하여 의치 제작에 앞서 치료를 해야 한다.

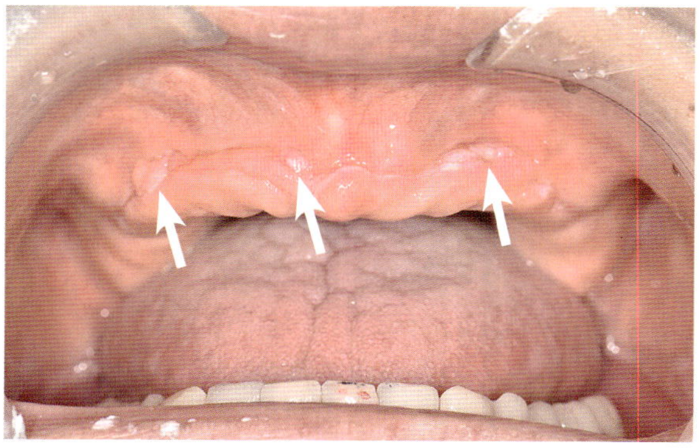

전구치 치조제에 백반을 확인한다.

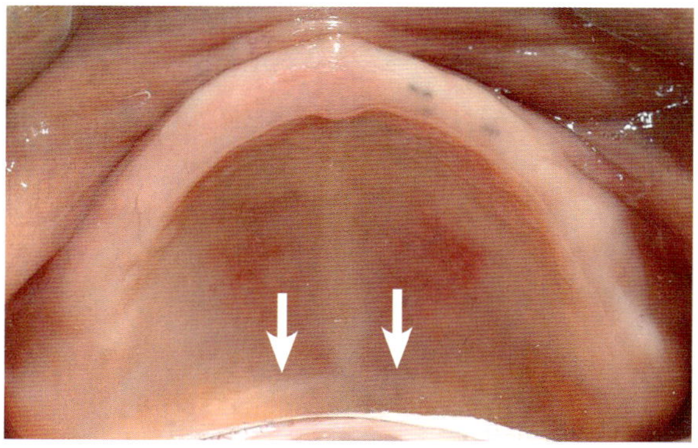

구개후방부에 압흔을 확인한다.

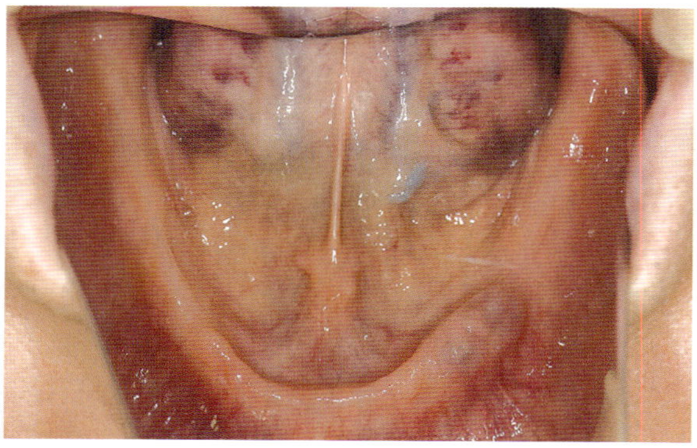

형태 좌우 차이가 큰 치조제

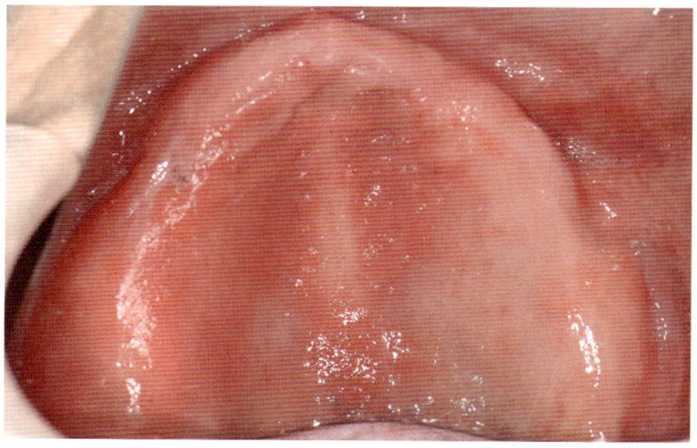

구강칸디다증이 의심되는 광범위 발적

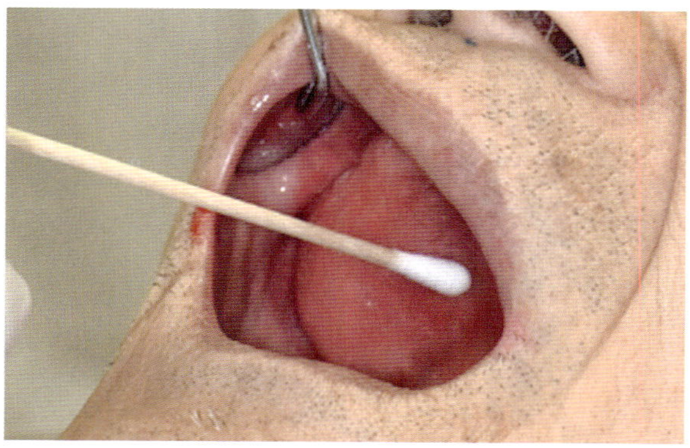

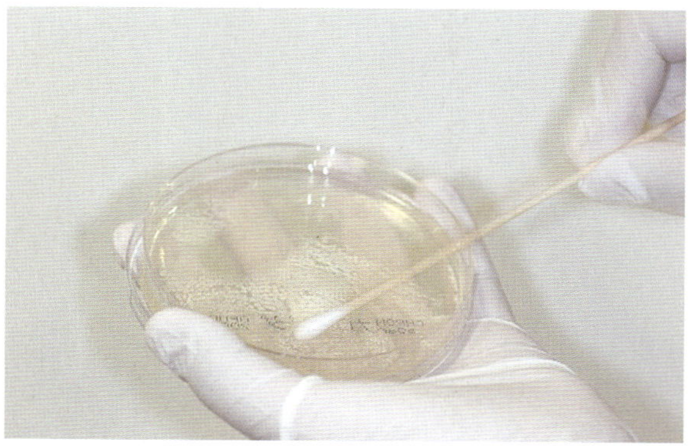

광범위 발적과 구각염 등의 현증에서 구강칸디다증이 의심되는 경우에는 칸디다 배양검사를 실시한다.

3 촉진

손가락이나 공 모양의 연성 충전기 끝부분 등을 이용해서 치조제 점막의 피압변위량(조직변위량)을 진찰한다. 치조제의 형상과 점막의 성상을 파악하여 인상채득 계획을 세운다.

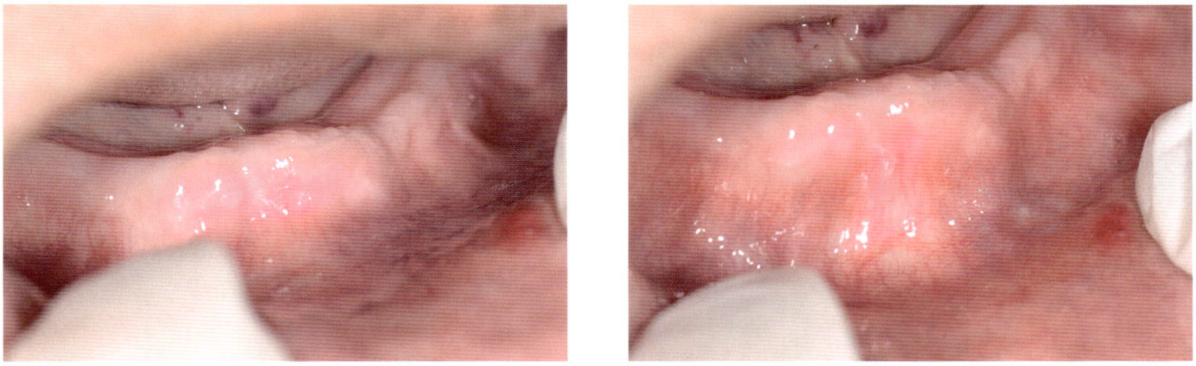

가동점막의 범위를 손가락으로 당겨서 확인한다.

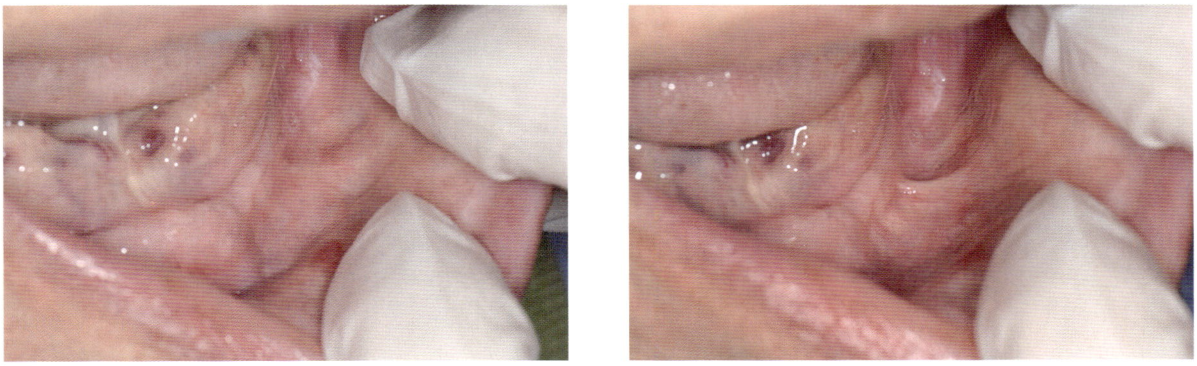

손가락으로 당겨서 소대를 명시

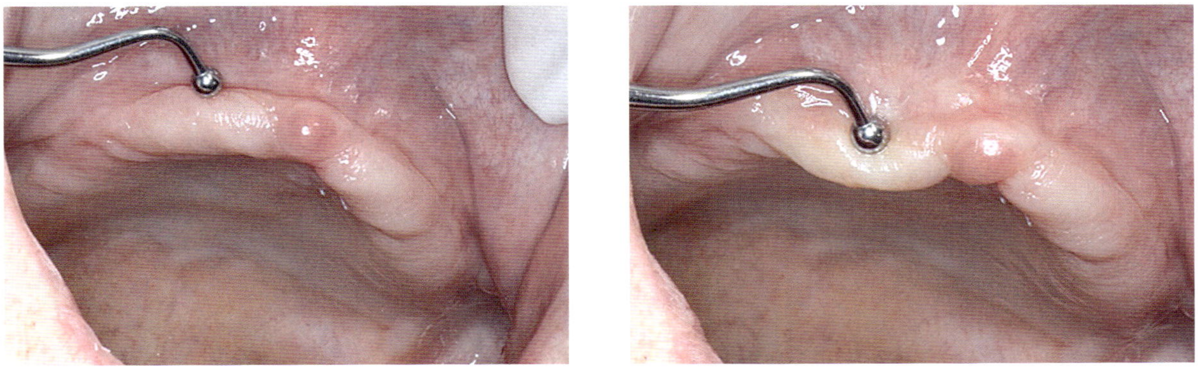

점막의 피압변위량(조직변위량)을 확인한다.

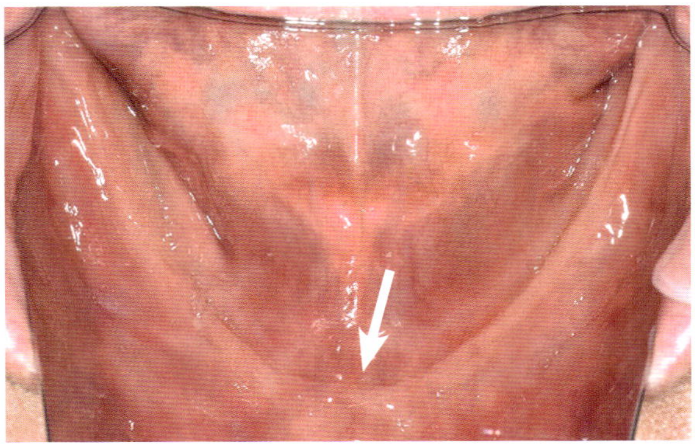

치조골 흡수 진행에 따라 치조정이 예연하게 되어 있다. 또한 턱끝근 부착부가 융기로 나타난다.

4 연구용 모형 관찰

구강 내 시진, 촉진과 더불어 예비 인상에서 얻은 모형을 관찰한다.

모형은 구강 내와 달리 여러 방향에서 확인할 수 있으므로 해부학적 구조 위치와 크기, 치조제의 형태와 흡수 정도도 확인한다. 치조제 형태에서 인공치아의 배열 위치 한계를 확인할 수도 있다. 또한 필요에 따라 개인 트레이(후술) 제작에도 사용한다.

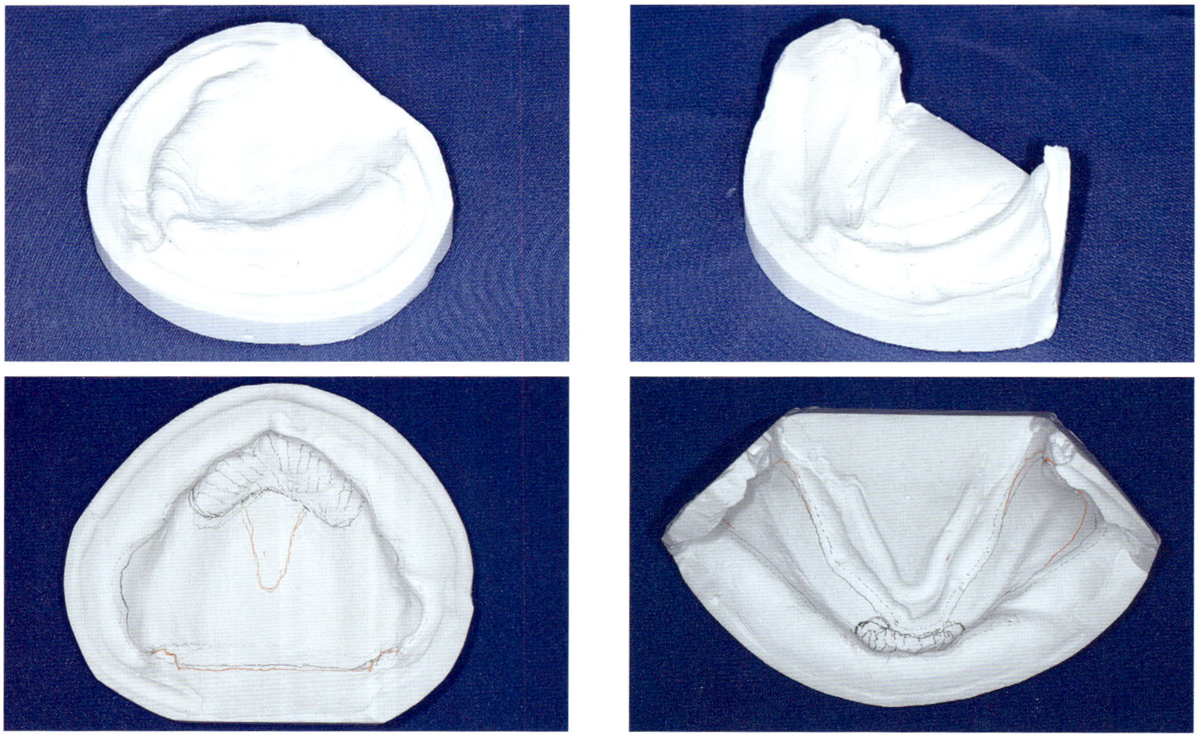

예비 인상에서 얻은 연구용 모형상에는 시진과 촉진을 통해 확인된 구조물을 마킹한다. 또한 의치 제작 시에 릴리프하는 범위 등도 함께 기록한다.

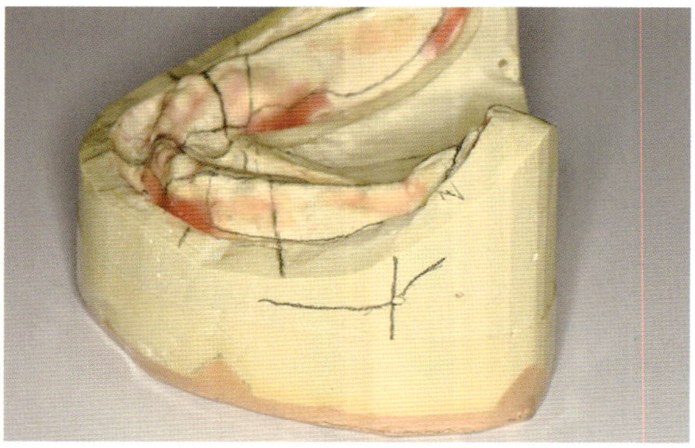

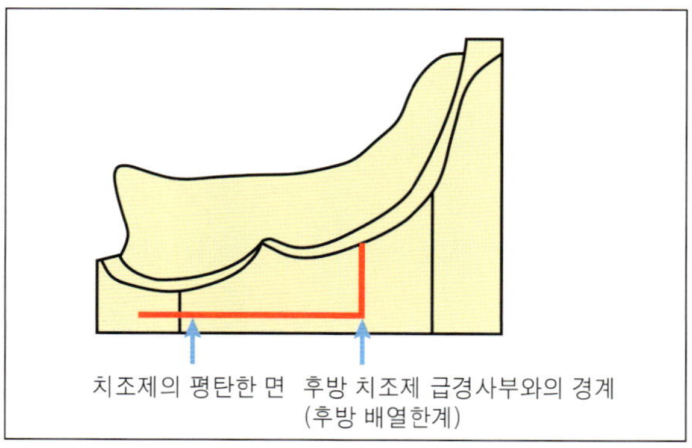

치조제 경사를 모형 측면에 표시하여 인공치아의 후방 배열한계를 기록하였다. 이를 통해 교합상 제작 후에도 인공치아의 배열한계를 쉽게 확인할 수 있다.

5 X선 영상검사

파노라마 X선 영상 촬영을 이용하여 치조골의 흡수상태나 턱관절 상태를 진찰한다. 상황에 따라 CT 촬영을 실시하여 이공(턱끝구멍)의 개구위치를 확인한다.

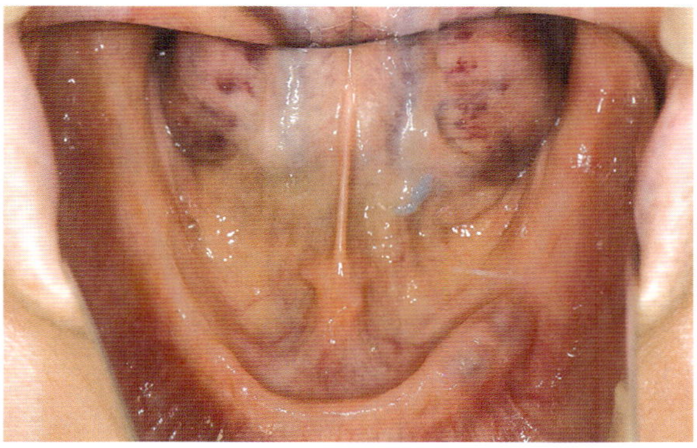

언뜻 보기에는 무치악으로 보이는 치조제라도 X선 영상에서 점막 아래에 이물질이 발견되기도 한다.

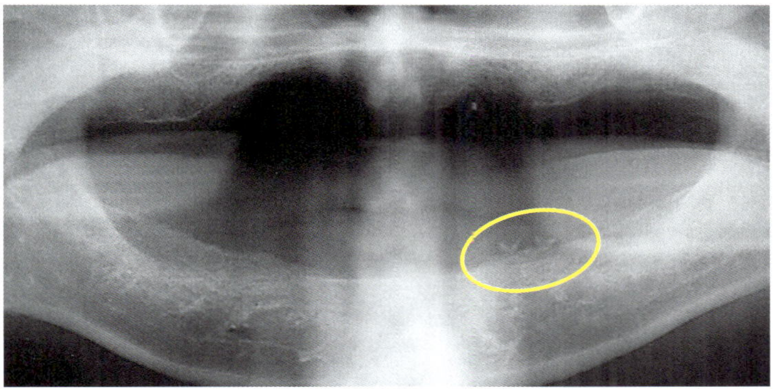

하악 좌측 구치부 점막 아래에 잔근이 존재한다. 이를 모르고 의치를 제작하였을 경우 통증 발현의 원인이 된다.

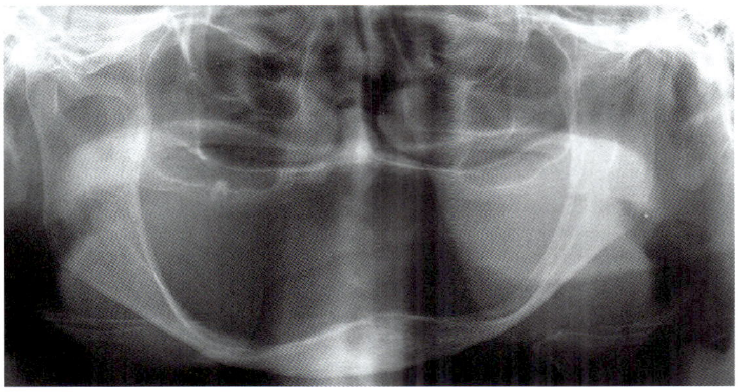

치조골의 현저한 골흡수를 확인하고 이공(턱끝구멍)이 위쪽을 향해 열려 있는 증례

6 저작기능 검사

저작기능 검사는 구강기능 검사 중 하나이다. 수술 전 검사로 정량적인 저작기능 검사를 시행하는 것은 치료효과를 판정하는 데 유용하다. 저작기능 평가에는 추잉 껌을 이용하여 혼화능력을 평가하는 방법, 젤리를 이용하여 저작능력을 평가하는 방법 등이 있다.

● 색이 변하는 추잉 껌에 의한 저작능력 검사

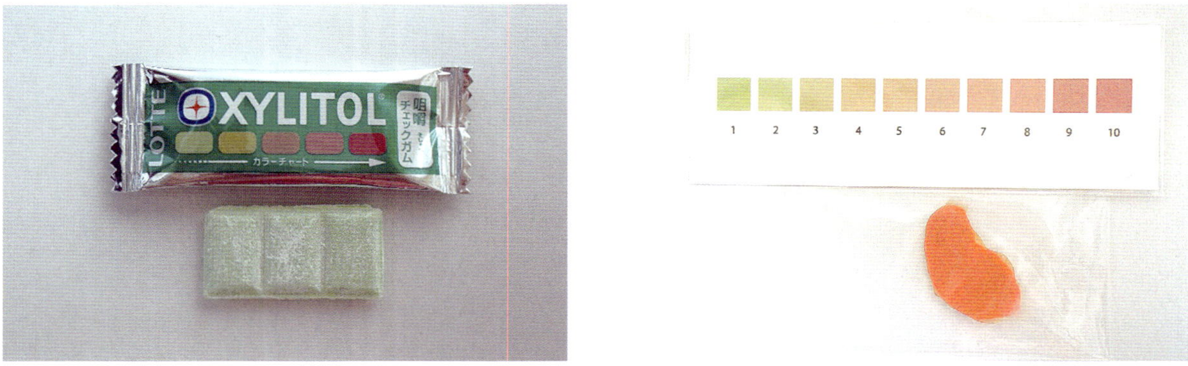

저작으로 색이 변하는 껌을 비색법으로 관찰하여 스코어화한다.

● 저작능력 측정 젤리를 이용한 저작능력 검사

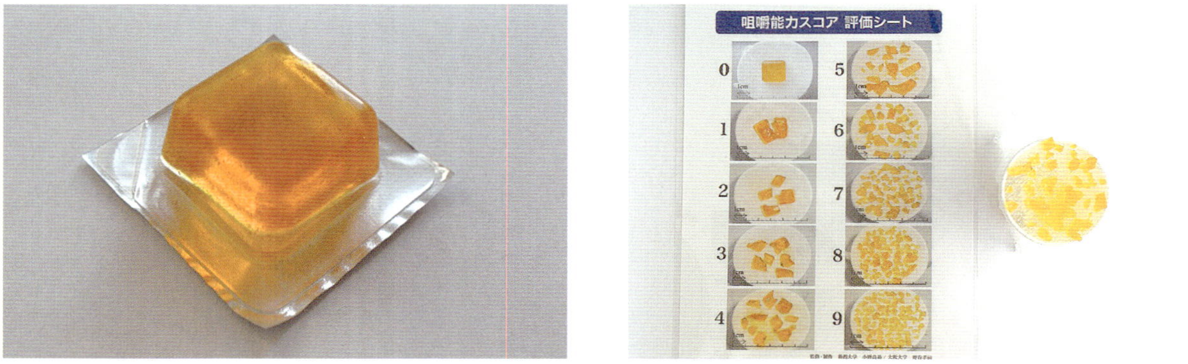

젤리를 30회 저작시킨 후, 분쇄상태를 평가시트와 비교해서 스코어화한다.

● 글루코오스 용출량 측정에 의한 저작기능 검사

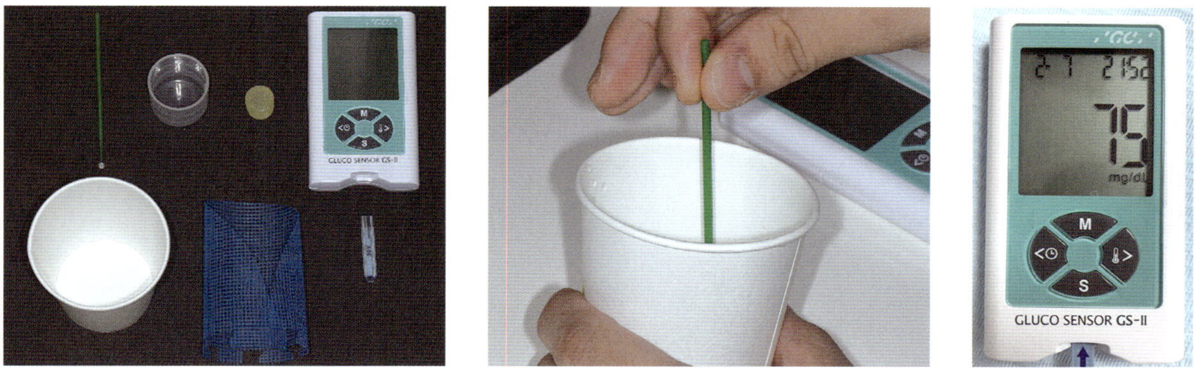

글루코오스 함유 젤리를 20초간 저작시키고 물 10mL에 뱉게 한다. 수중 글루코오스 농도를 센서로 측정하고 저작능력을 측정한다.

7 턱운동 검사

의치를 제작할 때는 하악운동이 안정되어 있어야 한다.

육안으로 개폐구로를 확인하는 것 외에 고딕아치 묘기장치를 이용해서 턱운동을 검사하는 방법이 있다. 턱운동이 불안정한 경우에는 치료용 의치에 의한 교합치료가 필요할 수도 있다.

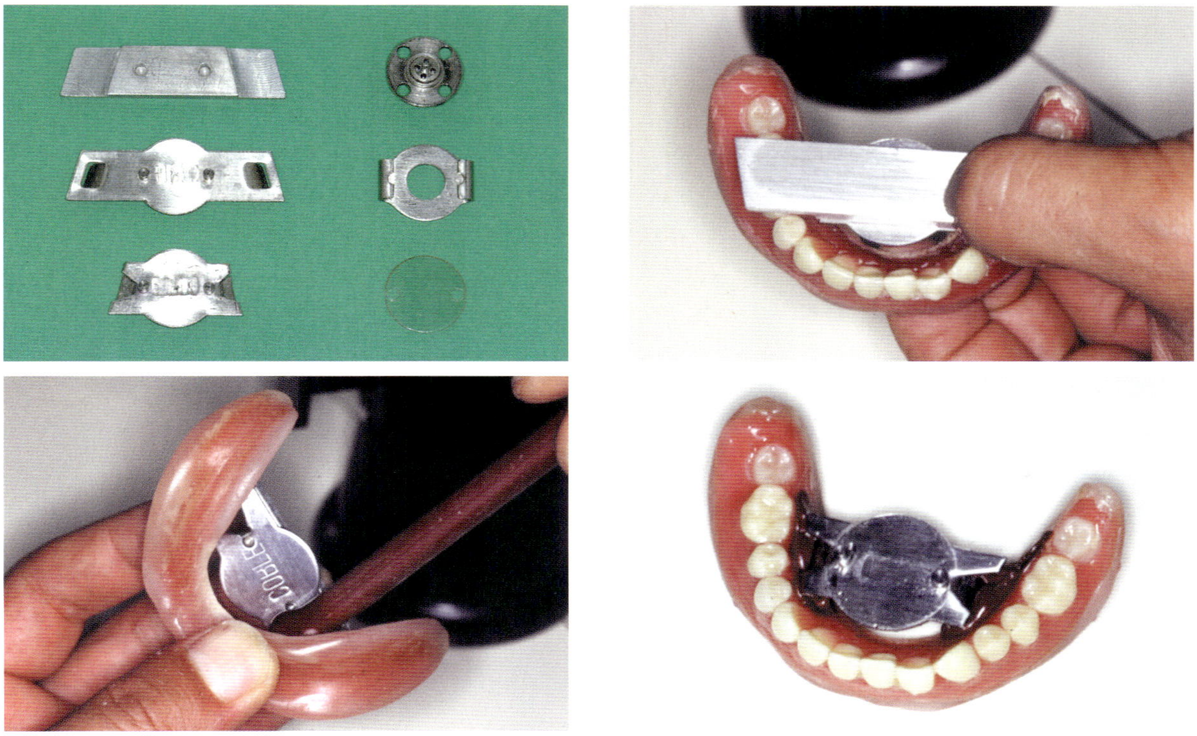

기존 의치에 고딕아치 묘기장치를 부착하여 턱운동 검사를 할 수 있는 장치로 Coble Intraoral Balancer가 있다. 지그를 사용하여 인상용 콤파운드로 사용 중인 의치에 고정하고 고딕아치 묘기법을 실시할 수 있다.

8 구의치 진찰

구의치 상태를 진찰하는 것은 결함 원인을 파악하고 개선하기 위해 중요하다.

상연의 길이와 후연의 위치, 인공치아의 배열 위치와 마모 정도 등을 관찰하고 문제점을 확인한다. 또한 플라크 염색액을 이용해 물들여서 의치의 청소 상태를 확인하는 것도 중요하다.

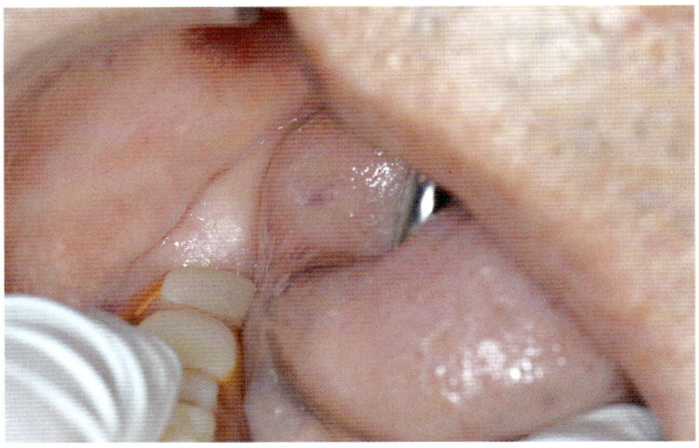

변연 길이가 미비한 하악 의치. 후구치 삼각 융기가 전혀 덮여 있지 않다.

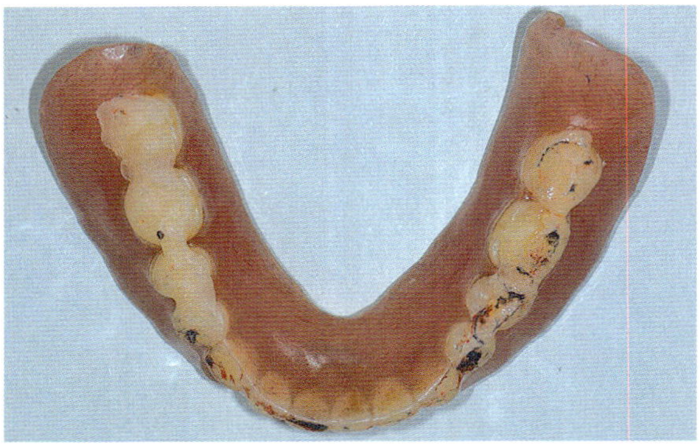

인공치아의 현저한 마모가 확인되는 하악 총의치

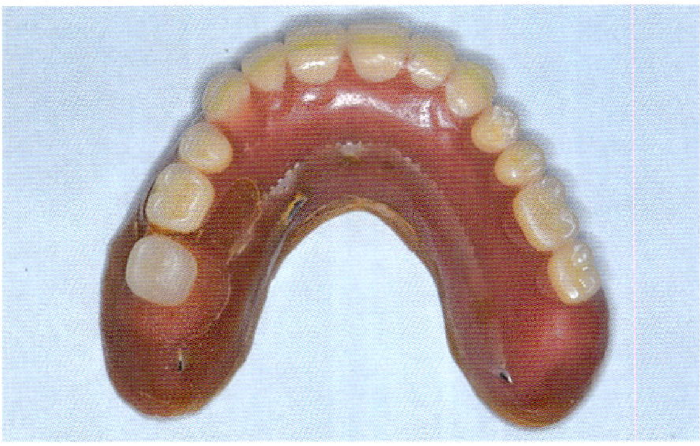

구개부 의치상이 없는 상악 총의치(무구개의치)

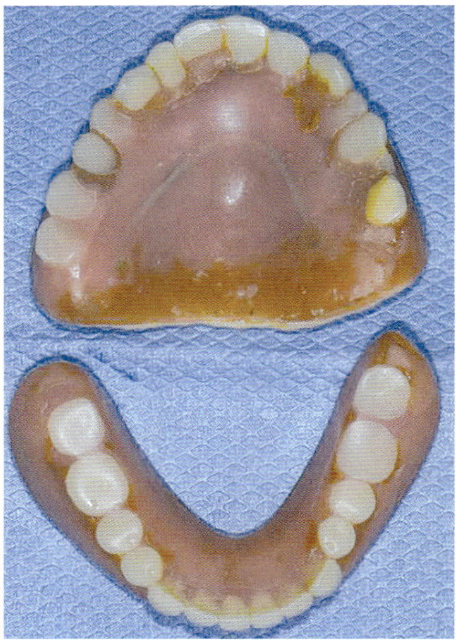

장기간 사용했을 것으로 생각되는 상하악 총의치. 인공치아가 다수 이탈되었고 수리된 흔적이 있다. 의치조정만으로는 문제 개선이 어렵다.

9 의치 세정상태 확인

사용 중인 의치를 플라크 염색액으로 물들여 의치 세정상태를 평가한다.

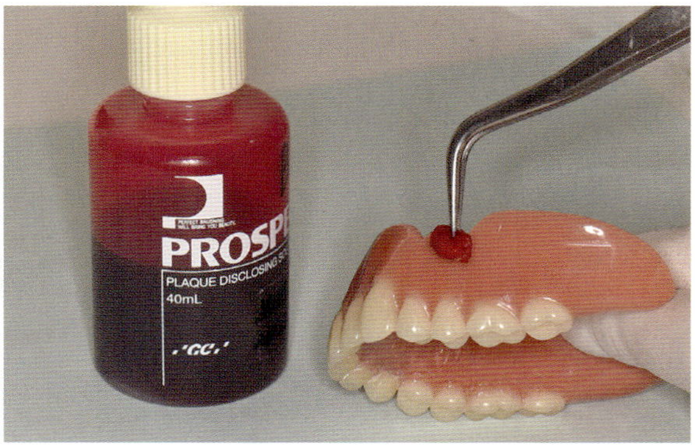

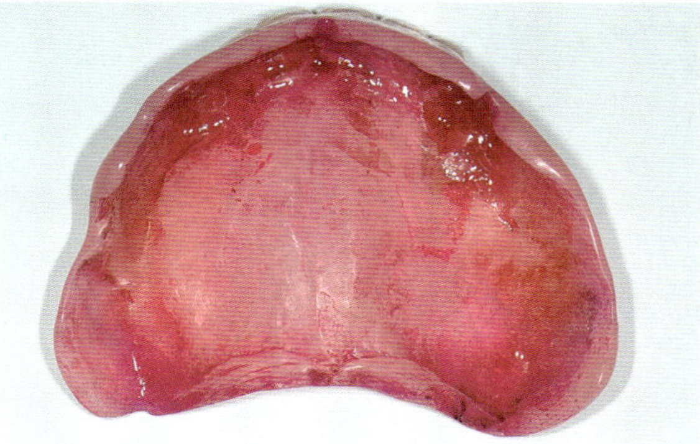
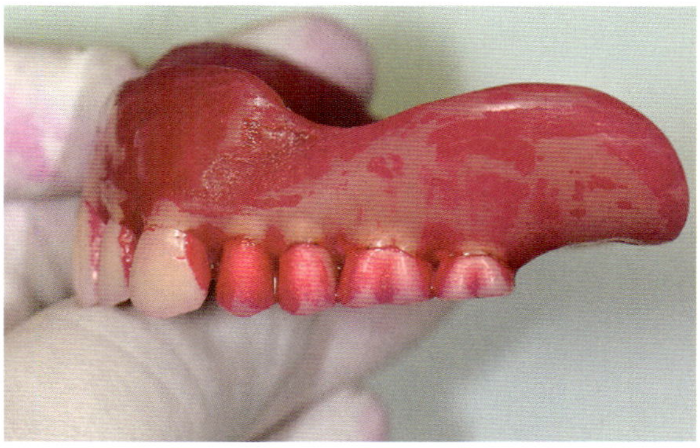

사용 중인 의치를 염색했다. 전체적으로 오염물질이 부착되어 있고, 의치 세정방법에 문제가 있다고 예측할 수 있다.

의치 세정불량에 따라 의치성구내염이 일어난 증례

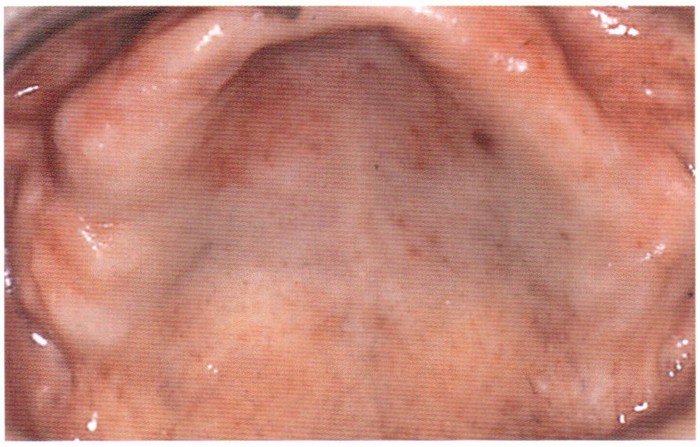
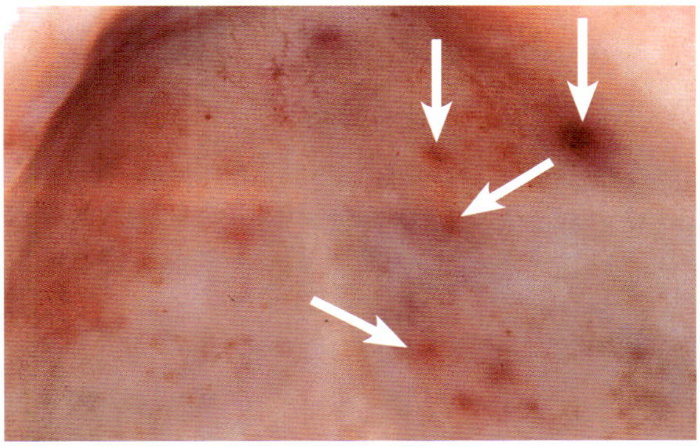

① 상악구개 점막에 점 모양 충혈이 보인다.

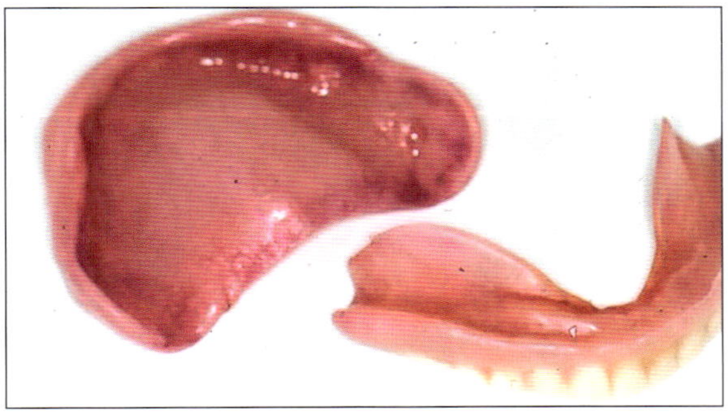

② 치석 염색액으로 의치를 염색해 오염을 확인한다. 염색된 부분이 확인되어 의치 세정불량이다.

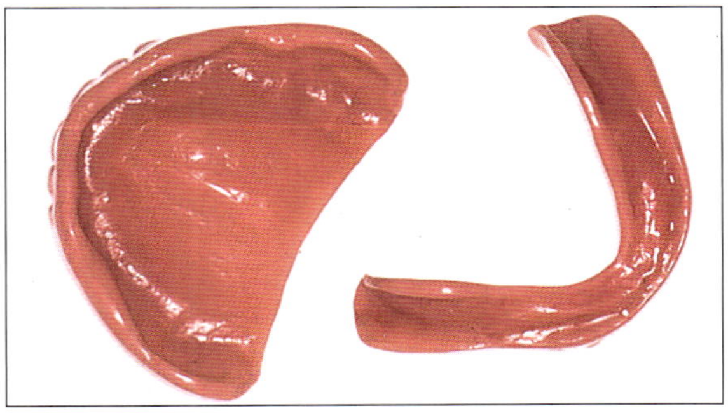

③ 의치 세정 지도 후의 의치. 염색된 부분은 보이지 않고 세정상태가 개선되었다.

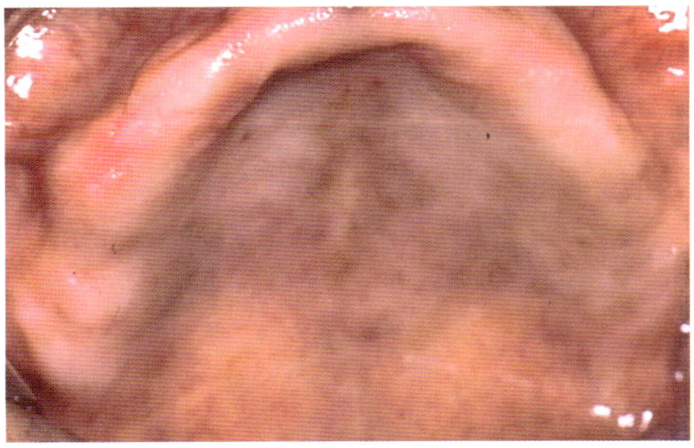

④ 의치상 점막면의 세정상태가 개선되어 점 모양의 충혈이 사라졌다.

3 인상채득을 알아보자

인상채득 시의 가압 부위와 릴리프 부위

총의치에서는 개인 트레이를 이용하여 선택적 가압인상을 실시한다.

① 가압으로 인상채득할 부위

상점막면부 → 지지를 위해

- 일차 교합압 부담부위(의치 부담부위)……적극적인 지지가 가능한 부위

· 상악: 상악결절, 치조제 · 하악: 협붕

- 이차 교합압 부담부위(의치 부담부위)……조건이 좋으면 일차 교합압 부담부위(의치 부담부위) 다음으로 지지가 가능한 부위

· 상악: 경구개, 구개주름 · 하악: 치조제의 경사부

상후연부 → 봉쇄를 위해

② 무압으로 인상채득할 부위

· 릴리프 부위: 정중구개봉선, 구개융기, 절치유두, 골예연, 발치와, 평탄한 치조제의 이공 부분, 하악융기 → 통증방지를 위해 · 상악 가동조직 → 변형방지를 위해

인상채득의 흐름

1. 예비 인상채득

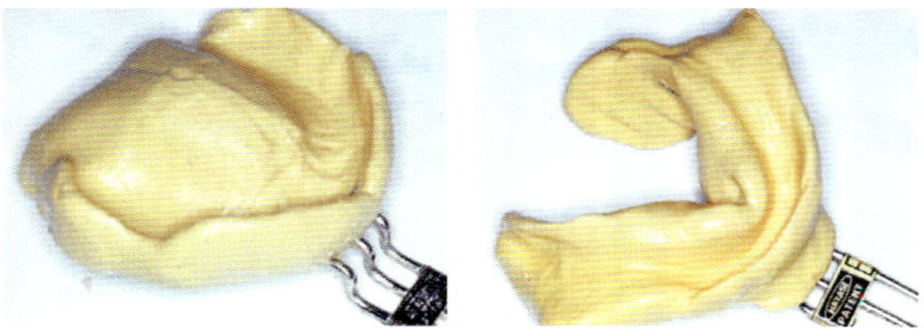

2. 연구용 모형 제작

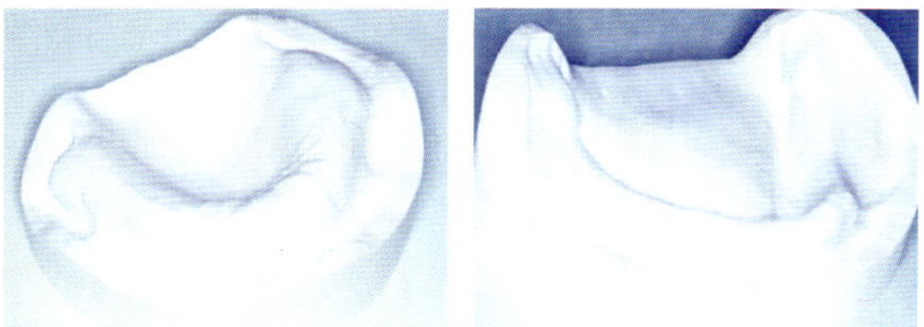

3. 개인 트레이 제작

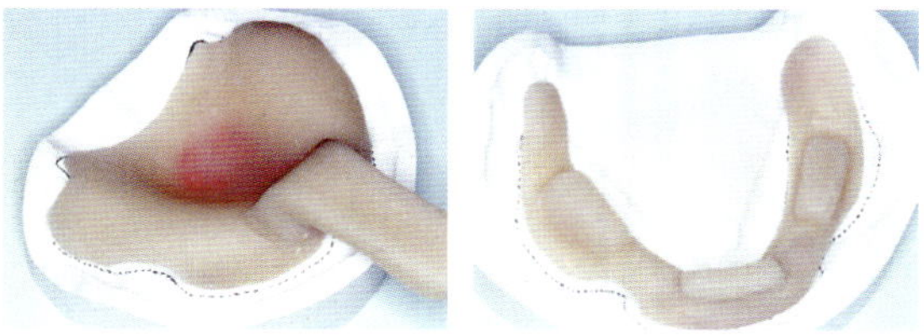

4. 변연 형성

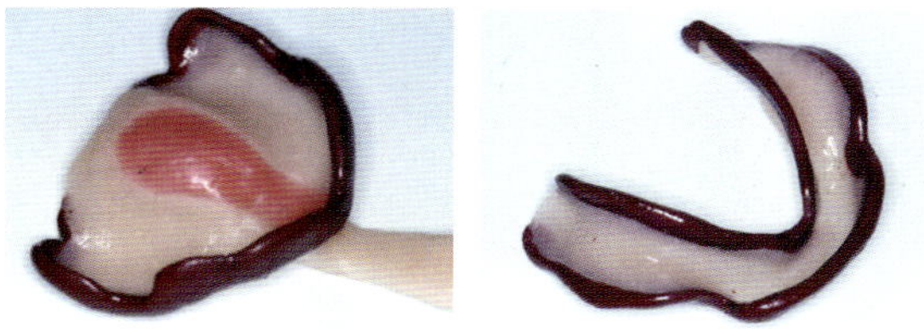

5. 최종 인상

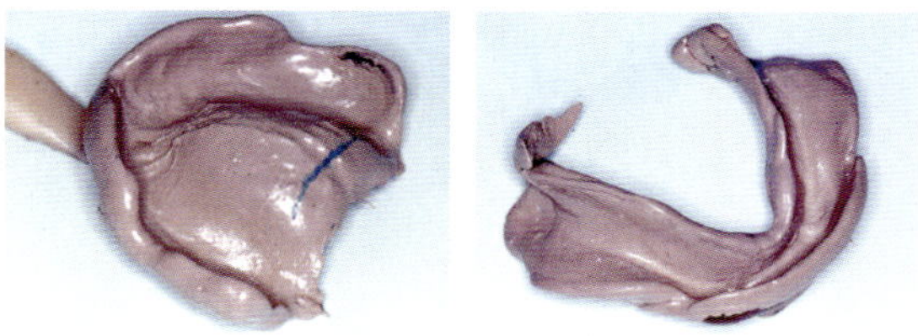

6. 작업용 모형 제작

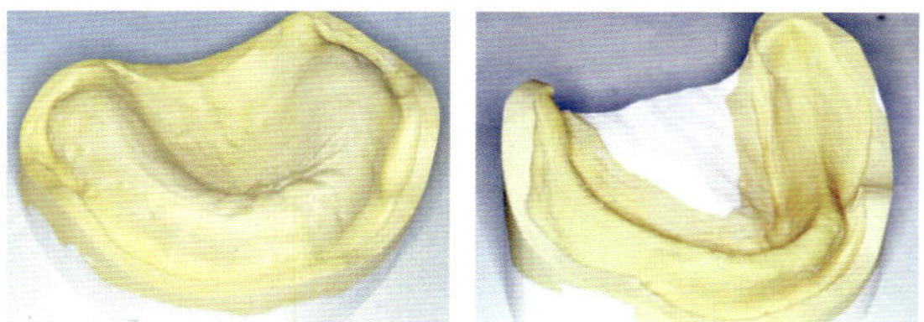

1 예비 인상채득

1. 예비 인상채득 2. 연구용 모형 제작 3. 개인 트레이 제작
4. 변연 형성 5. 최종 인상 6. 작업용 모형 제작

1. 기성 트레이

무치악의 예비 인상은 기성 트레이(망 트레이)와 알지네이트 인상재로 하는 것이 일반적이다. 치조제 흡수가 적은 경우에는 유치악용 트레이를 사용하는 경우도 있다.

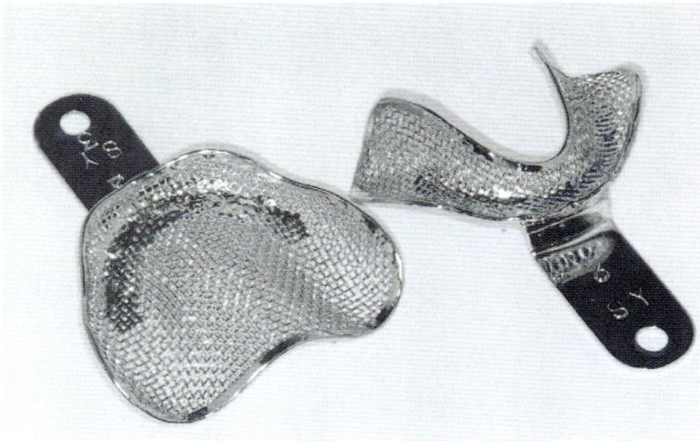

무치악용 기성 트레이 예시

2. 기성 트레이 선택

예비 인상에서는 의치상이 피복해야 할 부위가 빠짐없이 정확히 인상되어야 한다. 그러기 위해서는 가급적 치조제 형태에 일치하는 기성 트레이를 선택하고 구강 내에서 적합한 사용이 요구된다.

사용 중인 틀니의 크기 등을 참고하여 여러 가지 크기의 기성 트레이에서 가장 비슷한 크기의 트레이를 선택한다.

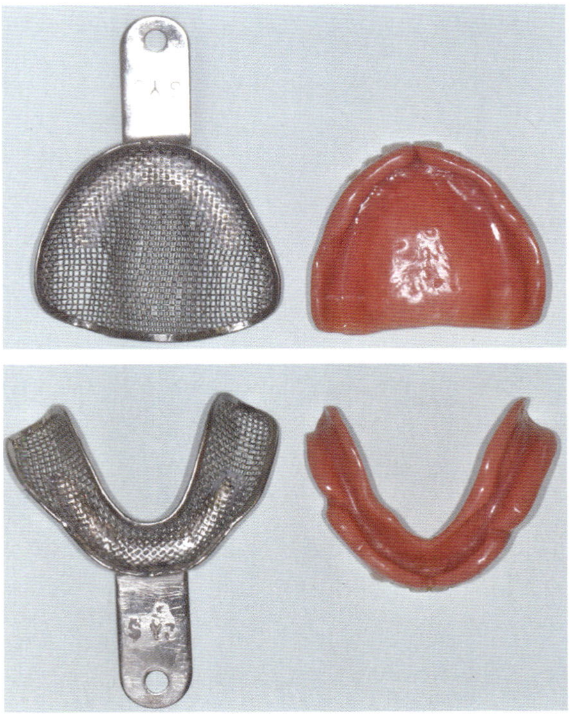

3. 기성 트레이 시행삽입과 수정

기성 트레이를 시행삽입하고 트레이의 형태 및 변연길이의 과부족을 확인한다. 길이가 짧은 경우에는 유틸리티 왁스로 변연을 연장한다.

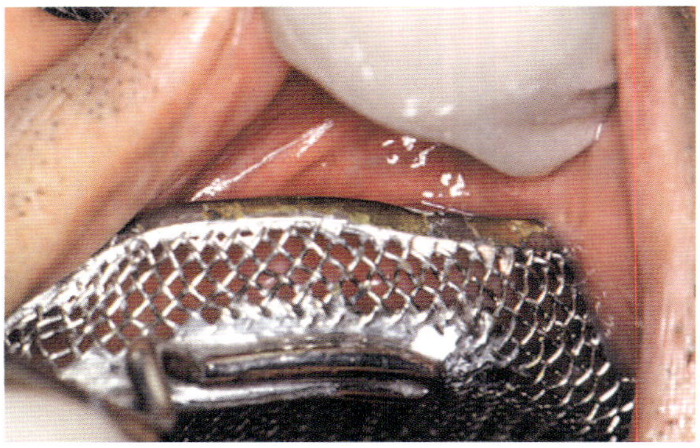

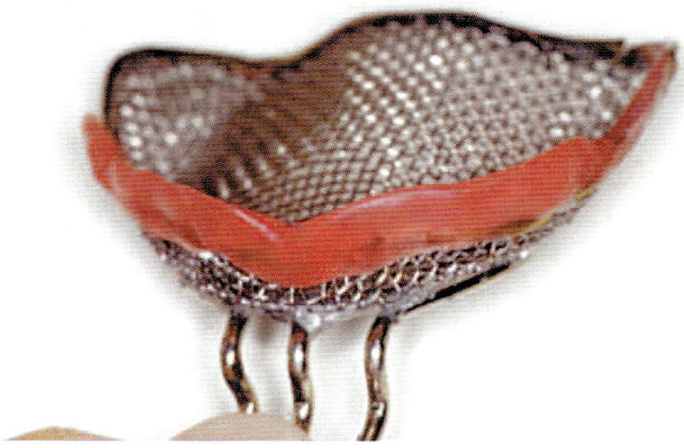

특히 하악에서는 점막과 뼈를 촉진하여 의치상 크기를 이미지화한 뒤, 기성 트레이를 시행삽입하고 변연길이가 짧은 부분에 유틸리티 왁스를 추가한다.

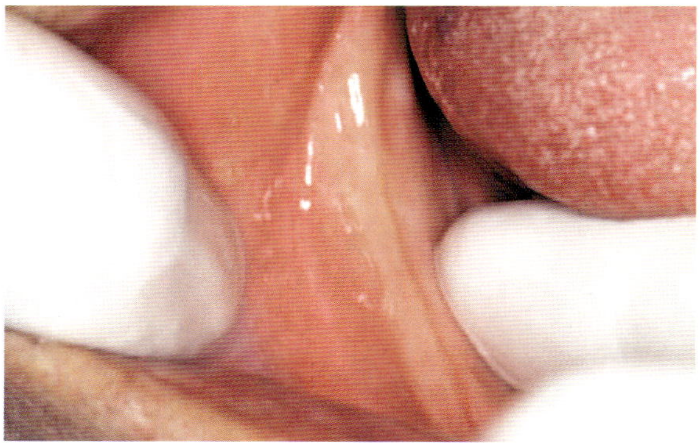

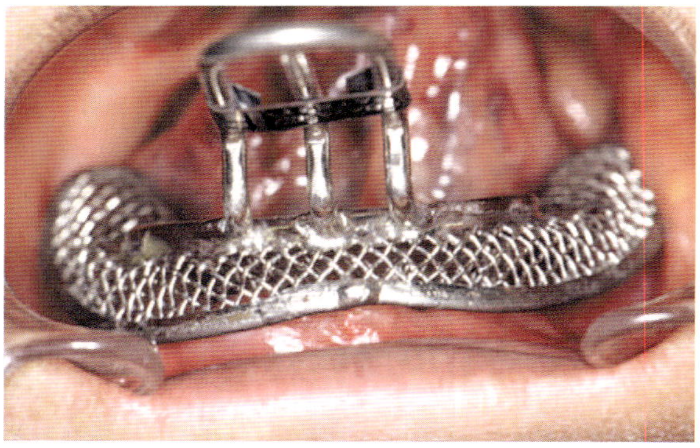

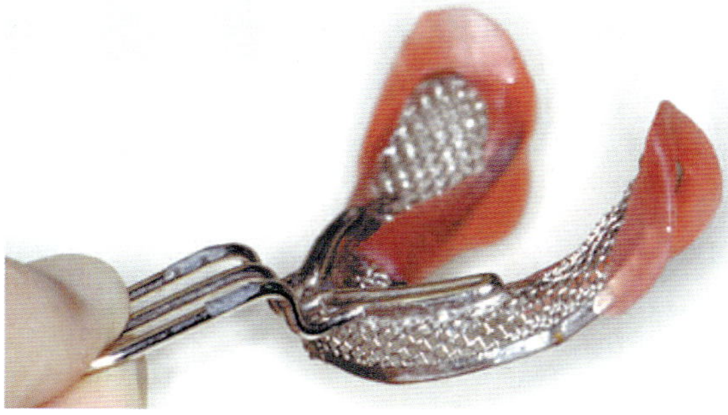

변연에 유틸리티 왁스를 추가한 후 변연길이가 적절한지 확인한다. 특히 소대부분이 너무 압박되지 않도록 주의한다.

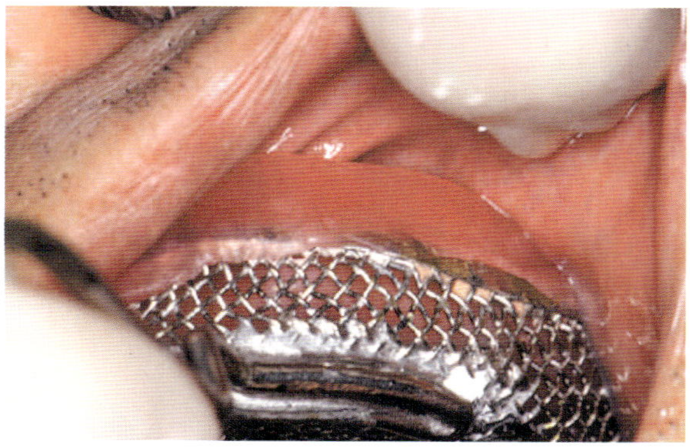

다음으로 손잡이가 정중선과 일치되게 똑바로 나왔을 때 입술의 외형을 확인하고 기억한다. 즉, 인상 시에 트레이가 구강 내에서 적절한 위치에 있을 때의 손잡이와 구순의 상태를 기억해 두었다가, 인상채득 시에 그것이 재현되는 위치에 트레이를 삽입한다.

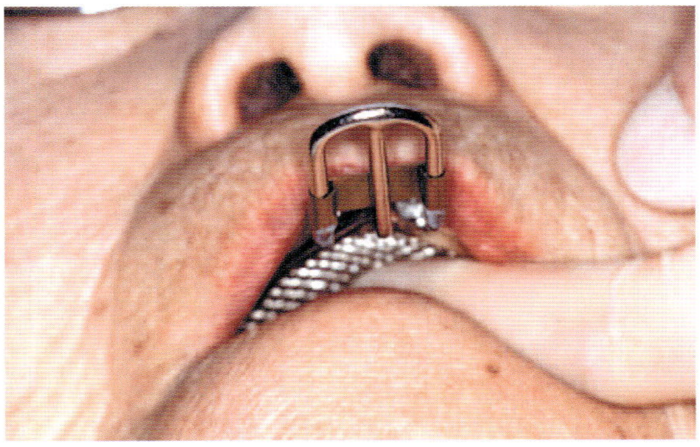

4. 알지네이트 인상재에 의한 인상채득

트레이에 알지네이트 인상재를 쌓아 올려 뒤쪽부터 압접한다. 입술을 충분히 압배하고 구강전정부에 인상재가 잘 들어가도록 한다.

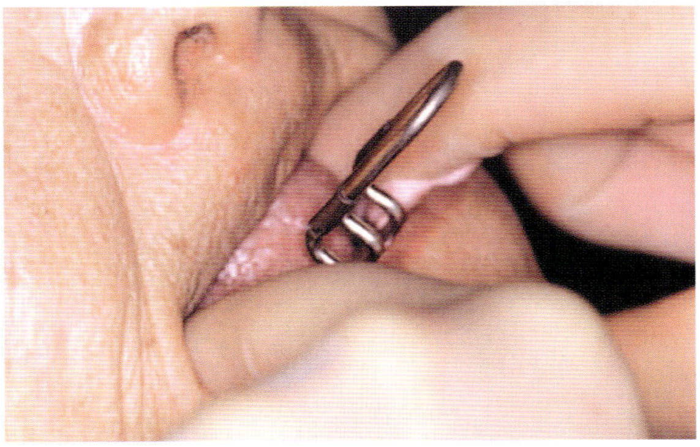

상악 인상채득할 때는 잉여 인상재가 인두부로 유입되는 것을 막기 위해 인상재의 흐름과 두정위(머리위치)에 유의한다. 하악은 알지네이트 인상재를 쌓아 올린 트레이를 구강 내에 삽입할 때 가볍게 혀를 들게 해서 혀가 트레이 위에 올라가 있는 상태에서 경화를 기다린다.

필요한 부분이 과부족 없이 인상되었는지 잘 확인한다.

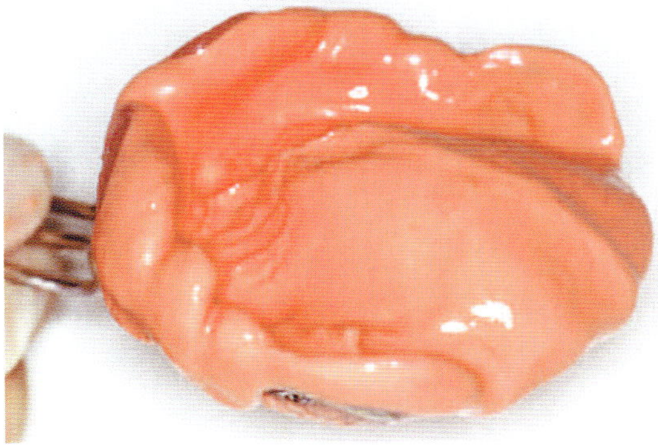

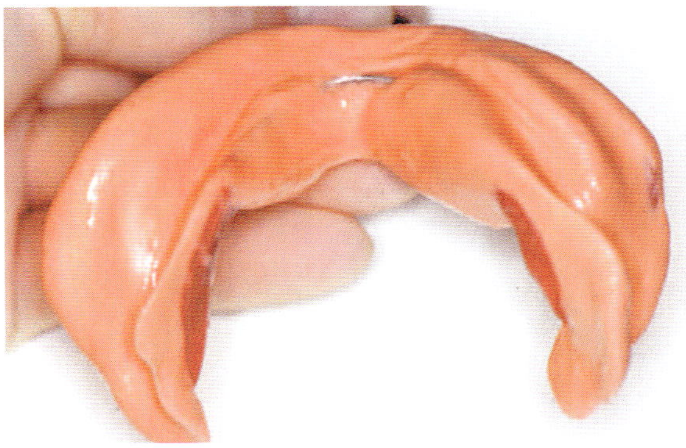

column 브리타니아 트레이와 인상용 콤파운드에 의한 예비 인상

기성 트레이의 일종인 브리타니아 트레이를 구강 내에 맞추어 조정하고 인상용 콤파운드를 쌓아 올려 예비 인상채득을 하는 경우도 있다. 재가열해서 인상을 수정할 수 있다.

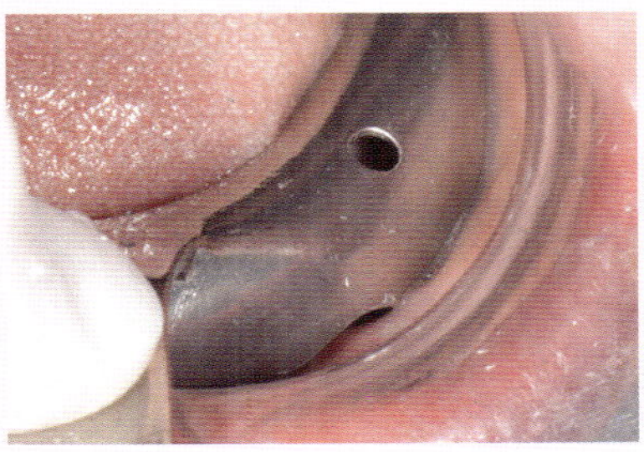

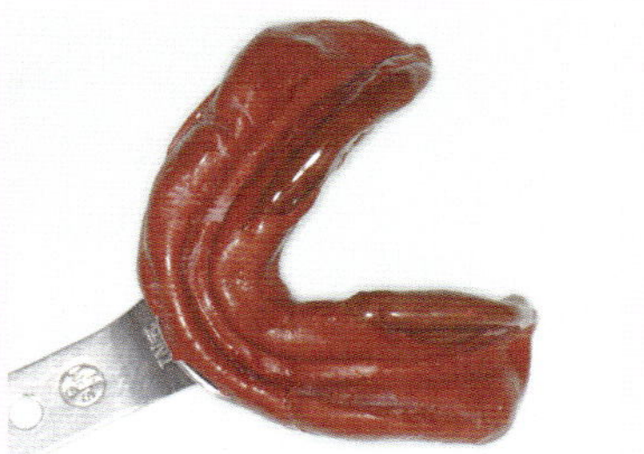

2 연구용 모형 제작

1. 예비 인상채득	**2. 연구용 모형 제작**	3. 개인 트레이 제작
4. 변연 형성	5. 최종 인상	6. 작업용 모형 제작

구강 내 진찰과 더불어 예비 인상에서 얻은 모형을 관찰한다(22쪽 4. 연구용 모형 관찰 참조).

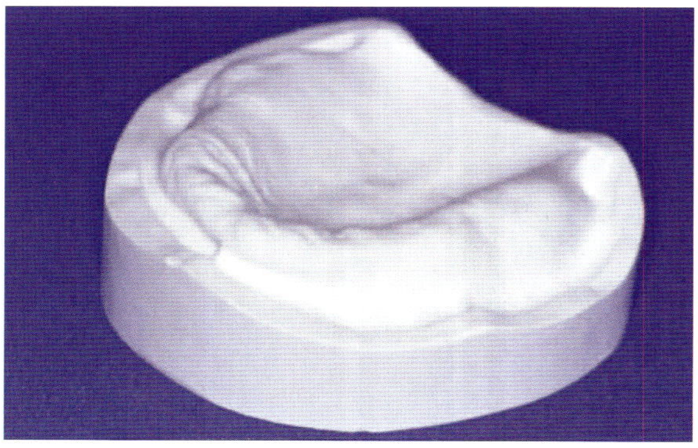

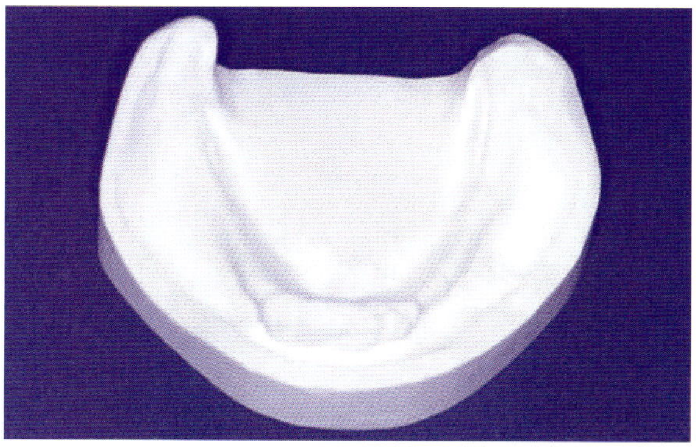

3 개인 트레이 제작

1. 예비 인상채득	2. 연구용 모형 제작	**3. 개인 트레이 제작**
4. 변연 형성	5. 최종 인상	6. 작업용 모형 제작

개인 트레이(개별 트레이)는 사용하는 인상재나 인상채득 방법에 따라 제작방법이 상이하다. 아래에 예를 나타낸다.

① 치은 이행부(33쪽 그림의 A)에서 4mm 안쪽에 개인 트레이의 외형선(B)을 기입한다.

② 개인 트레이의 후연은 익돌하악주름부(C)를 피하고 아-라인 부분을 가압하기 위해 예상되는 의치 후연의 위치보다 5mm 뒤쪽으로 설정한다(D).

③ 릴리프 부위에는 트레이 내면과 점막 사이에 공간을 마련하기 위해 스페이서로 모형에 파라핀 왁스를 붙인다.

릴리프 부위는 피압변위량(조직변위량)이 큰 상악 가동조직 부분(E)이나 작은 구개융기(F) 등이다.

④ 치조제 언더컷 부분의 블록아웃(G)을 한다.

⑤ 레진 분리제 도포 후 트레이용 상온중합형 레진을 압접, 성형한다.

⑥ 인상채득을 쉽게 하기 위해 손잡이를 제작한다.

⑦ 구강 내에서 트레이를 잡고 압접하기 위한 핑거레스트(H)를 마련한다.

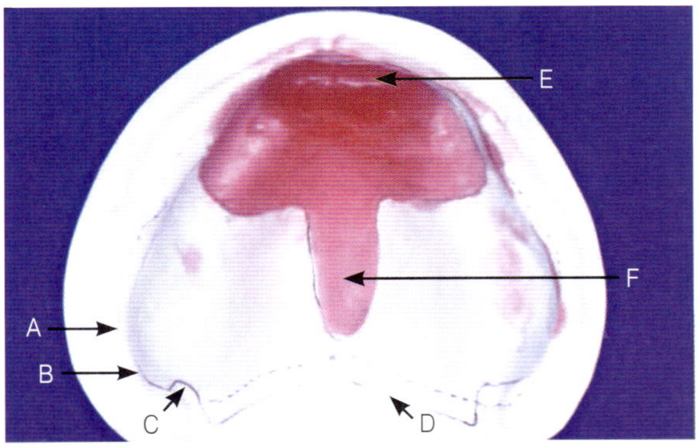

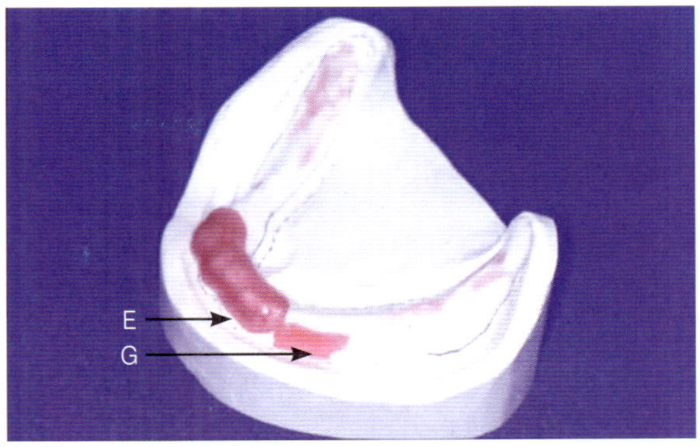

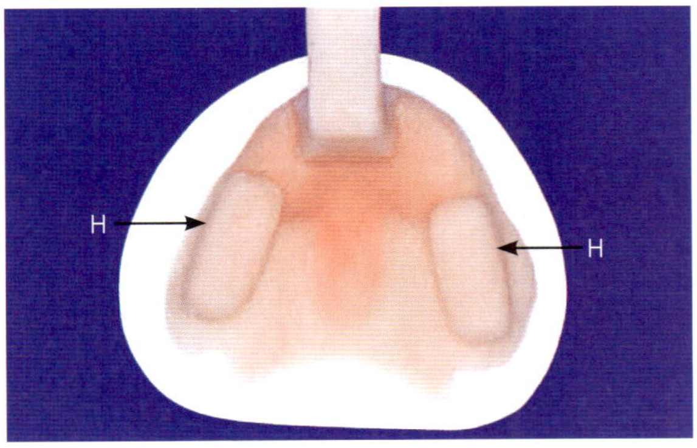

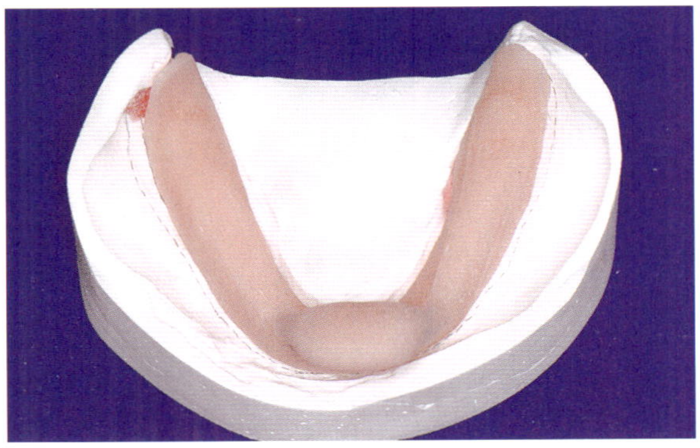

Points !

개인 트레이 손잡이

개인 트레이의 손잡이는 구순돌출, 흡인운동, 상순신전, 구각견인과 같은 상하순 운동에 방해가 되지 않는 형태로 하며, 예상되는 중절치의 방향에 맞추어 설정한다. 손잡이를 구강 외로 돌출시킨 타입(아래 그림 상악 트레이 참조)도 있고 구강 내에 넣는 타입도 있다. 의치의 형태를 모방한 교합제(왁스)형 개인 트레이(아래 그림 하악 트레이 참조)도 있다.

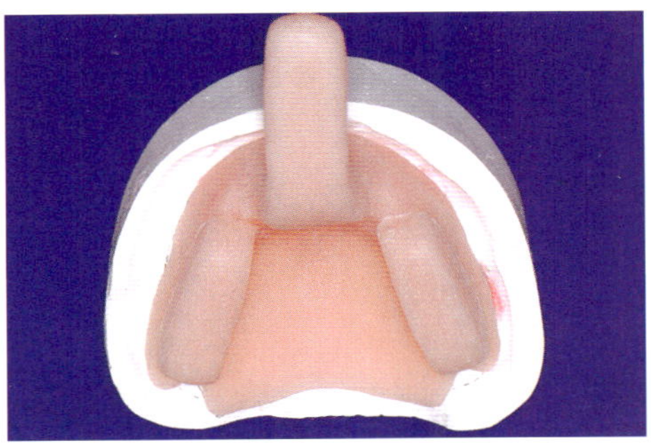

손잡이를 구강 외로 돌출시킨 개인 트레이

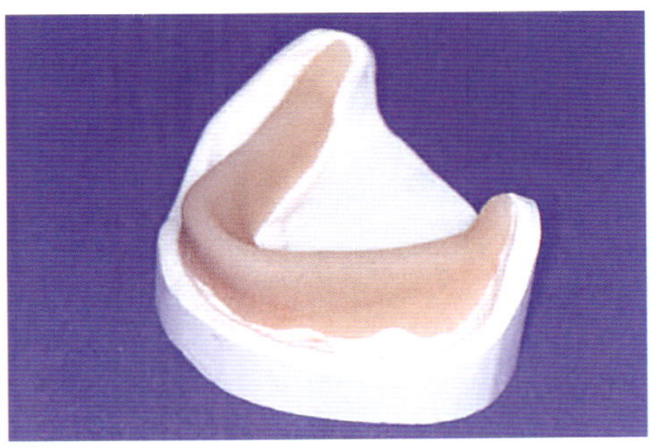

교합제형 개인 트레이

4 변연 형성

1. 개인 트레이 시행삽입

● **상악 개인 트레이**

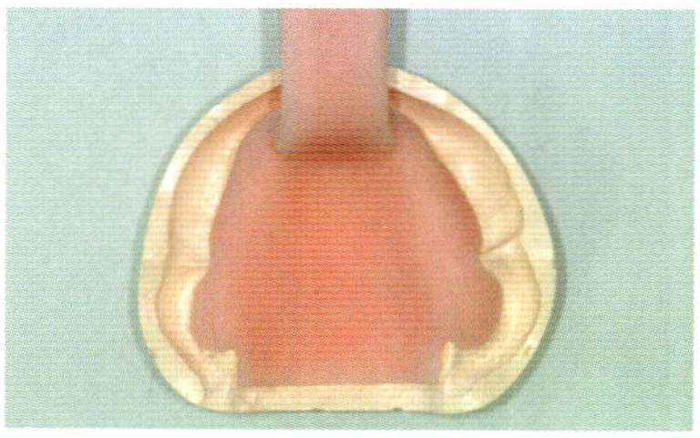
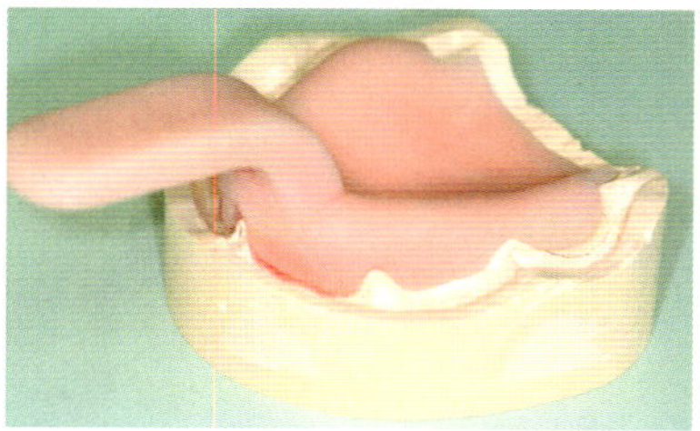
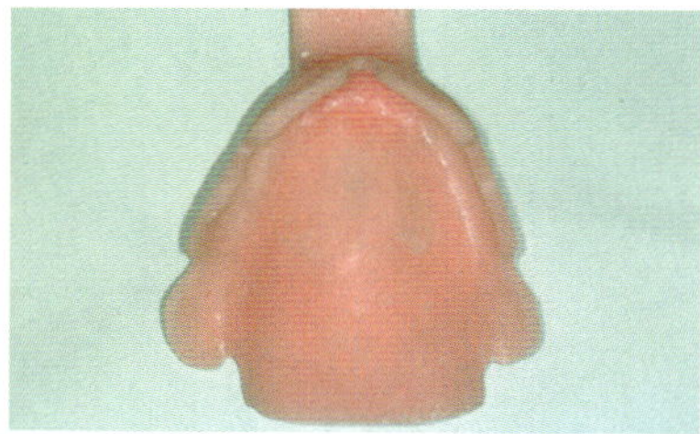

● **하악 개인 트레이**

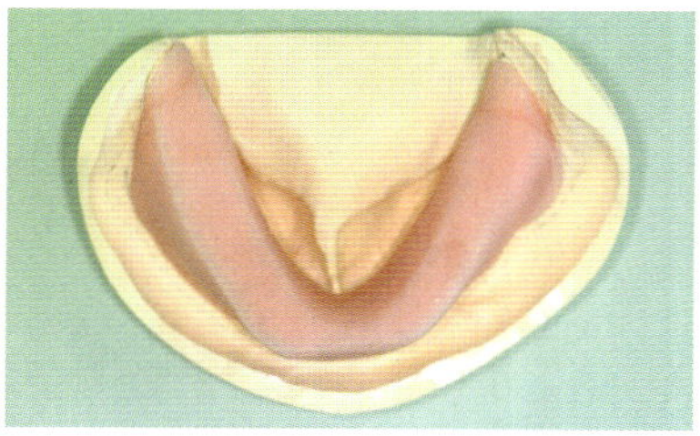
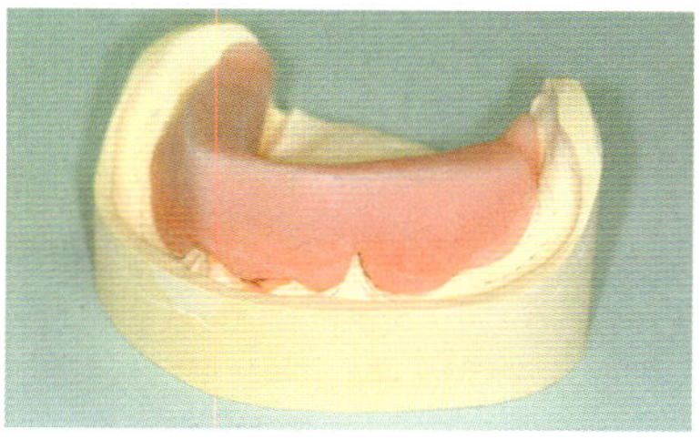
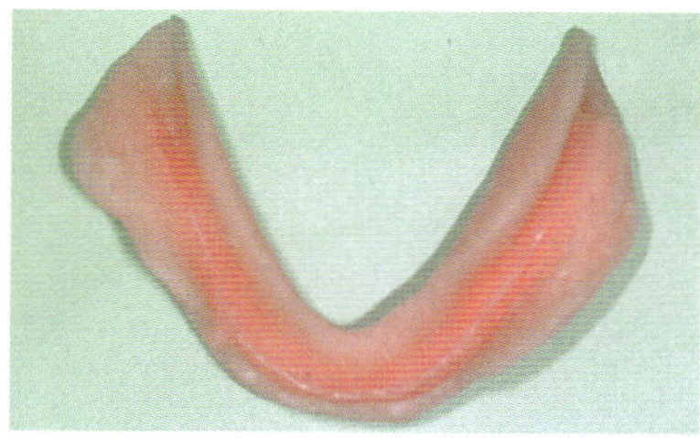

● **개인 트레이 확인항목**

① 가동조직 운동을 저해하고 있지 않은지

볼이나 입술을 손으로 움직여 보고 가동조직과 개인 트레이가 4mm 정도 떨어져 있는 것을 확인한다. 가동조직과 트레이가 가까운 부분은 트레이 변연을 제거하여 조정한다.

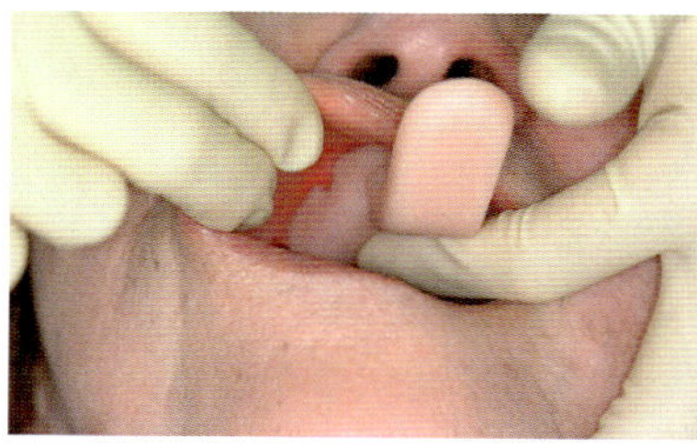

② 손잡이가 구순운동을 저해하고 있지 않은지

손잡이가 중절치 절단 상당부에 있는지 확인한다. 손잡이가 너무 높으면 폐구운동을 저해하고 너무 낮으면 구순운동을 저해한다.

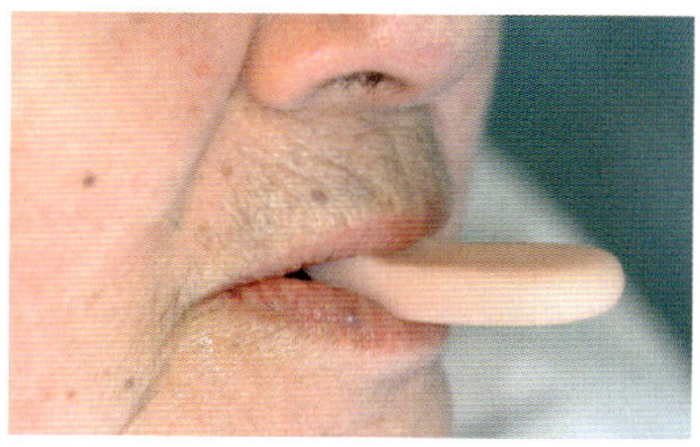

③ 후연 길이는 적절한지

일반적으로 상악 의치상 후연은 아-라인(12쪽 참조)에 일치시킨다. 상악 개인 트레이의 후연이 의치상 후연 설정 위치인 아-라인보다 5mm 긴 것을 확인한다(36쪽 Points! '상악 후연 인상은?' 참조).

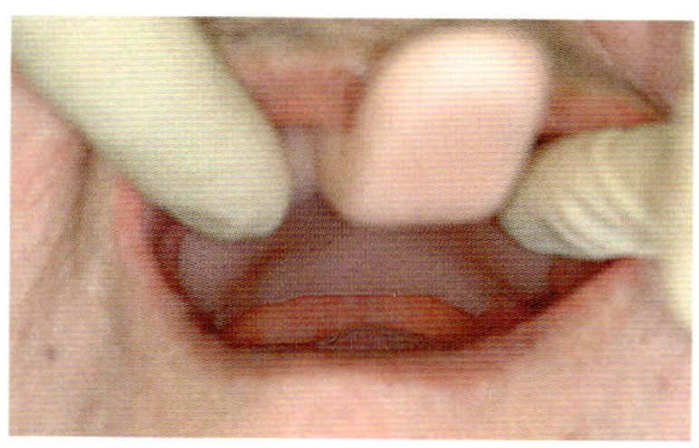

2. 변연 형성

변연 형성을 하는 순서는 정해져 있지 않지만 다음 예와 같이 일정 범위로 분할하여 실시한다.

- **상악**: 전치부 · 구치부 · 상악 결절부
- **하악**: 순측 전치부 · 설측 전치부 · 설측 구치부 · 협측 구치부

● 인상용 콤파운드를 이용한 변연 형성 인상법을 알아보자

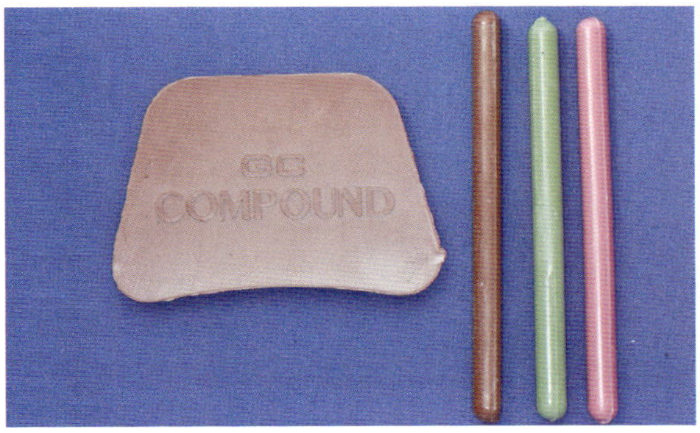

① 각종 인상용 콤파운드

플레이트 타입과 스틱 타입이 있다. 스틱 타입의 작업온도(연화온도)는 갈색 → 초록색 → 분홍색 순으로 높다.

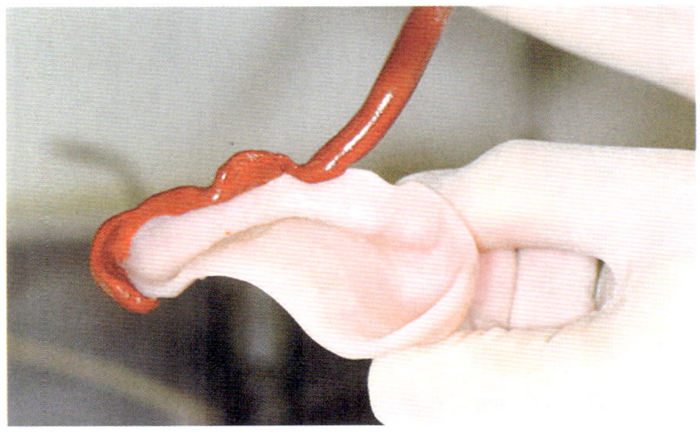

② 인상용 콤파운드 쌓기

버너 불에 올려 연화시킨 모델링 콤파운드를 개인 트레이 변연에 쌓아 올린다. 이때 인상재가 트레이 안쪽에 들어가지 않도록 주의한다.

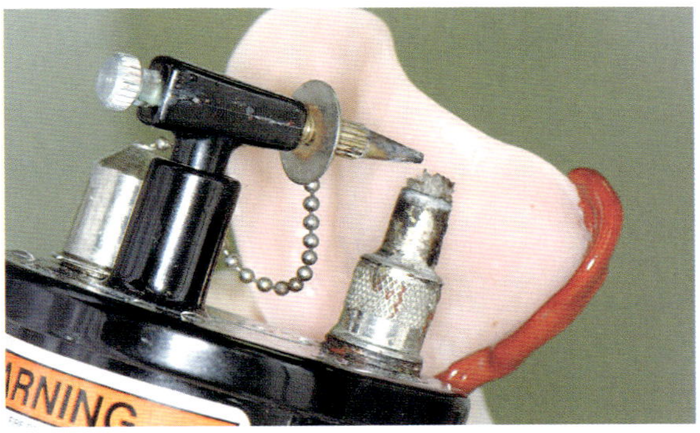

③ 알코올 토치로 연화

연화가 덜 되었거나 한 번 변연 형성을 한 부분을 다시 인상채득할 때는 알코올 토치를 이용하여 연화시킨다.

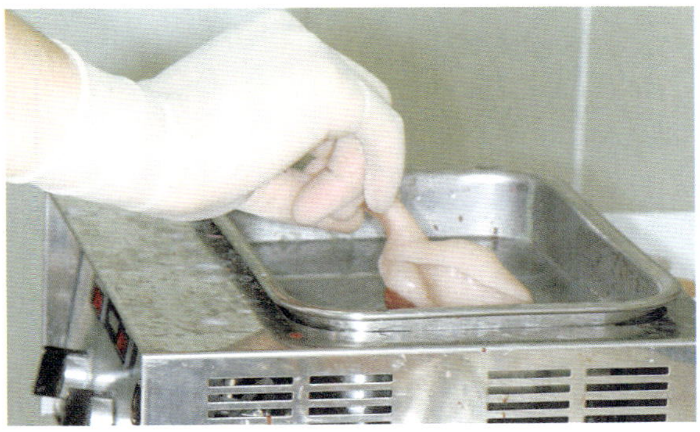

④ 워터 배스에 침지

불로 연화시킨 인상용 콤파운드의 온도를 낮추기 위해 인상재 지정 온수(55℃ 내외)에 침지한다. 이는 환자에게 화상을 입히지 않기 위해서이며, 인상재 표면의 끈적임을 억제하기 위해서이기도 하다.

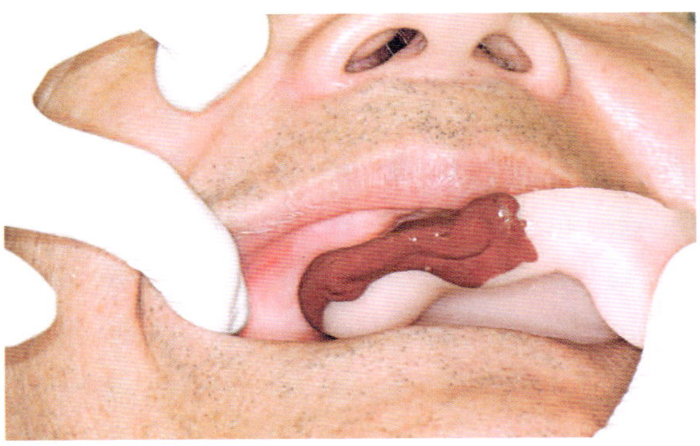

⑤ 트레이 삽입

트레이를 삽입할 때는 연화된 인상용 콤파운드가 마지막에 들어가도록 트레이를 약간 기울이면서 구강 내로 삽입한다. 삽입 후 트레이를 제자리에 유지하면서 기능운동을 하게 한다. 인상재가 굳으면 트레이를 빼낸다.

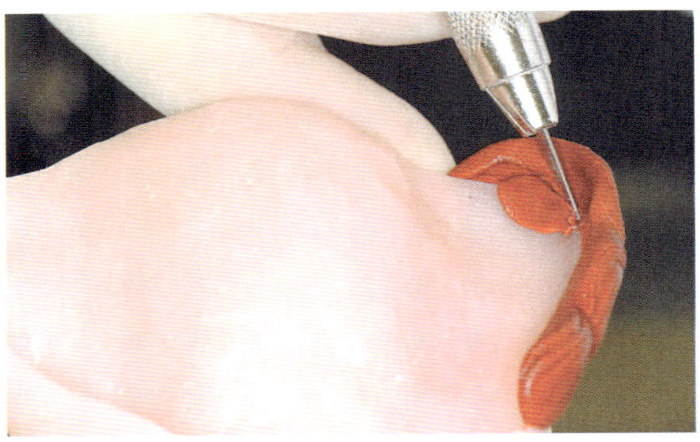

⑥ 과잉부분 제거

트레이 안쪽으로 흐른 인상용 콤파운드는 칼 등으로 제거한다. 그 후 ③~⑥의 작업을 반복한다.

Points !

상악 후연 인상은?

트레이 후연은 인상재가 움직여서 충분히 가압할 수 없기 때문에 상후연부를 충분히 폐쇄할 수 없다. 그렇기 때문에 인상재 콤파운드로 상후연부를 가압하거나, 트레이 후연을 5mm 정도, 상외형 예상선보다 뒤쪽으로 설정하여 상후연부를 가압할 수 있도록 한다.

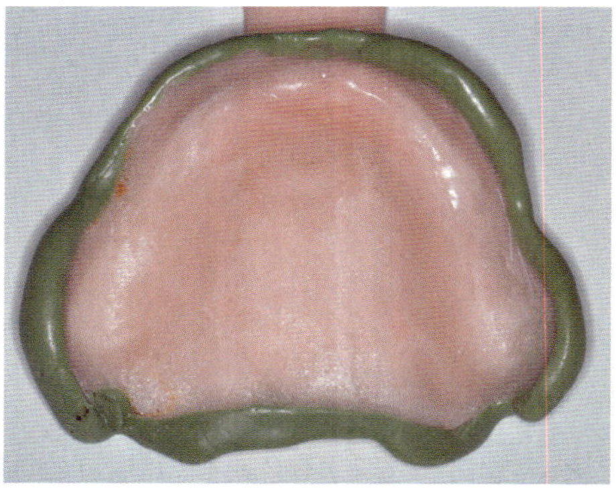

인상용 콤파운드로 후연부 가압

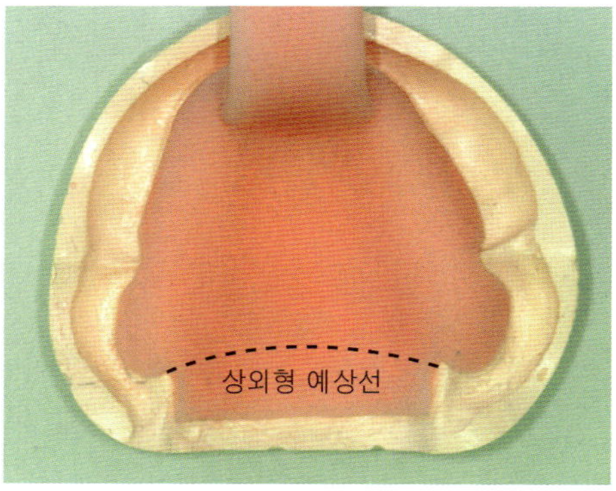

상악 후연을 늘린 개인 트레이로 후연부 가압

Points !

- 인상채득한 형태는 그대로 의치 형태가 된다는 것을 잊지 않도록!
- 변연 형성은 의치 변연 형태를 만든다는 생각으로 할 것!

(1) 상악 무치악의 해부학적 지표(랜드마크)

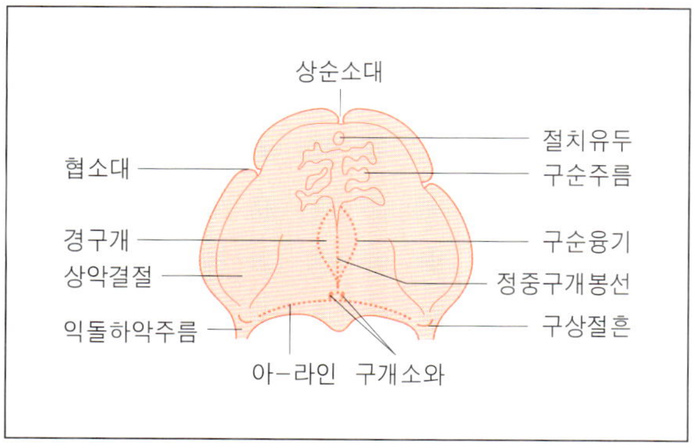

상악 무치악의 해부학적 지표(랜드마크)

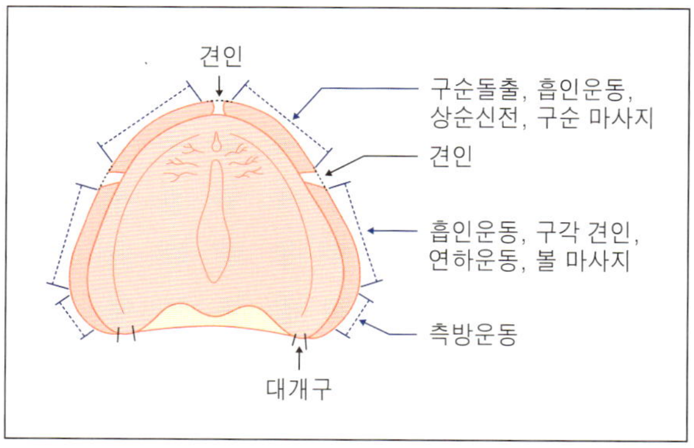

상악 변연 형성에 효과적인 구강기능 운동

전치부

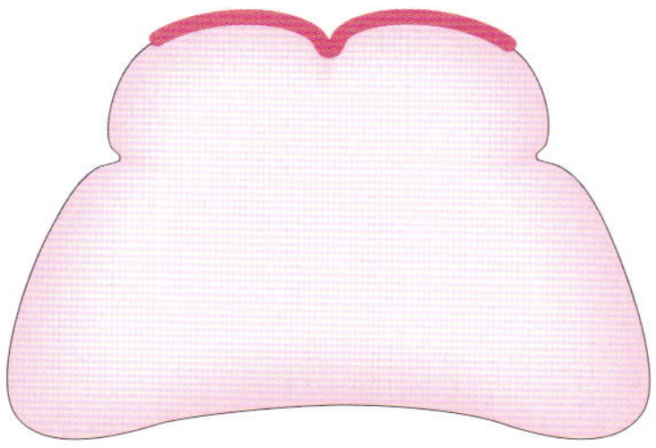

Points !

- 상순소대는 환자 혼자 하는 운동으로는 충분히 표시되지 않을 수 있다. 그런 경우에는 상순을 손으로 아래로 견인하여 표시한다.
- 심미적인 배려가 필요한 부위이므로, 길이뿐만 아니라 콤파운드 두께에도 주의!

● 변연 형성 시 기능운동

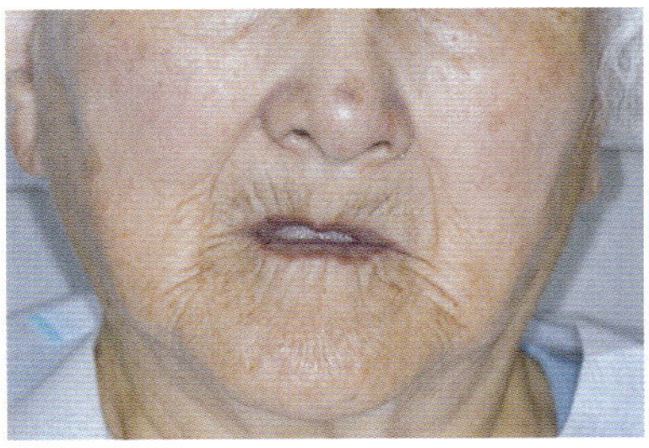

안정 시

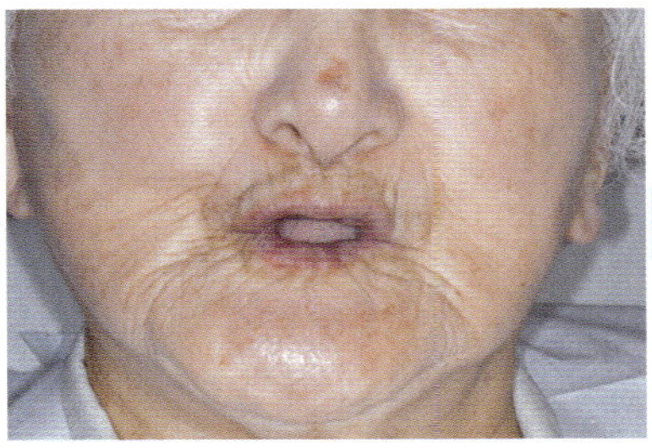

구순돌출

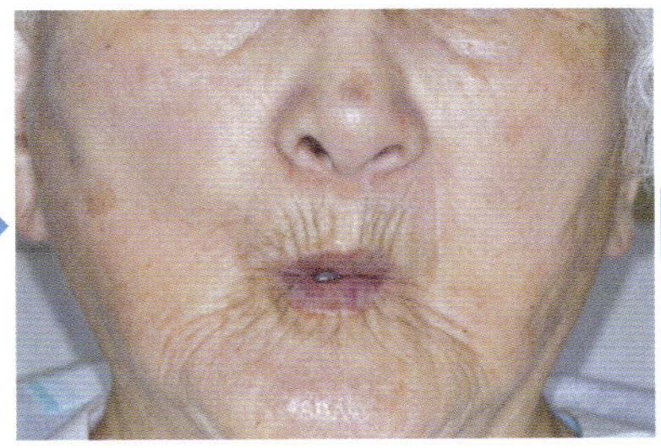

흡인운동

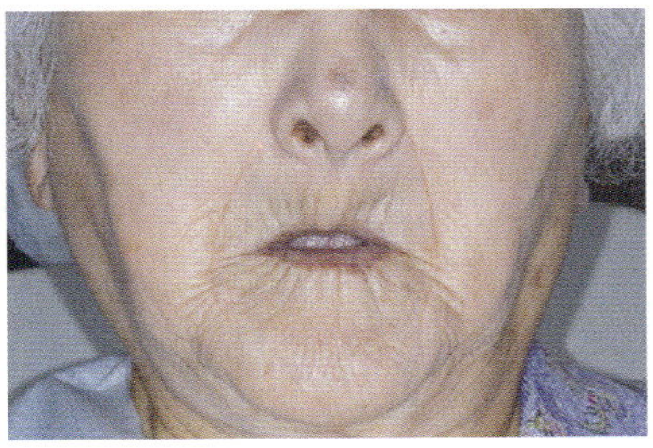

상순신전

Points !

흡인운동을 시키기 위해 검지 흡인이나 트레이 손잡이를 흡인시킨다.

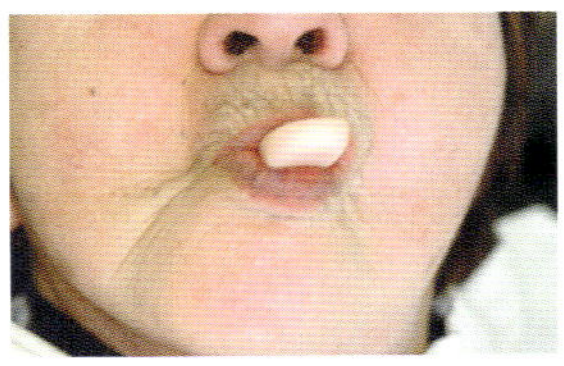

상순소대 표시가 불충분할 때는 시술자가 구순을 견인하여 표시한다.

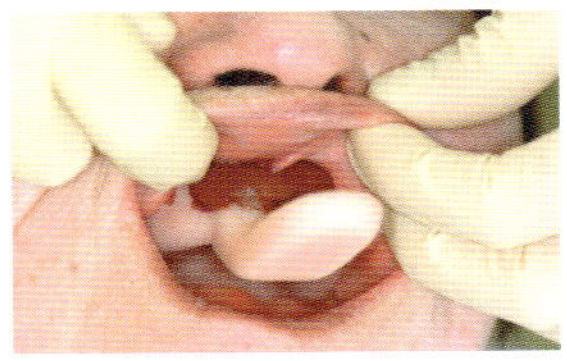

인상 차이에 따른 변연부의 형태 차이

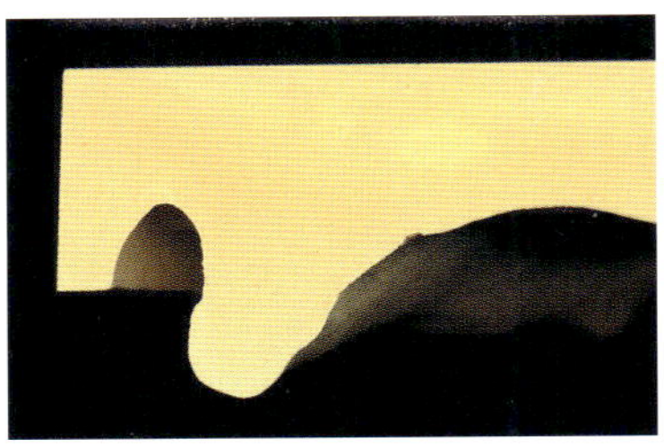

변연 형성이 적절한 인상으로 제작한 모형

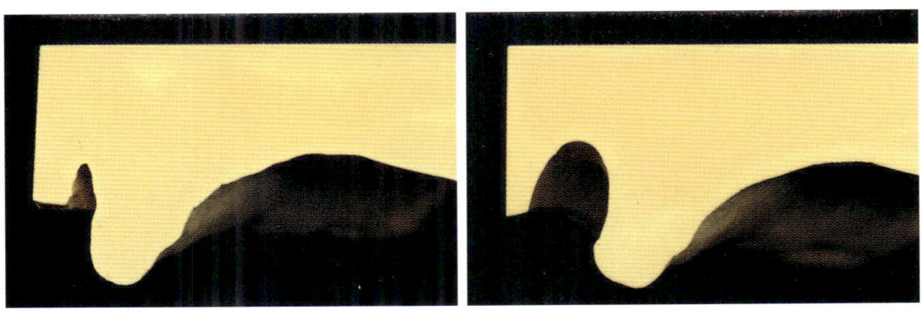

변연 형성이 적절하지 않은 인상으로 제작한 모형

Points !

각 모형의 변연부 길이와 두께가 다르다는 점에 주의!

견치~소구치부

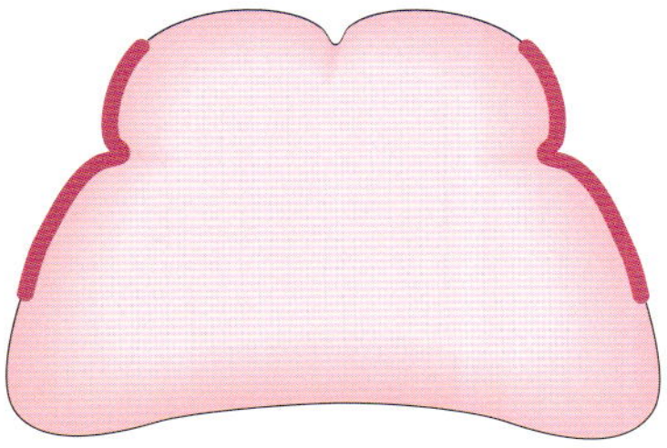

Points !

- 트레이의 구강 내 삽입 시 콤파운드가 구각에 닿아서 변형되기 쉽다. 트레이 삽입은 반드시 한쪽씩 신중하게 실시한다.
- 협소대 표시도 실시한다.
- 흡인운동이나 구각 견인에 의해 볼근(협근) 운동이 표시된다. 또 볼 마사지도 해 준다.

● 변연 형성 시 기능운동

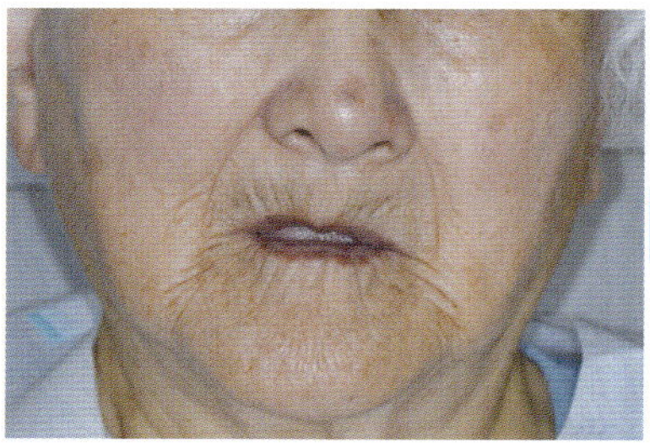

안정 시

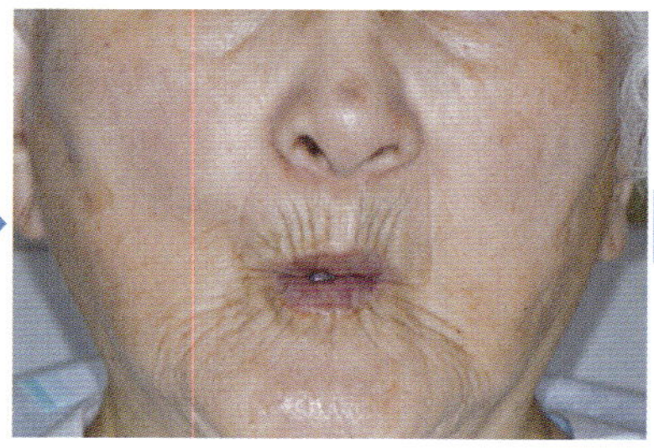

흡인운동

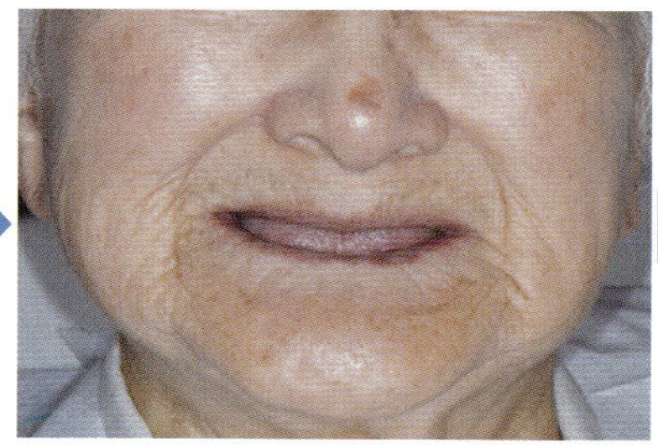

구각 견인

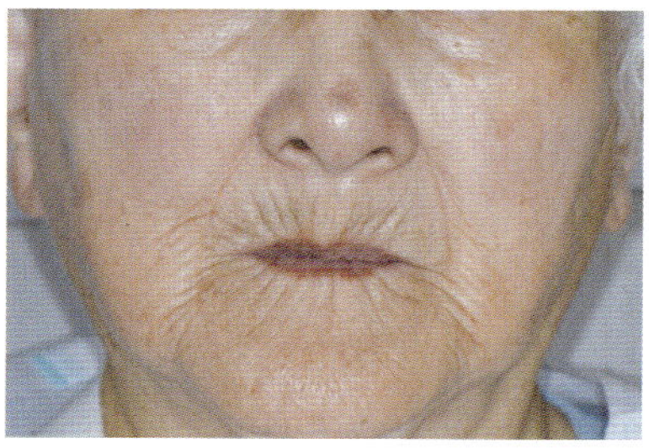

연하운동

인상 차이에 따른 변연부의 형태 차이

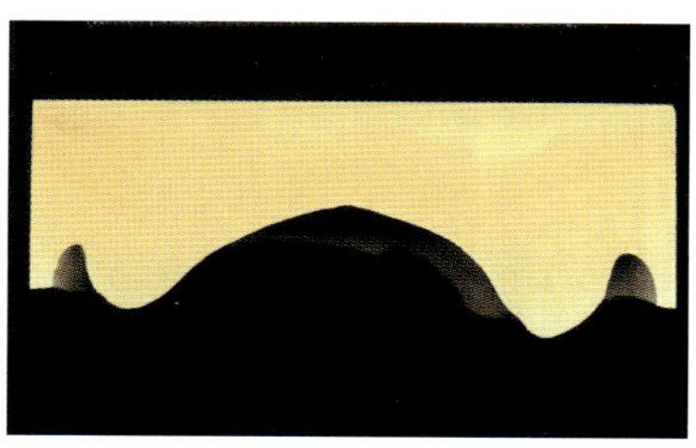

변연 형성이 적절한 인상으로 제작한 모형

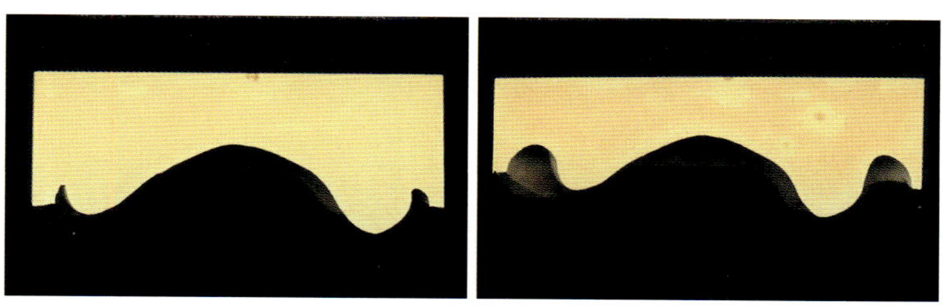

변연 형성이 적절하지 않은 인상으로 제작한 모형

Points !

각 모형의 변연부 길이와 두께가 다르다는 점에 주의!

대구치~상악 결절부

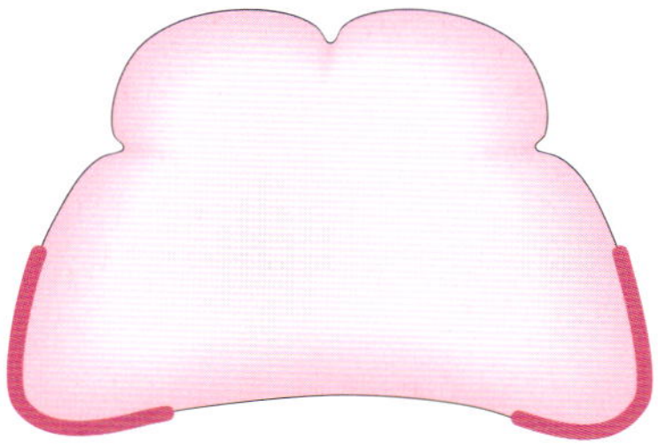

Points !

- 좌우 측방운동에 의해 하악골 근돌기 운동이 표시된다.
- 미리 익돌하악주름의 위치, 크기를 확인해 둔다.
- 개구운동, 좌우 측방운동 시의 표시가 불충분하면 기능운동 시의 의치 이탈이나 통증을 초래한다.

● 변연 형성 시 기능운동

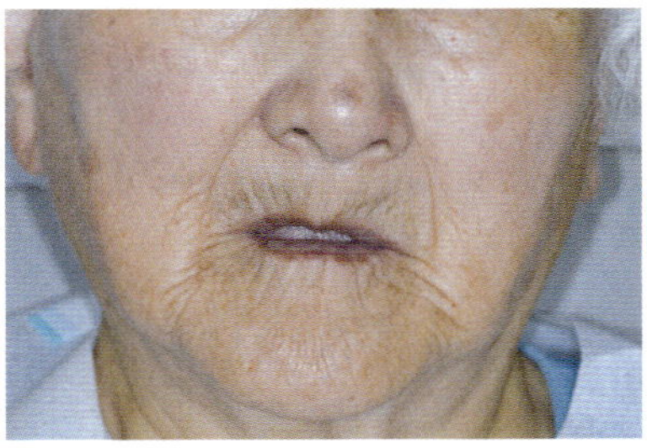

안정 시

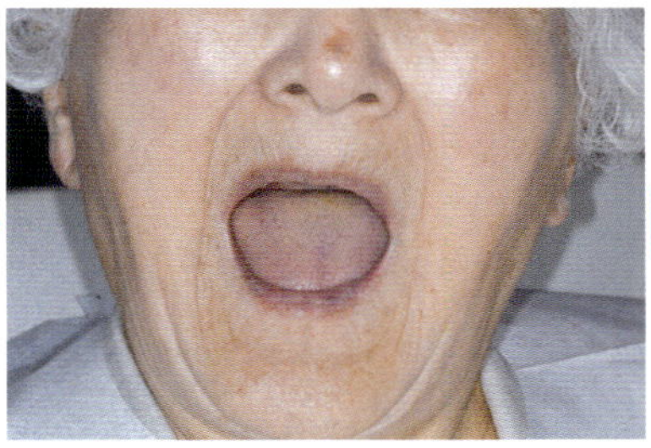

대개구

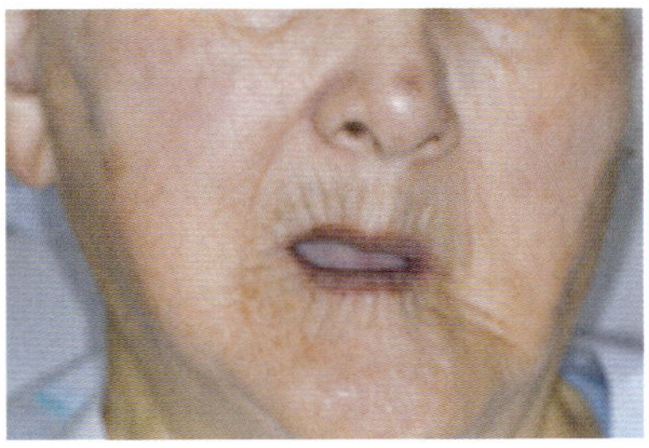

우측방운동

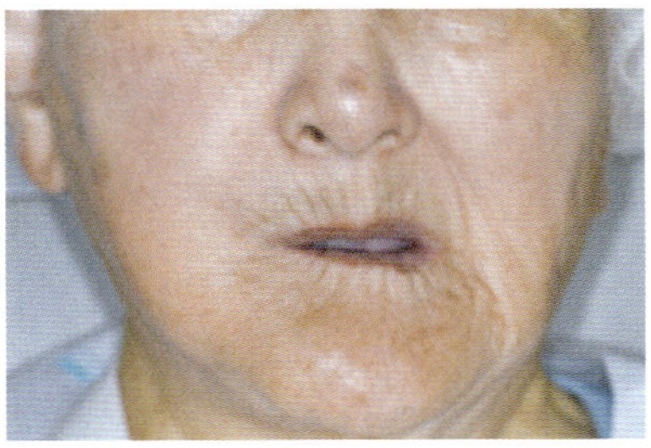

좌측방운동

(2) 하악 무치악의 해부학적 지표(랜드마크)

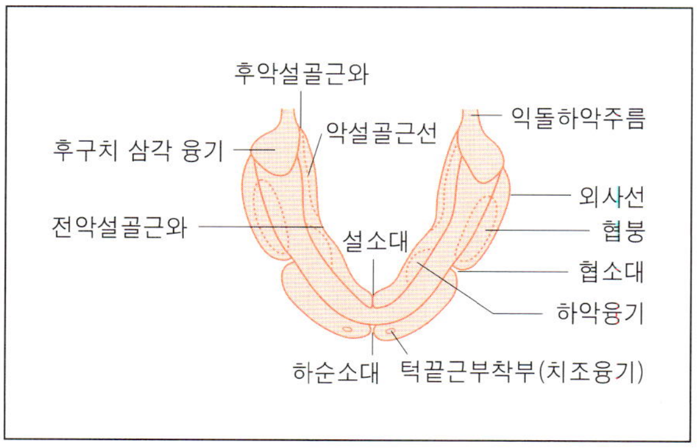

하악 무치악의 해부학적 지표(랜드마크)

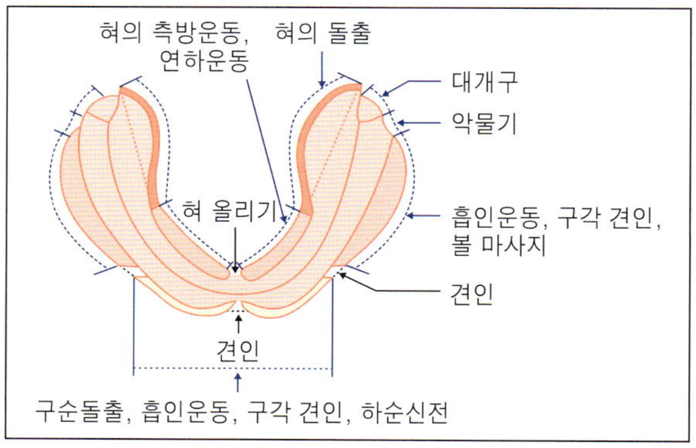

하악 변연 형성에 효과적인 구강기능 운동

설측 정중부

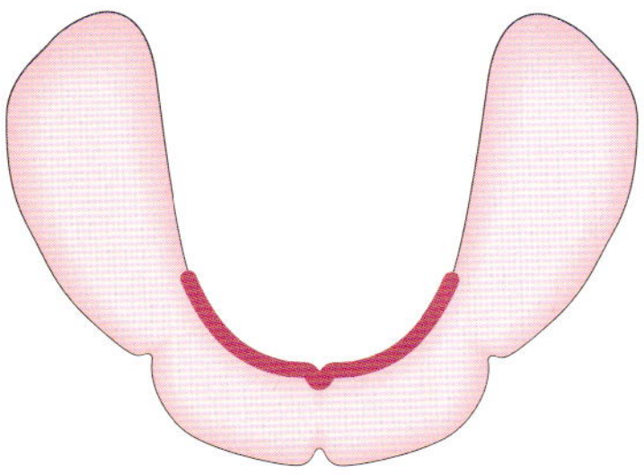

Points !

- 설소대와 혀운동이나 연하 시의 턱끝혀근, 턱끝설골근의 수축에 의해 들어 올려지는 설하부를 표시한다.
- 변연 형성 시 혀운동
  너무 작으면 → 의치 상연이 과장되어 의치를 들뜨게 한다.
  너무 크면 → 의치 상연이 너무 짧아져 바닥의 변연 봉쇄가 저하되고 잘 흡착되지 않는다.
- 설첨으로 상순 내면을 핥는 정도로 운동시킨다.

● 변연 형성 시 기능운동

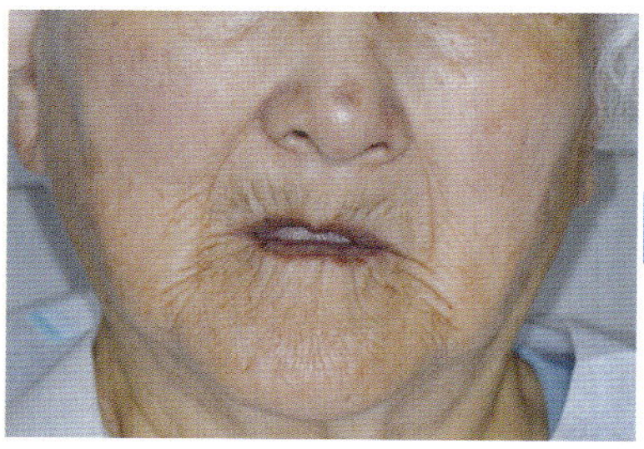
안정 시

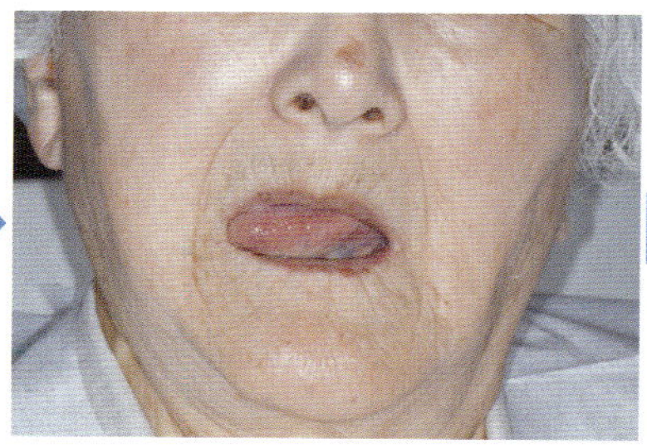
우측 혀운동

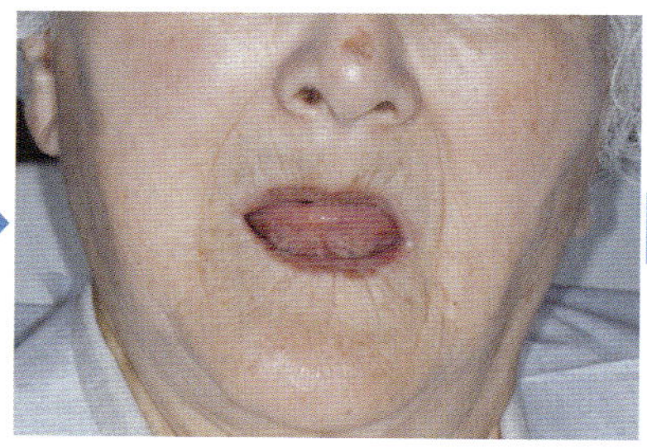
윗입술을 가볍게 핥는다

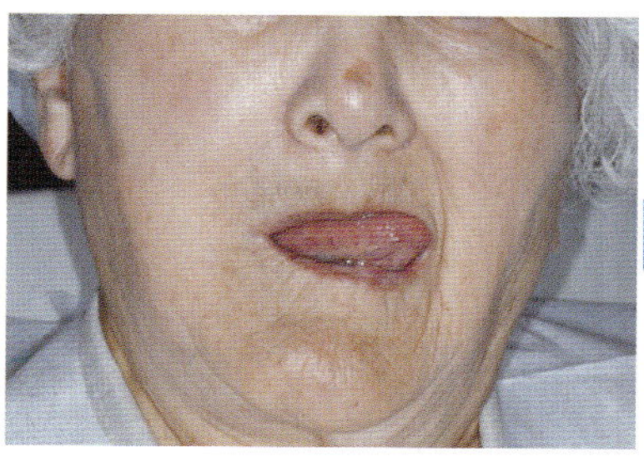
좌측 혀운동

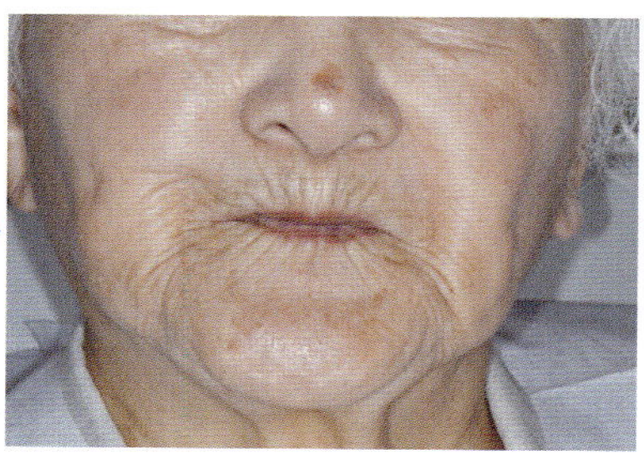
연하운동

설측 구치부

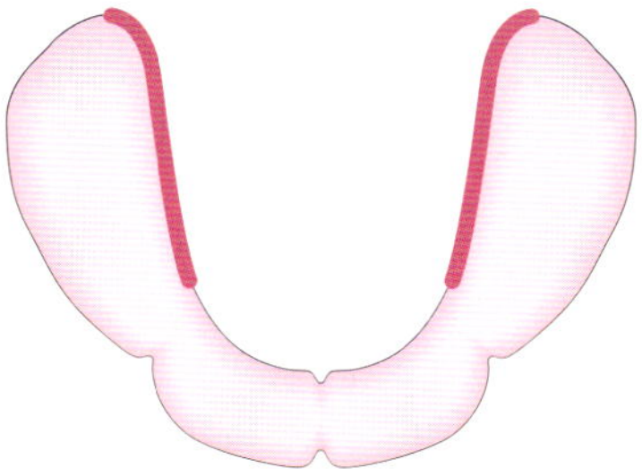

Points !

- 연화된 콤파운드가 혀에 닿으면 쉽게 변형되므로 구강 내 삽입 시에는 세심한 주의가 필요하다.
- 하악 설측 정중부와 마찬가지로 극단적인 혀운동은 피한다.
- 의치 상연의 일부는 악설골근선을 넘어서 설계된다.

● 변연 형성 시 기능운동

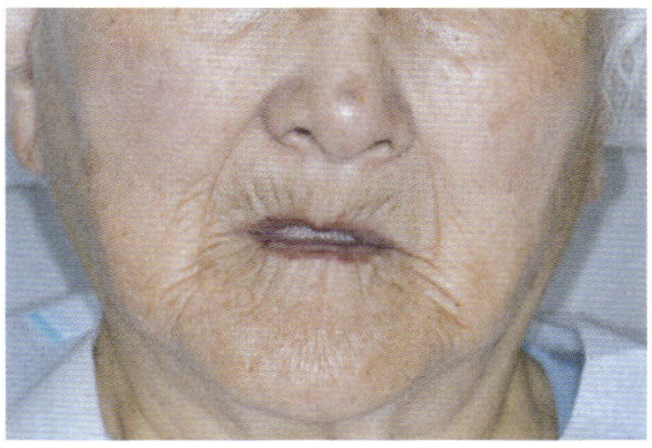

안정 시

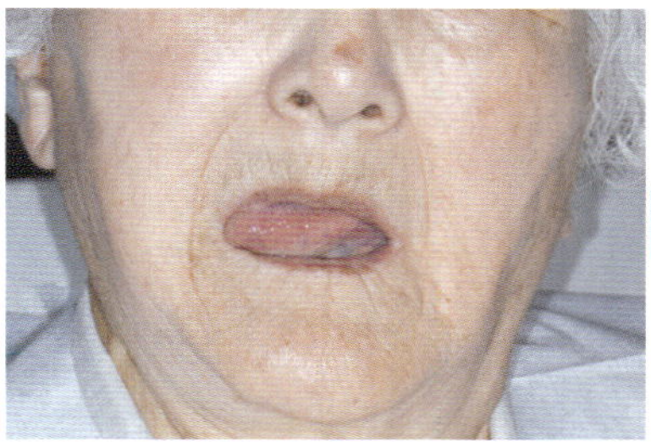

우측 혀운동

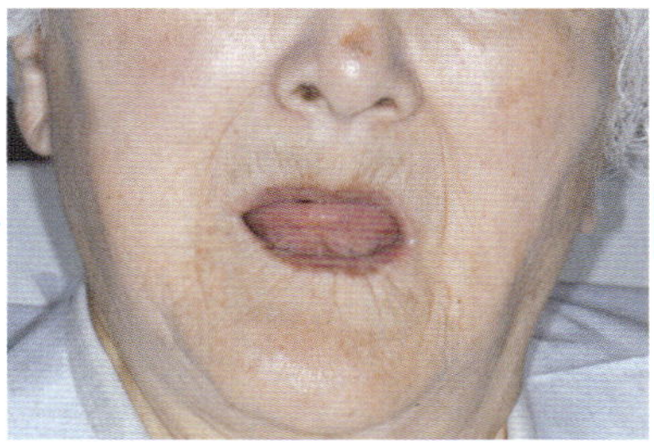

윗입술을 가볍게 핥는다

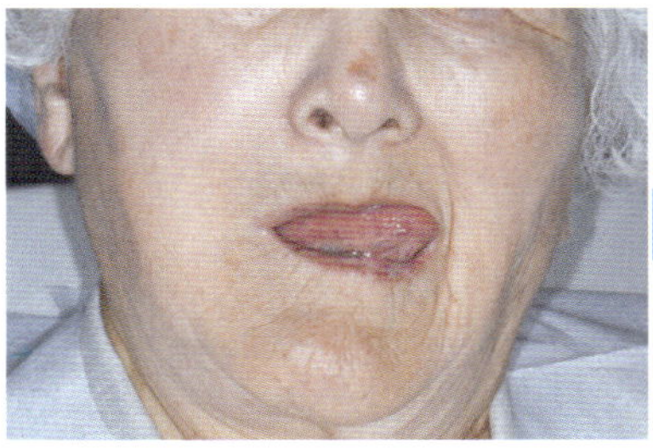

좌측 혀운동

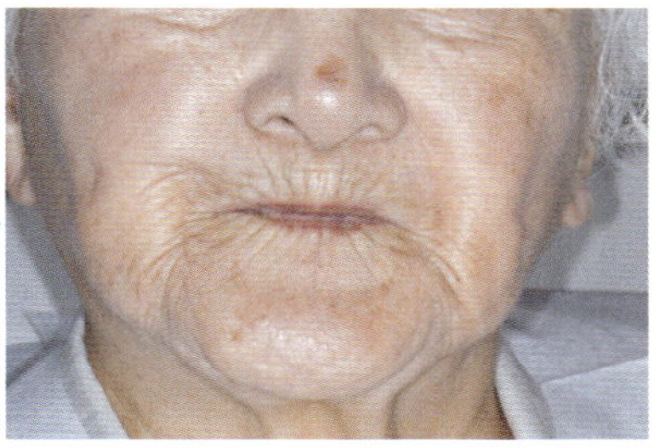

연하운동

인상 차이에 따른 변연부의 형태 차이

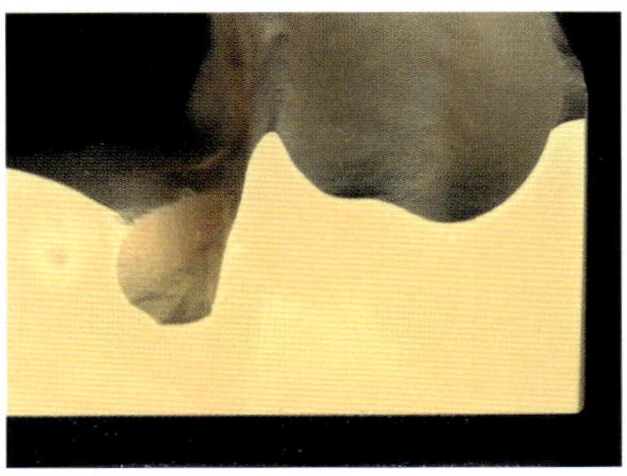

변연 형성이 적절한 인상으로 제작한 모형

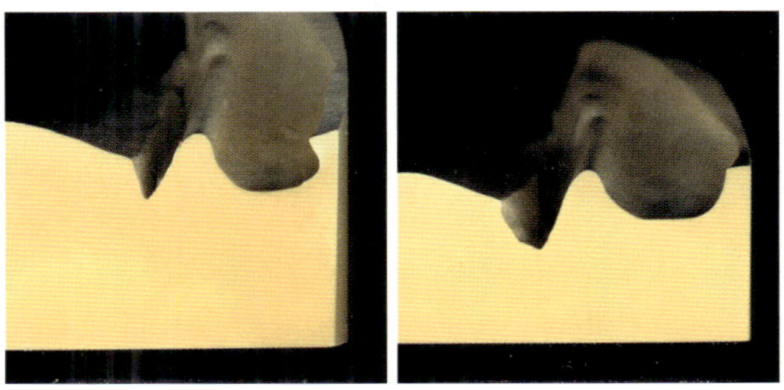

변연 형성이 적절하지 않은 인상으로 제작한 모형

Points !

각 모형의 변연부 길이와 두께가 다르다는 점에 주의!

협측 구치부

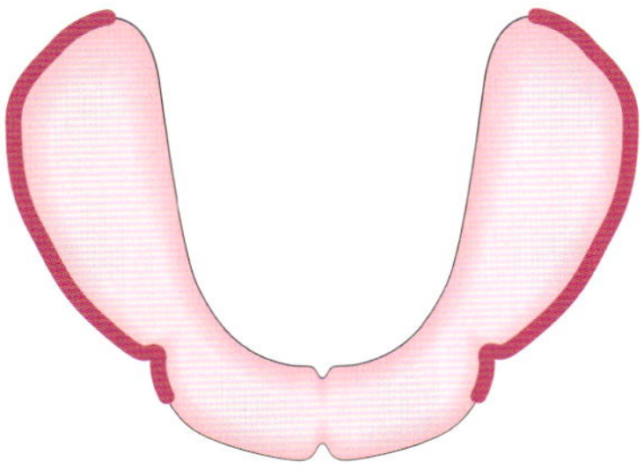

Points !

- 구강 내 삽입 시, 구각부에 콤파운드가 닿아서 변형되기 쉽다. 우측을 연화하고 있는 경우는 좌측에서 삽입, 좌측을 연화하고 있는 경우는 우측에서 삽입하는 등의 요령이 필요하다.
- 하악 의치 교합압 부담부위(의치 부담부위)인 협붕을 덮는다.
- 흡인운동 시의 볼근(협근) 운동을 표시한다.

변연 형성 시 기능운동

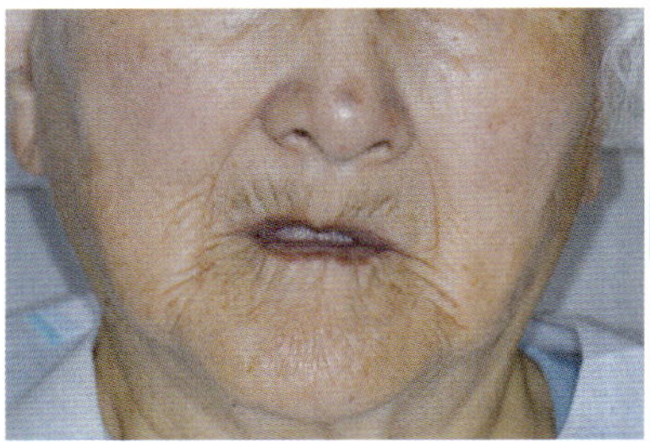

안정 시

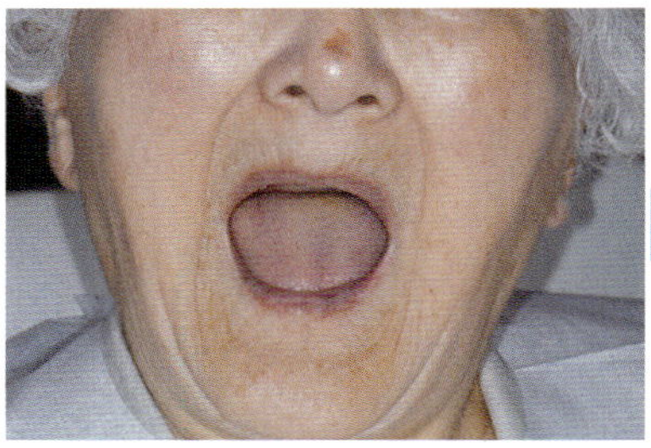

대개구

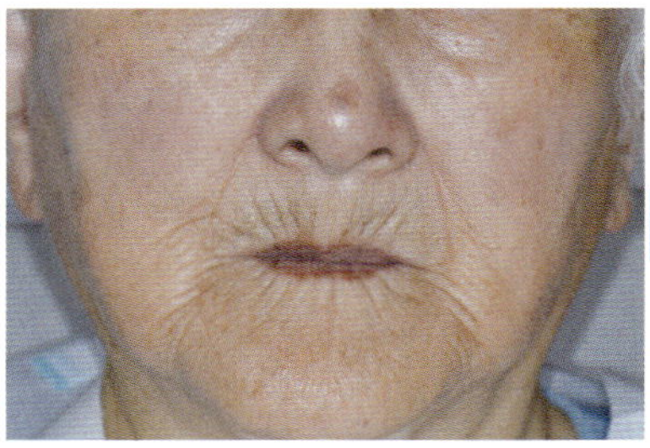

악물기

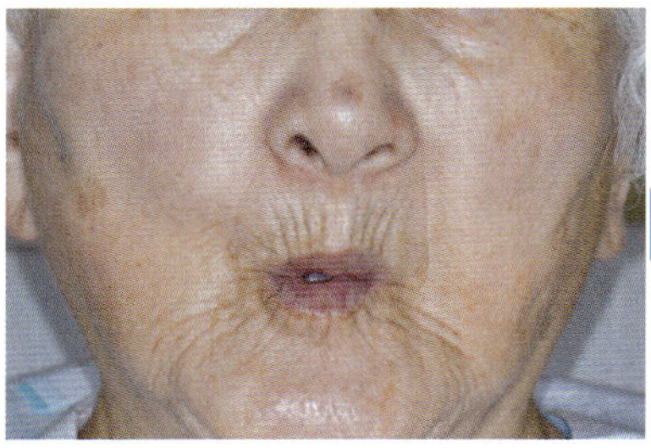

흡인운동

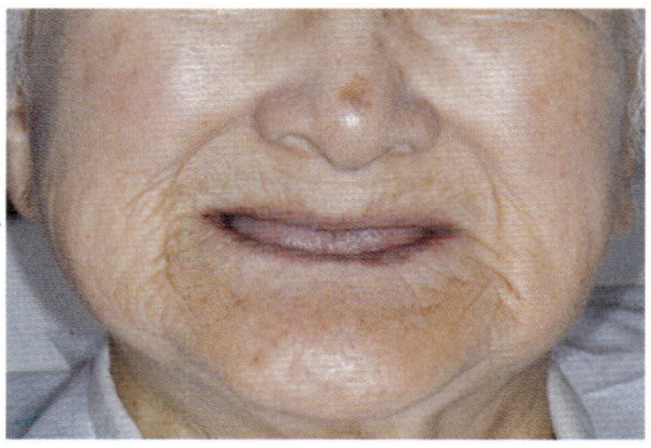

구각 견인

column 교근절흔 표시

폐구운동을 하면 교근이 수축되어 볼근(협근)을 펴기 위해서 변연에 패인 부분이 형성된다(그림 참조).
변연 형성 시에 이를 악물어서 절흔부의 형태를 표시할 수 있다.

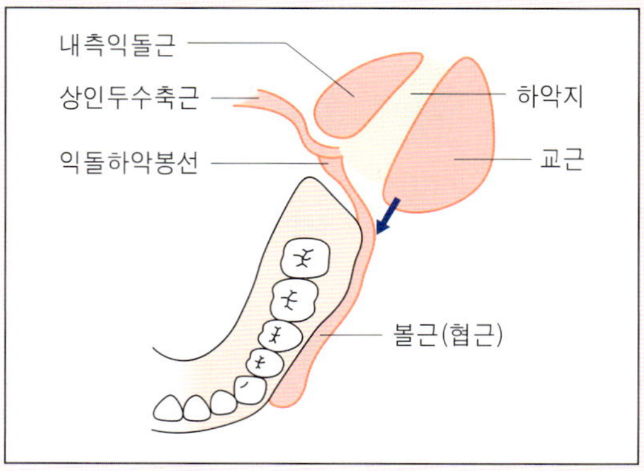

순측

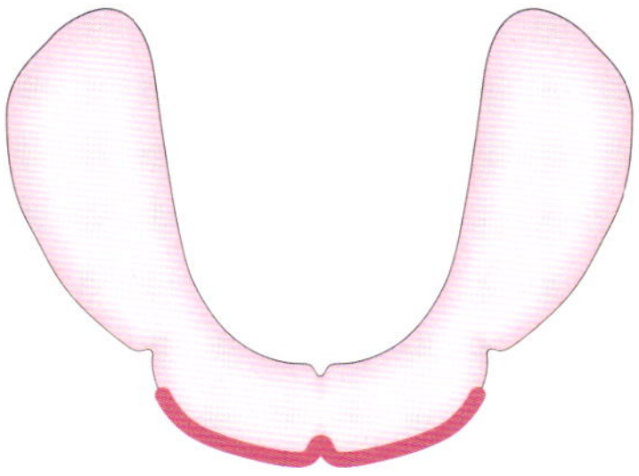

Points !

- 하순소대도 표시한다.
- 하순소대는 환자 혼자 하는 운동으로는 표기가 어려운 경우에는 상순소대와 마찬가지로 시술자가 견인한다.

● 변연 형성 시 기능운동

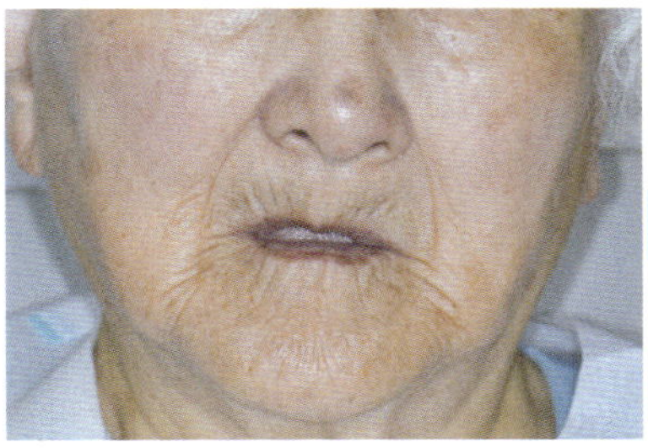
안정 시

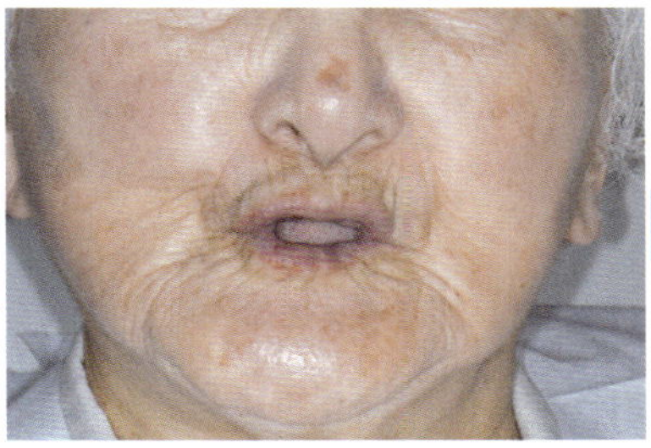
구순돌출

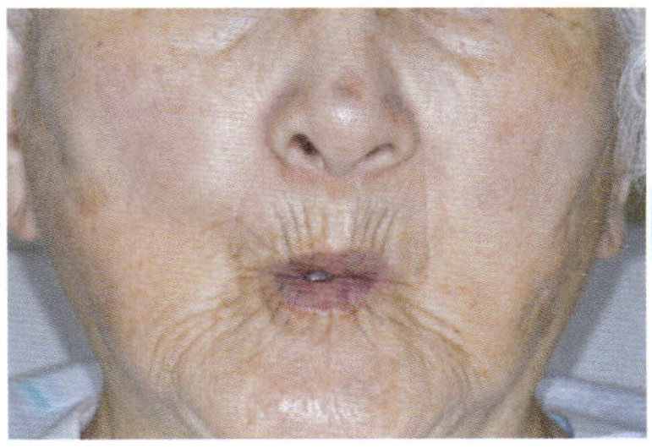
흡인운동

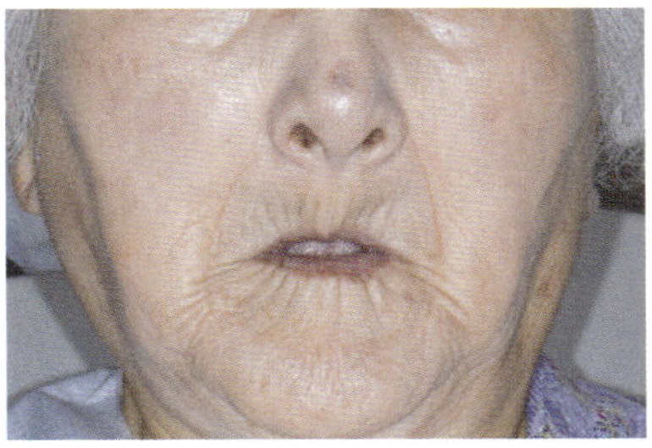
하순신전

Points !

하악 인상채득 시에 손가락을 흡입할 때는 검지와 중지로 개인 트레이의 양쪽 구치부를 누르고 시술자의 손가락을 빨아들이도록 지시한다.

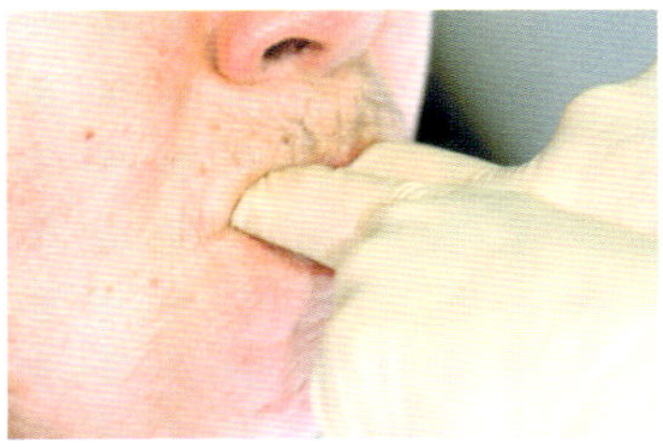

인상 차이에 따른 변연부의 형태 차이

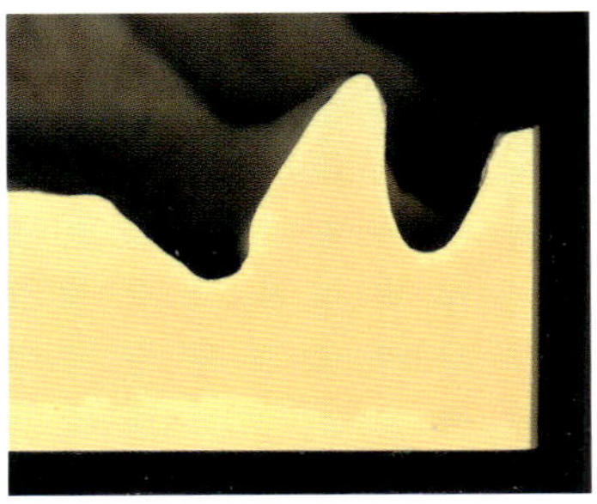
변연 형성이 적절한 인상으로 제작한 모형

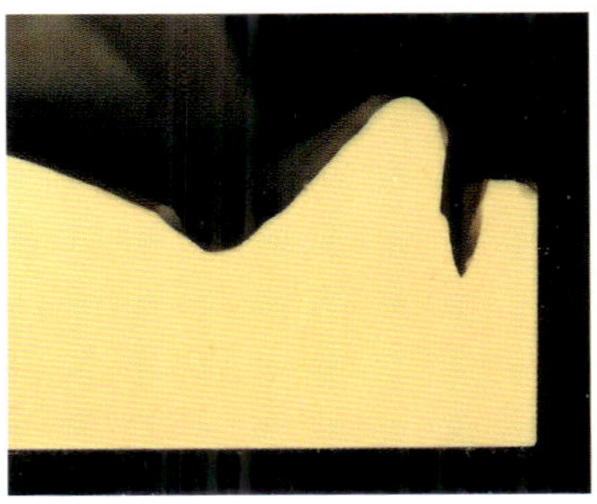
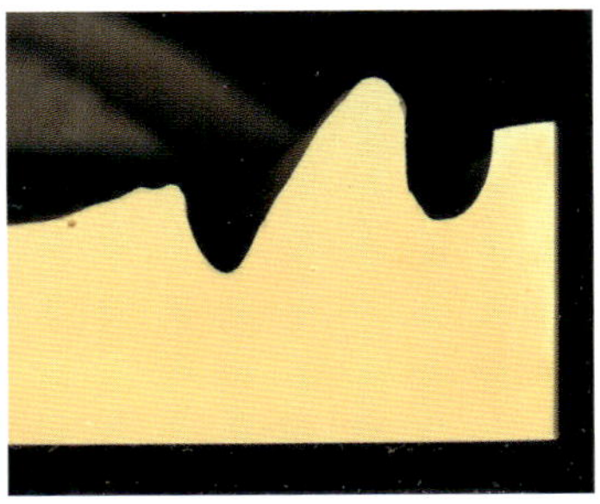
변연 형성이 적절하지 않은 인상으로 제작한 모형

Points !

각 모형의 변연부 길이와 두께가 다르다는 점에 주의!

5 최종 인상

1. 예비 인상채득　2. 연구용 모형 제작　3. 개인 트레이 제작
4. 변연 형성　**5. 최종 인상**　6. 작업용 모형 제작

세부 인상 정밀도를 올리기 위해 변연 형성이 끝난 개인 트레이 안쪽에 잘 흐르는 실리콘고무 인상재를 담아 인상채득을 실시한다. 인상 시 인상압 조절을 위해 릴리프 부분은 개인 트레이 안쪽의 스페이서를 제거하고 분출구를 내는 경우가 많다. 스페이서 제거와 분출구 부여는 변연 형성 종료 후 실시한다. 변연 형성 종료 전에 실시하면 스페이서 설정부에 틈이 벌어져 변연 형성 후의 유지력을 확인할 수 없다.

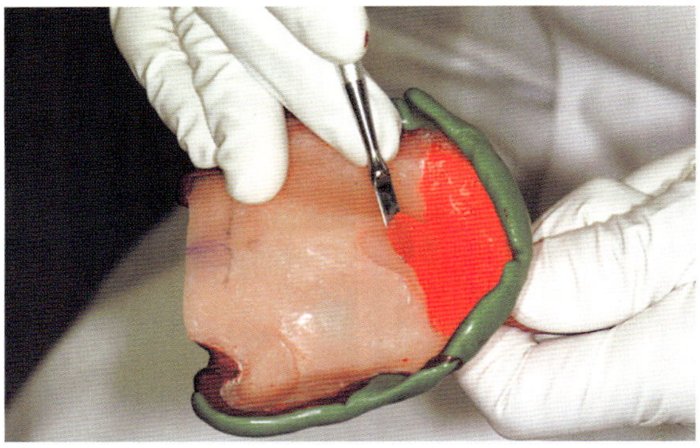
① 변연 형성 종료 후에 스페이서를 제거한다.

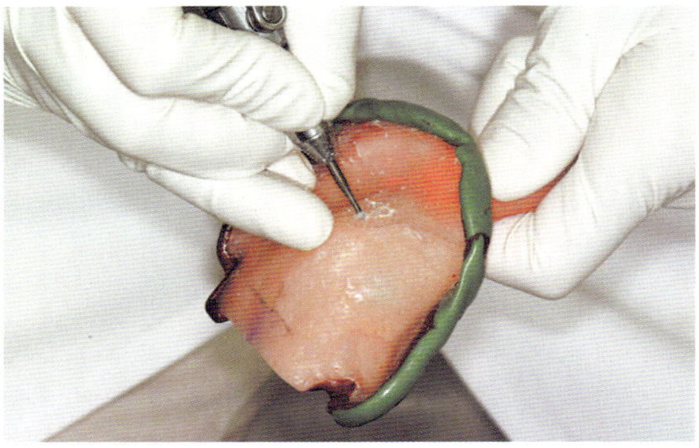
② 직경 2mm의 라운드바로 분출구를 낸다.

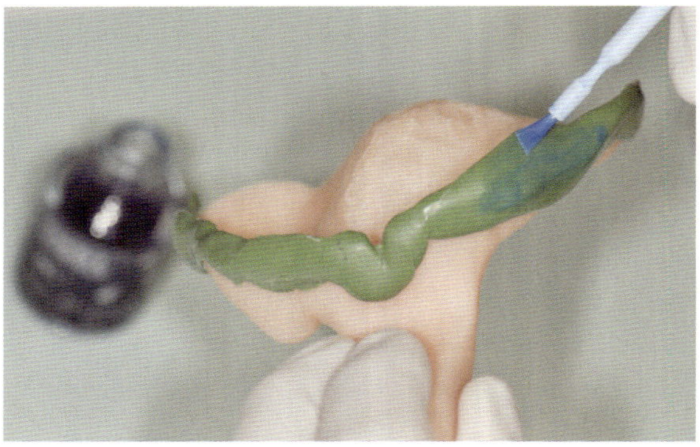
③ 트레이와 인상용 콤파운드에 접착제를 도포한다.

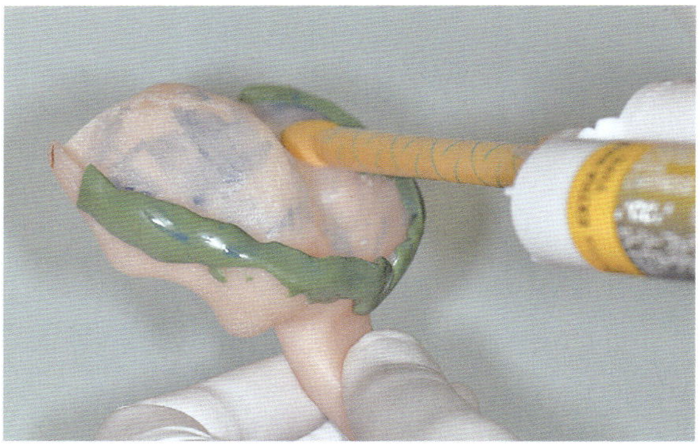
④ 트레이에 실리콘고무 인상재를 올린다.

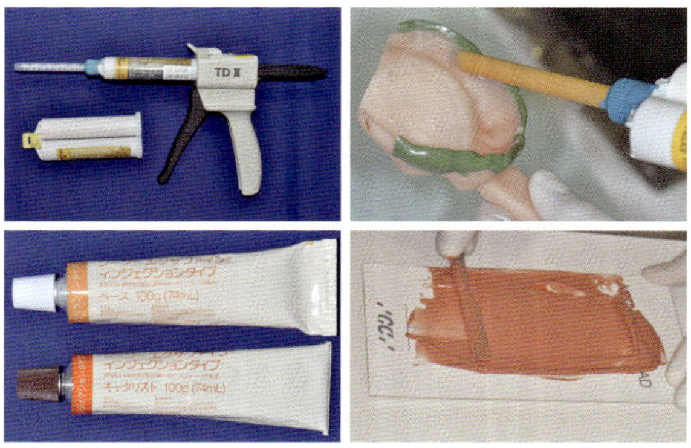
⑤ 잘 흐르는 실리콘고무 인상재. 기계연화 타입(상단)과 손연화 타입(하단)이 있다.

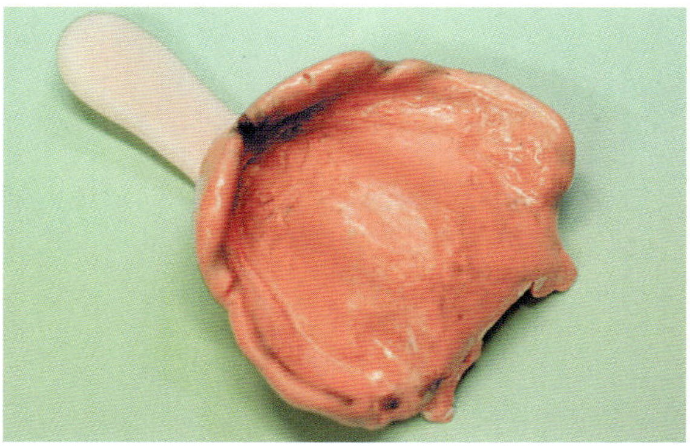
⑥ 최종 인상 종료 시

6 작업용 모형 제작

1. 예비 인상채득 2. 연구용 모형 제작 3. 개인 트레이 제작
4. 변연 형성 5. 최종 인상 **6. 작업용 모형 제작**

인상채득된 범위를 과부족이 없도록 모형재를 주입하고 성형한다.

● 비딩(Beading)

인상 변연부까지 적절하게 모형재로 재현이 가능하고 동시에 변연부의 강도를 유지하기 위해서 실시한다.

인상 변연에서 3mm 정도 아래쪽을 유틸리티 왁스로 감싼다.

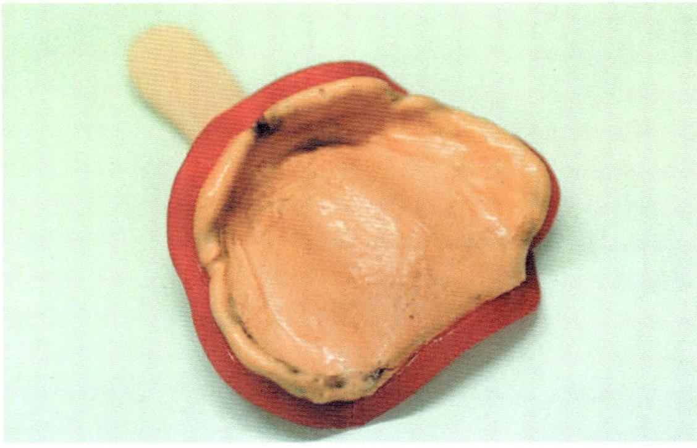

● 박싱(Boxing on Impression)

모형의 적절한 두께를 확보하기 위해서 실시한다. 비딩을 한 곳까지 적절하게 모형재를 주입하기 위해 유틸리티 왁스 외주에 파라핀 왁스로 벽을 만든다.

모형재의 두께가 15~20mm가 되도록 조절한다.

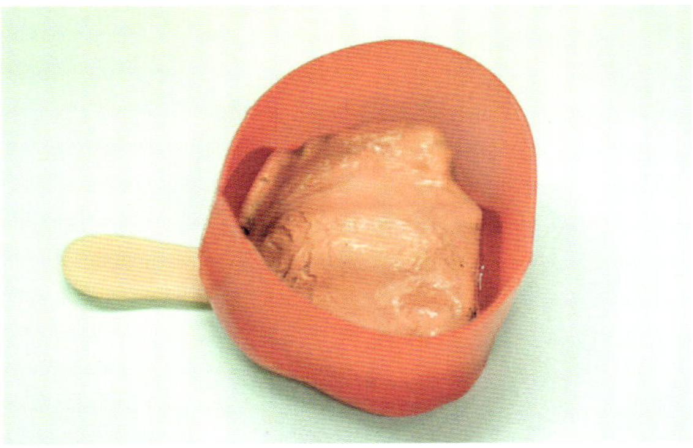

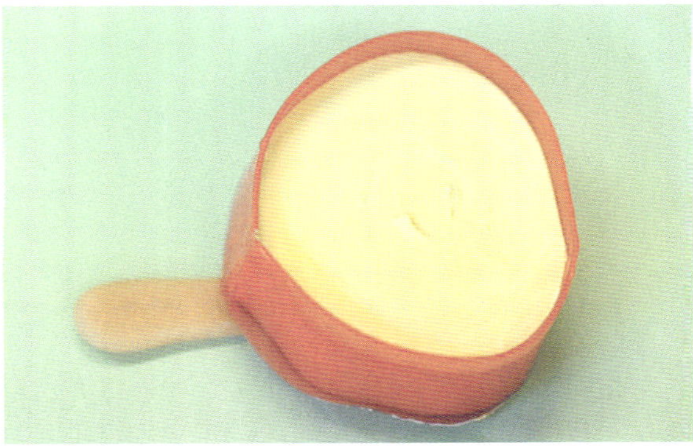

● 작업용 모형

기저면은 Frankfort 평면에 대략적으로 평행이 되도록 조정한다.

또한 과도한 트리밍은 모형의 강도를 손상시키므로 주의한다.

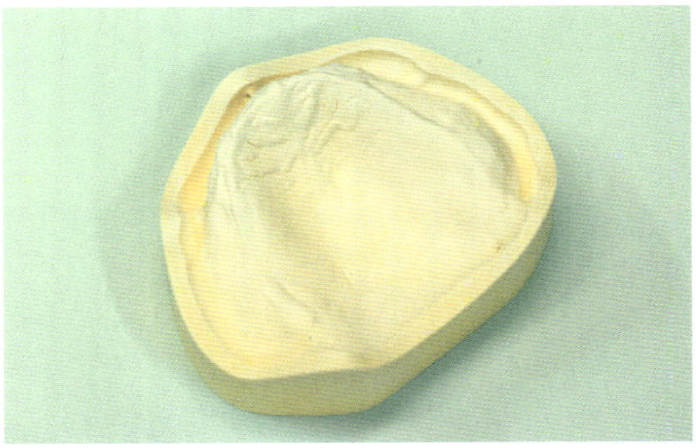

증례 1 현저한 상악 가동조직의 인상채득

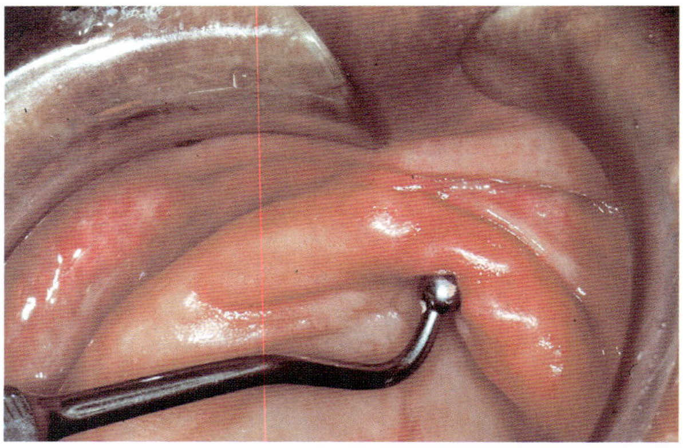

그림 1. 장기간에 걸친 부적합 의치 사용으로 상악 좌우 견치부 사이에 곤약 상태의 명확한 가동점막이 존재한다. 상악의 가동조직은 뼈 흡수를 수반하므로 피압변위량(조직변위량)이 크고 교합압을 부담하기에 부적합한 부위이다. 또 인상압에 의해서도 쉽게 변형되기 때문에 의치의 적합성, 안정성을 해칠 수 있다. 그러한 경우 통법과는 다른 인상채득이 필요하다.

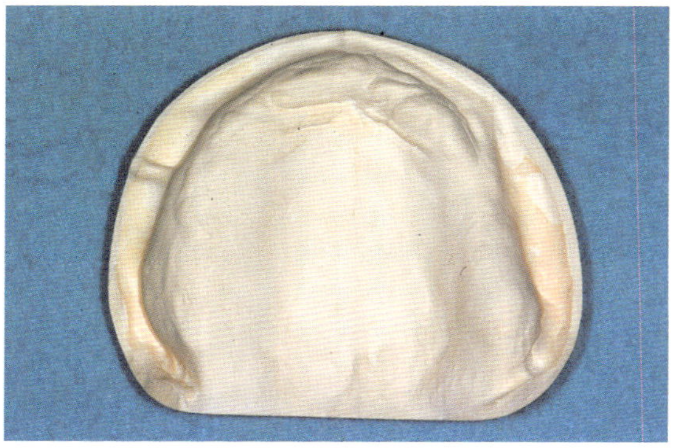

그림 2. 예비 인상(알지네이트 인상)으로 얻은 연구용 모형. 미약한 인상압에 의해서도 가동조직이 크게 변형되어 버린다.

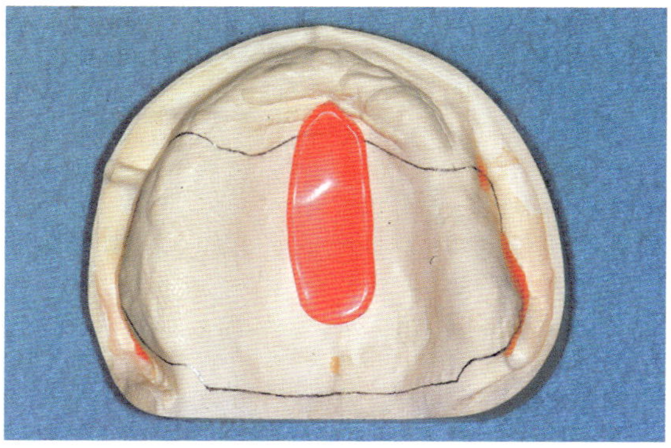

그림 3. 개인 트레이 설계. 정중부 왁스는 피압변위량(조직변위량)이 적은 구개융기부를 릴리프하기 위한 스페이서.

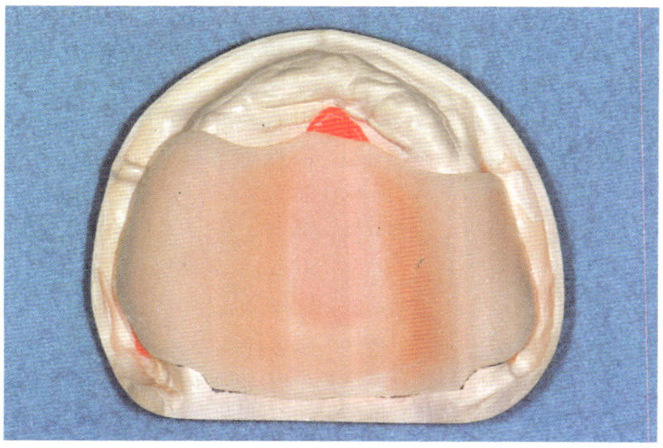

그림 4. 가동조직이 있는 범위는 완전히 피하고 트레이에 의해 가압되지 않도록 한다. 기타 부위의 설계는 통법대로 한다.

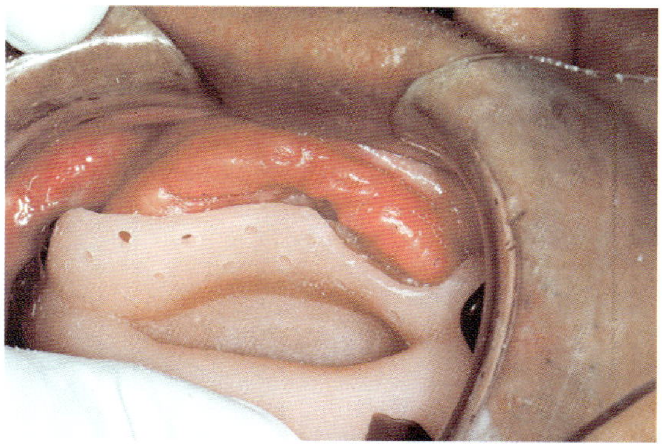

그림 5. 구강 내에 개인 트레이를 삽입하고 가동조직이 변형되지 않았는지 확인한다.

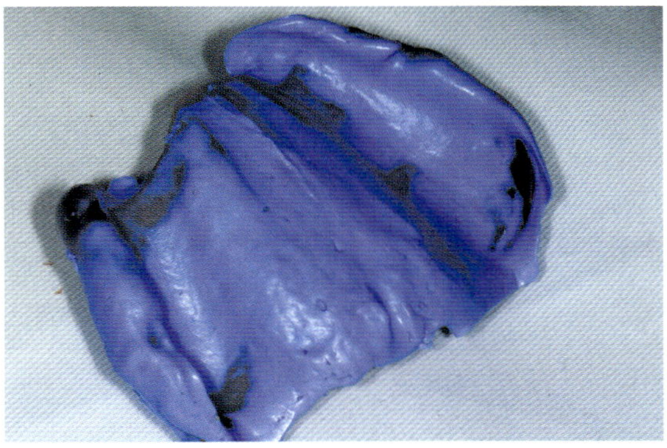

그림 6. 통법에 따라 인상용 콤파운드를 이용하여 상연부의 변연 형성을 한다. 그 후, 잘 흐르는 인상재로 워시 임프레션을 실시한다.

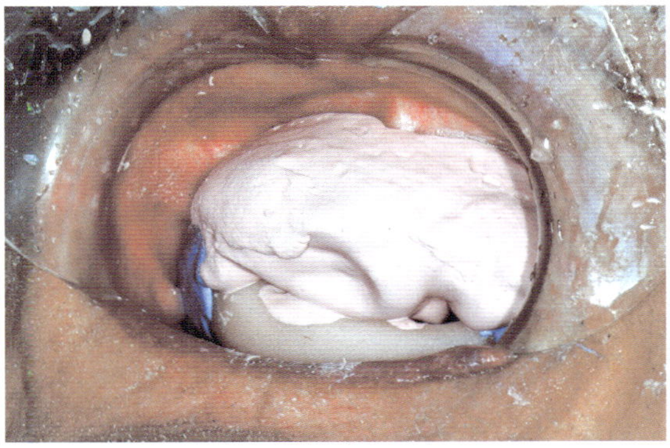

그림 7. 다시 트레이를 구강 내에 넣어서 노출되어 있는 가동조직에 석고를 붓고 인상용 석고에 의한 약압인상(석고인상)을 실시한다.

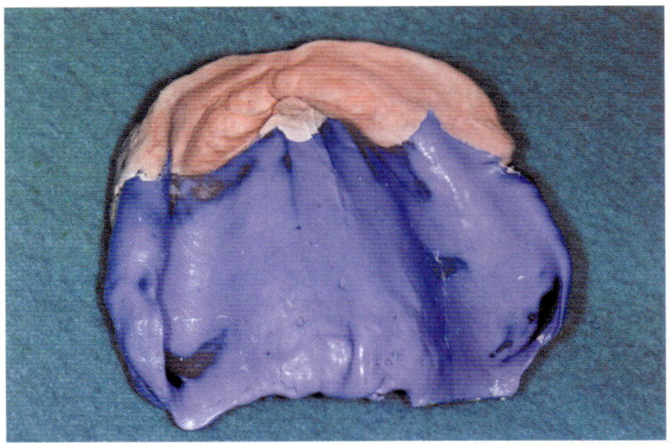

그림 8. 완성된 인상. 전치부는 약압인상(해부학적 인상), 그 외 부분은 가압된 인상면을 얻는다.

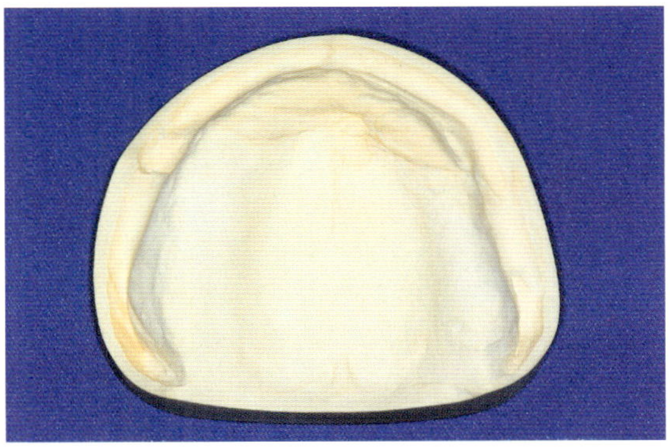

그림 9. 작업용 모형. 이 모형의 전치부 형태는 안정 시 상태에 매우 가깝기 때문에 전치부 점막에 기계적 자극이 적은 의치 제작이 가능하다.

증례 2 동적 인상법을 응용한 증례

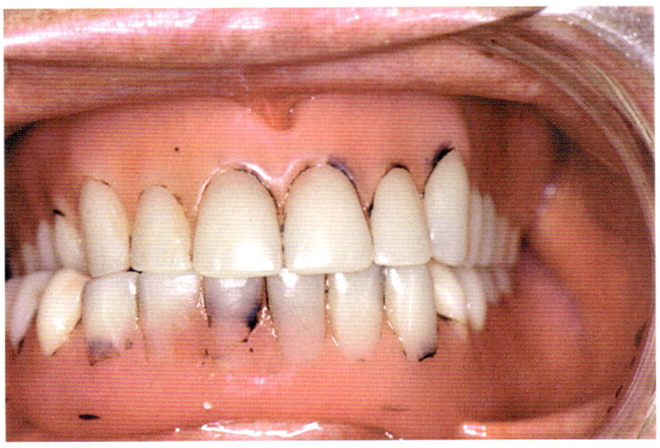

그림 1. 틀니가 느슨해서 꽉 깨물지 않게 된 증상으로 내원한 70세 여성. 12년 전 총의치를 장착한 뒤 리콜에 응했지만 5년 전 심근경색으로 입원한 것을 계기로 내원하지 않았다. 최근 식사 도중에 위 틀니가 빠지면서 아래 틀니가 떠서 식사하기 힘들어졌다고 한다.

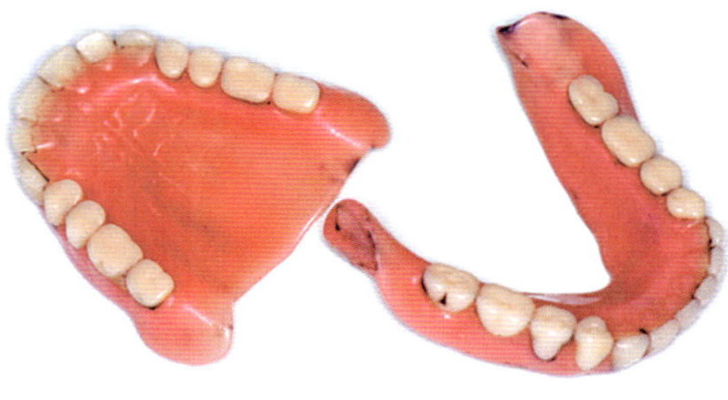

그림 2. 사용하고 있는 인공치아는 레진치아이며, 인공치아 교합면은 마모로 평탄해져 있다.

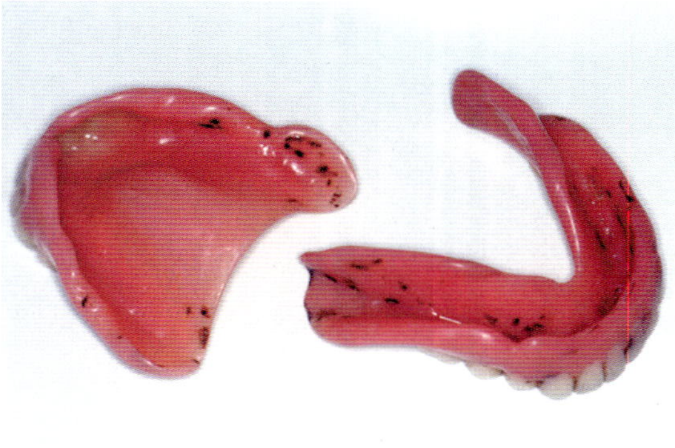

그림 3. 의치상 점막면의 적합은 불균일했지만 상연형태는 양호했다.

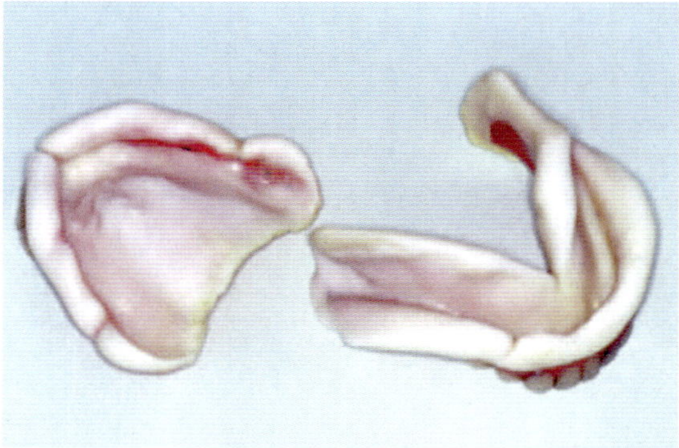

그림 4. 구의치는 장기간에 걸쳐 양호하게 사용되었기 때문에 교합조정을 한 후에 구의치를 트레이 대신에 장시간 점탄성이 지속되는 아크릴계 기능 인상재를 사용하여 환자의 일상 기능운동을 채택하는 인상법(동적 인상법)을 이용했다.

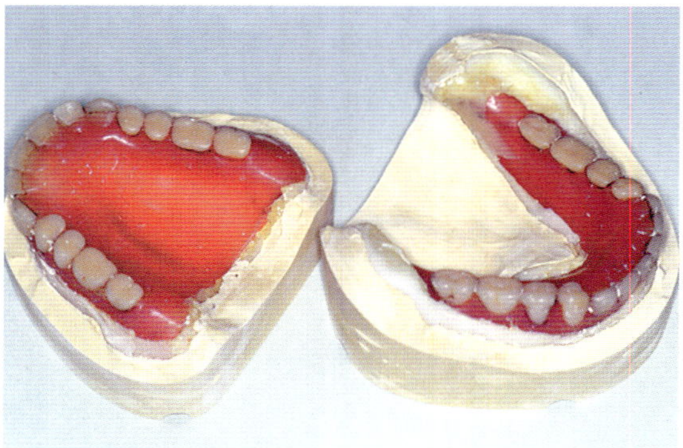

그림 5. 구의치를 트레이로 한 인상에 경석고를 붓는다.

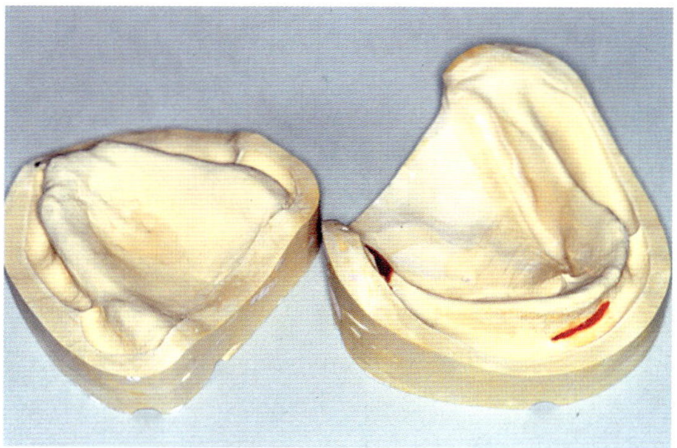

그림 6. 완성된 상하악 작업용 모형을 나타낸다.

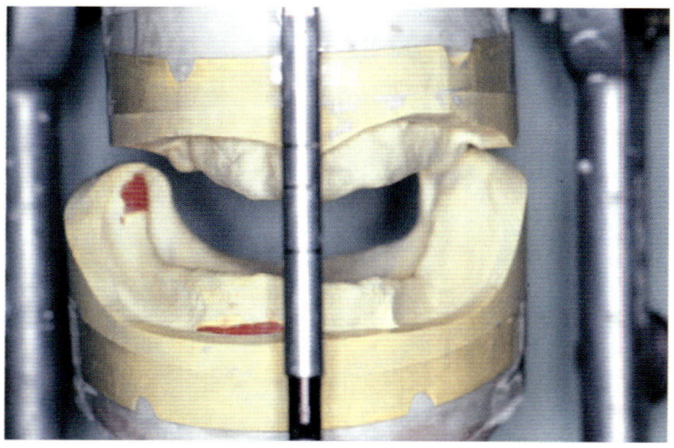

그림 7. Facebow registration · facebow transfer 및 교합 채득을 실시하고 상하악 모형을 교합기에 장착했다.

4 교합채득을 알아보자

교합채득의 흐름

교합채득이란 넓은 의미로는 여러 교합상태에서 상하악의 위치적 관계를 기록하는 것이며, 좁은 의미로는 중심교합위에서 상하악의 위치적 관계를 재현해서 추출하는 것이라고 정의되어 있다.

1. 교합상 수정

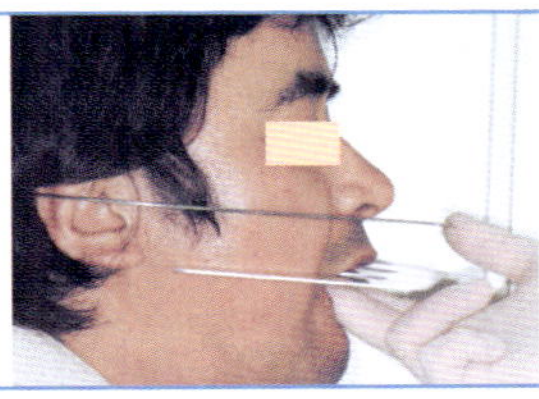

▼

2. Facebow Registration · Facebow Transfer

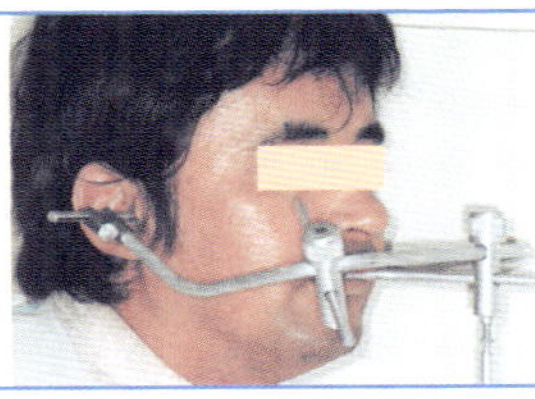

▼

상악 모형의 교합기 장착

▼

3. 교합채득

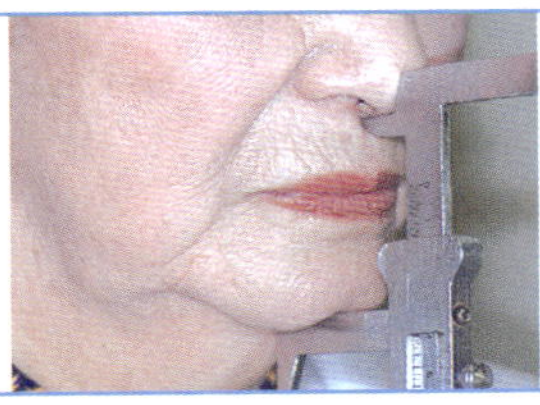

▼

4. 인공치아 선택

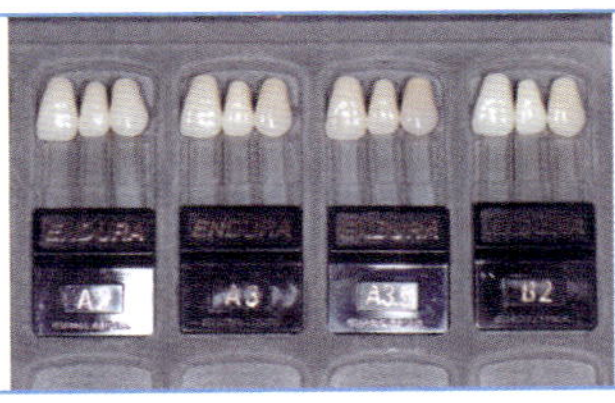

▼

5. 하악 모형의 교합기 장착

1 교합상 수정

1. 교합상 점검

교합상(base plate)을 구강 내에 장착하고 다음 사항을 확인하여 문제가 있는 경우는 조정한다.

① 교합상 상연의 형태, 길이 확인

② 교합상을 손가락으로 눌렀을 때의 통증 확인

③ 교합상 유지 확인

④ 교합상 안정 확인

2. 교합제 수정

(1) 입술 지지 수정

입매를 정면, 측면에서 관찰하여 상악 교합제의 순설적 위치 및 교합제 경사도 등의 형태를 결정한다.

(2) 교합제 고경, 전치부의 배열 위치 결정

a. 상악법

입을 살짝 벌린 상태에서 상악 교합제 중절치의 하연을 상순에서 1~2mm 정도 노출시킨다.

상악 중절치 배열 시 교합제의 전치부 하연에 중절치 절연을 일치시켜 배열한다.

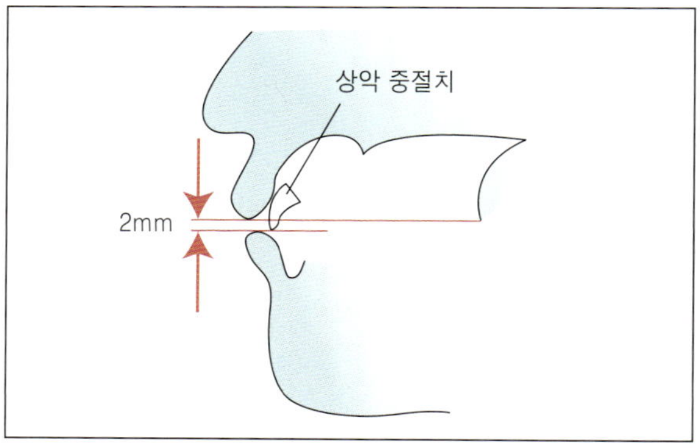

상악 중절치 절단은 보통 상순하연보다 약 2mm 아래쪽에서 볼 수 있다.

b. 하악법

입을 살짝 벌린 상태에서 상악 교합제 중절치부의 하연을 같은 높이에 설정한다.

배열 시 전치부 교합제 하연에서 1mm 정도 아래쪽에 중절치 절연을 배열한다.

Points !

가상 교합평면의 기준은 다양하다

일반적으로 하악 교합제 전방부의 높이는 하순상연부를, 최후방부의 높이는 후구치 삼각 융기 중앙을 지표로 하고, 구치부 교합제의 높이는 설배 높이를 참고로 조정한다.

(3) Camper선과의 관계

Camper선과 교합평면 기준판(occlusal plane guide)이 평행이 되도록 조정한다.

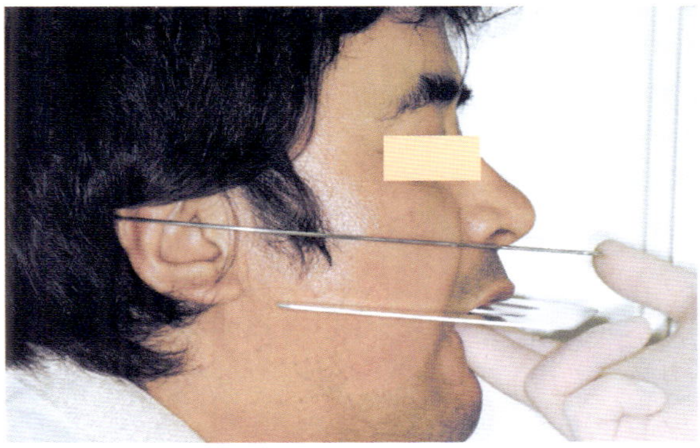

column Camper선이란

Camper선(비청도선)은 좌우측 중 어느 한쪽의 비익하연과 이주상연을 연결하는 선으로, 양쪽 이주상연에 의해 결정되면 평면이 된다. 이 평면은 정상 유치악 환자의 교합평면과 거의 평행하다고 알려져 있기 때문에, 총의치 가상 교합평면 결정의 기준이 된다.

(4) 동공선과의 관계

동공선과 교합평면 기준판이 평행이 되도록 조정한다.

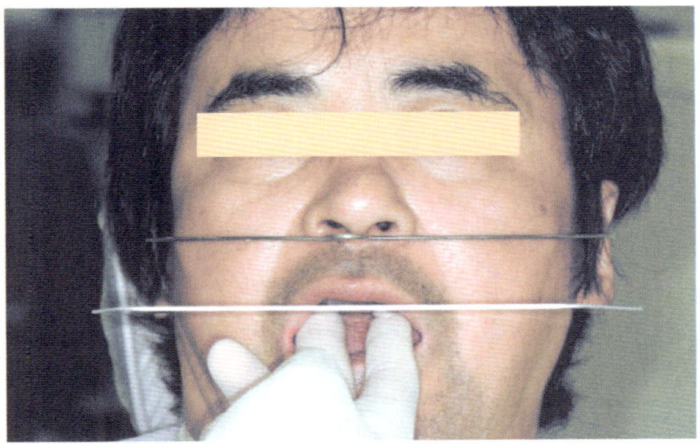

column 동공선이란

얼굴을 정면에서 보고 먼 곳을 보게 했을 때의 좌우동공을 잇는 직선을 동공선이라고 한다. 이 선은 정상 유치악 환자의 교합평면과 거의 평행하다고 알려져 있기 때문에, 총의치 가상 교합평면 결정의 기준이 된다.

(5) 하악 교합제의 수정

하악 교합제 전방부의 높이는 하순상연부, 최후방부의 높이는 후구치 삼각 융기 중앙, 구치부 교합제의 높이는 설배 높이를 참고로 조정한다.

2 Facebow Registration · Facebow Transfer

목적 Facebow(안궁)를 이용하여 두개골 및 턱관절에 대한 상악의 위치관계를 기록하고(facebow registration), 그것을 교합기상에 재현(facebow transfer)하는 것

1. Facebow Registration에서의 생체와 교합기의 위치관계

● **무치악 환자에게 facebow를 장착한 상태**

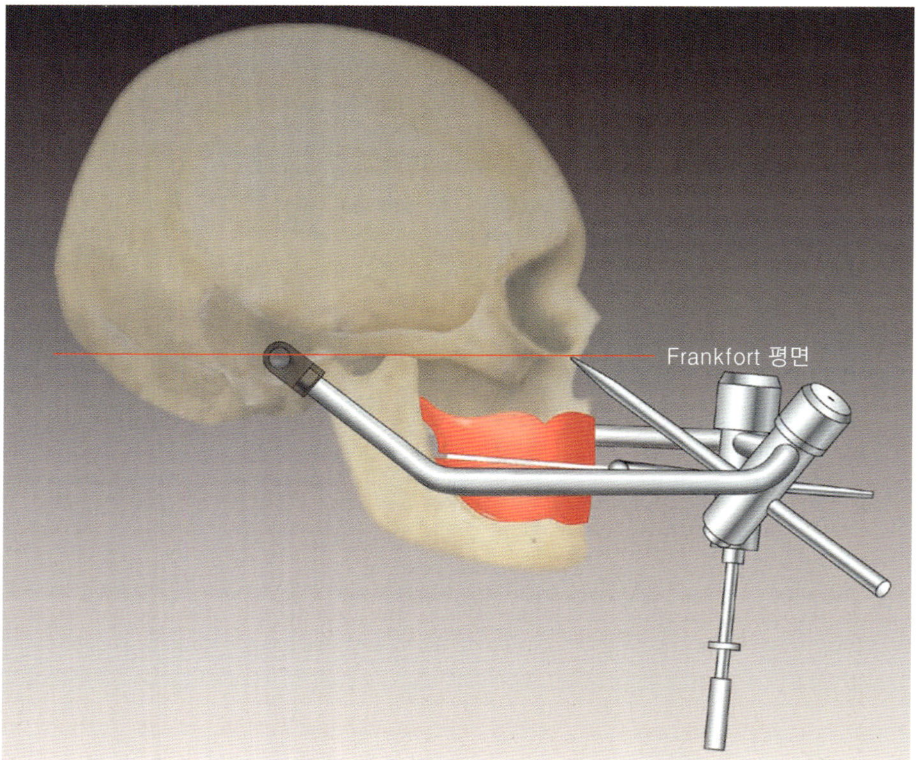

전방 기준점: 안와점

무한방향을 보았을 때의 우측 동공직하의 안와하연

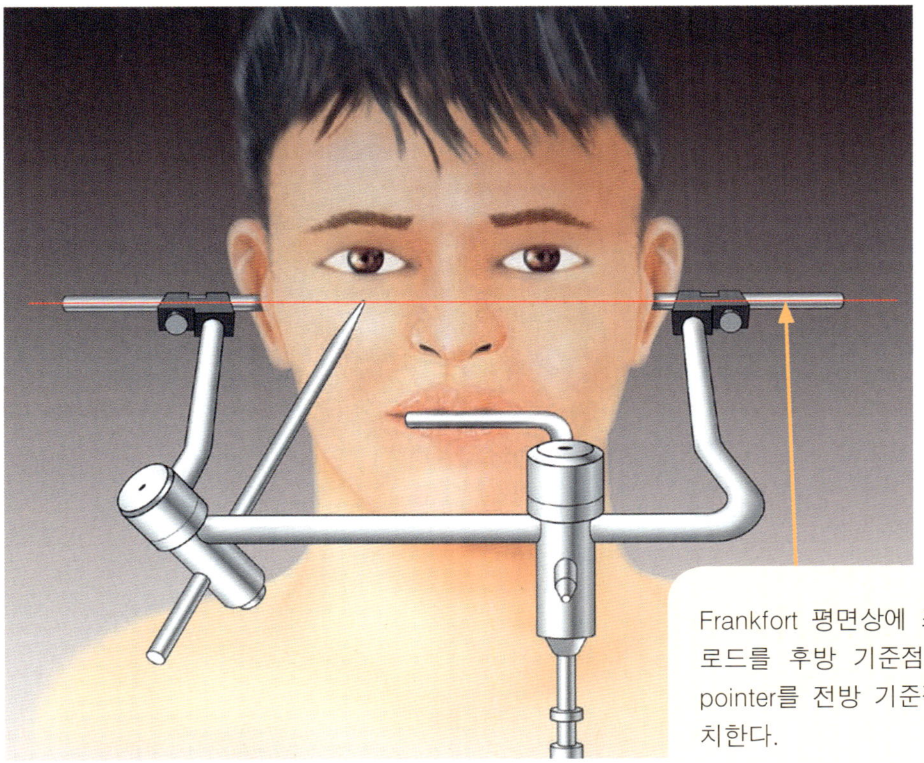

Frankfort 평면상에 좌우 이어로드를 후방 기준점, orbitale pointer를 전방 기준점으로 설치한다.

후방 기준점: 평균적 과두점

외안각과 이주 중앙후연을 잇는 선상에서 이주 중앙후연보다 전방 12mm에 위치한다.

이어로드 타입인 경우에는 외청도에 로드를 삽입해서 대응한다.

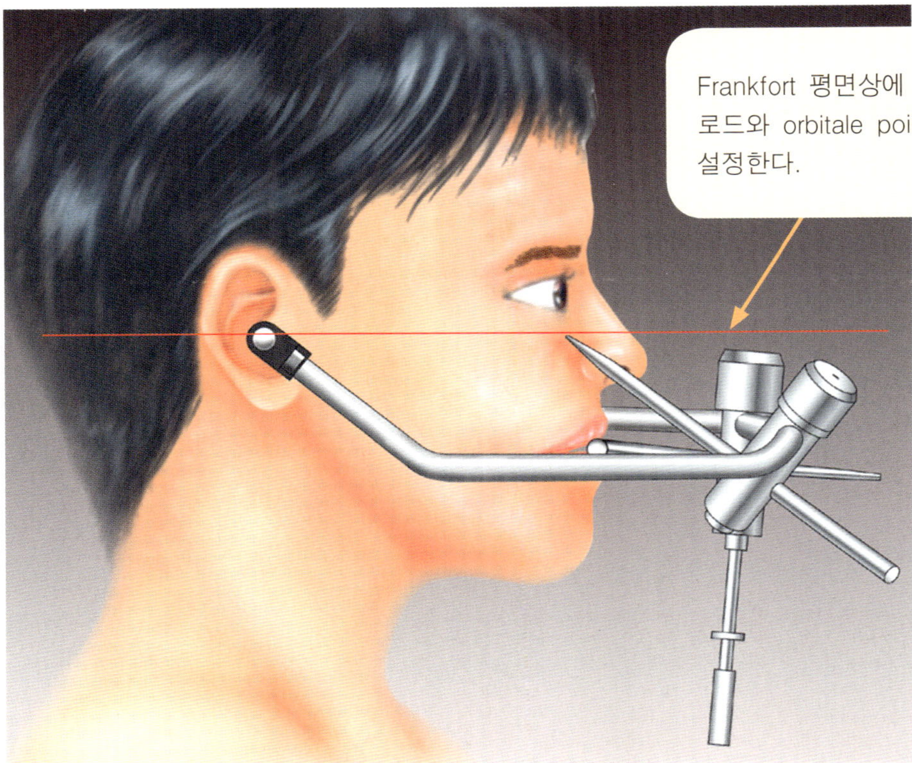

Frankfort 평면상에 좌우 이어로드와 orbitale pointer 3곳을 설정한다.

2. Facebow Registration 술식

① Facebow 조절

좌우 이어로드를 외청도에 삽입하여 좌우가 같은 길이가 되도록 조절한다.

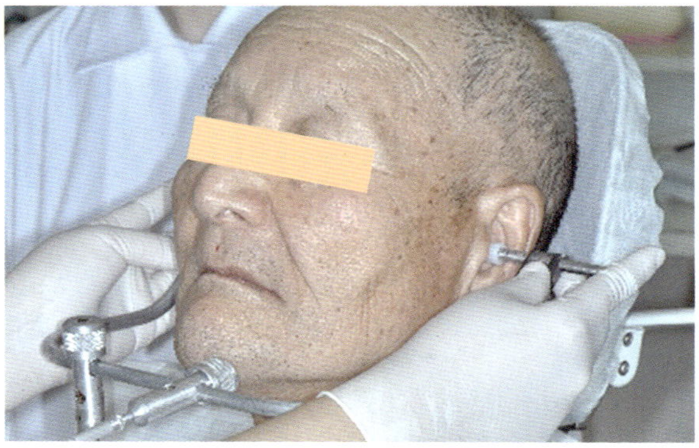

② 교합포크(Bite Fork)의 기준과 구강 내에서의 고정

파라핀 왁스 1장을 가스버너로 연화하여 교합포크에 감는다.

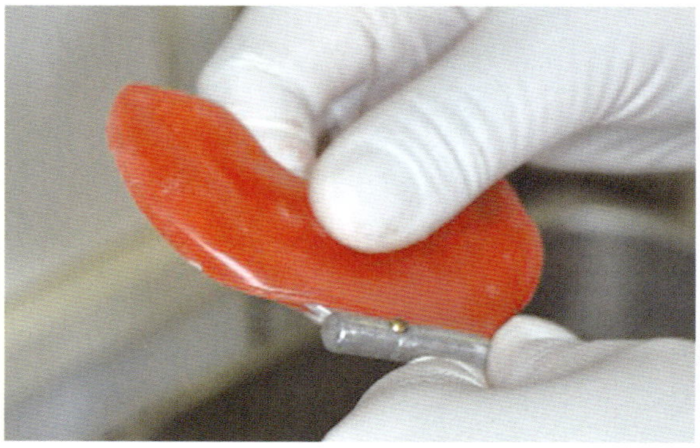

파라핀 왁스가 충분히 연화된 상태일 때 상하악 교합상간에 삽입하고 환자 하악을 닫게 하여 교합포크를 고정한다.

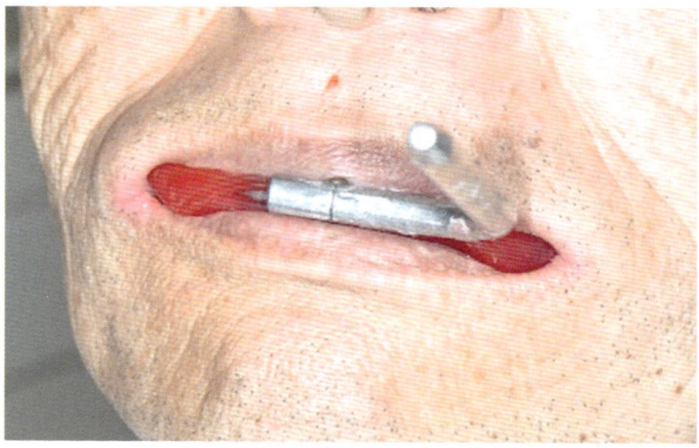

③ Facebow 고정

교합포크를 물린 상태에서 facebow를 장착하여 facebow의 이어로드가 외이공에서 어긋나지 않도록 주의하면서 bite clamp를 조인다.

그 후 anterior reference pointer인 orbitale pointer를 장착하고 그 끝을 안와점에 오게 하여 orbitale clamp를 조인다.

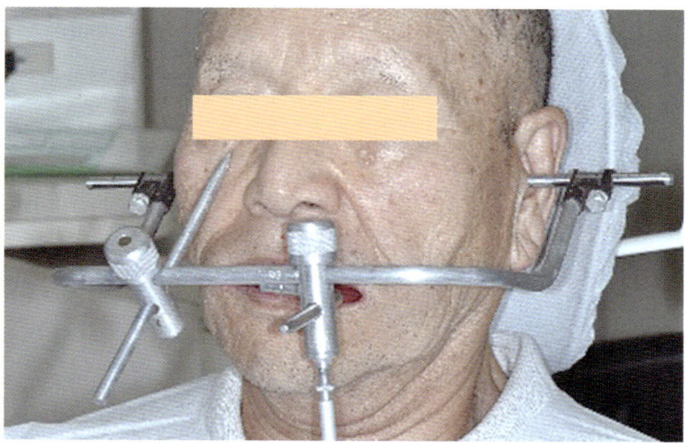

3. Facebow Transfer · 상악 모형의 교합기 장착 술식

교합기에 facebow를 장착한다.

아래의 작업을 함으로써 환자의 하악두 회전축과 교합기 회전축이 일치되고 환자가 정면을 향한 상태에서 작업용 모형을 장착할 수 있다.

● 교합기에 facebow 장착

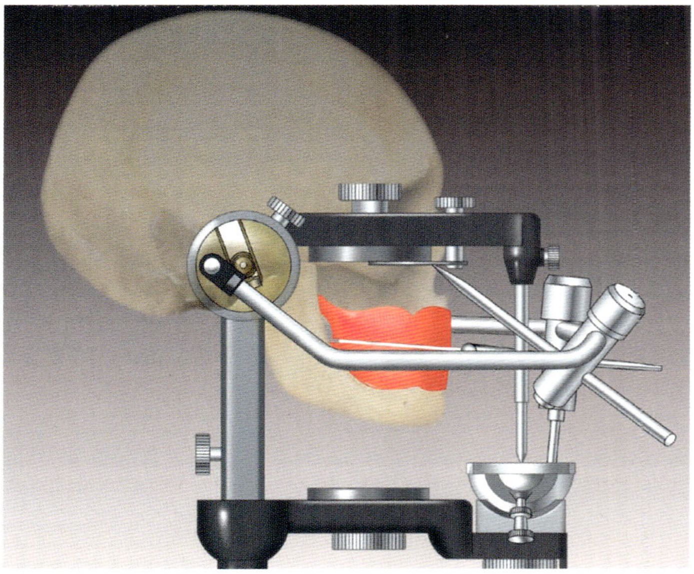

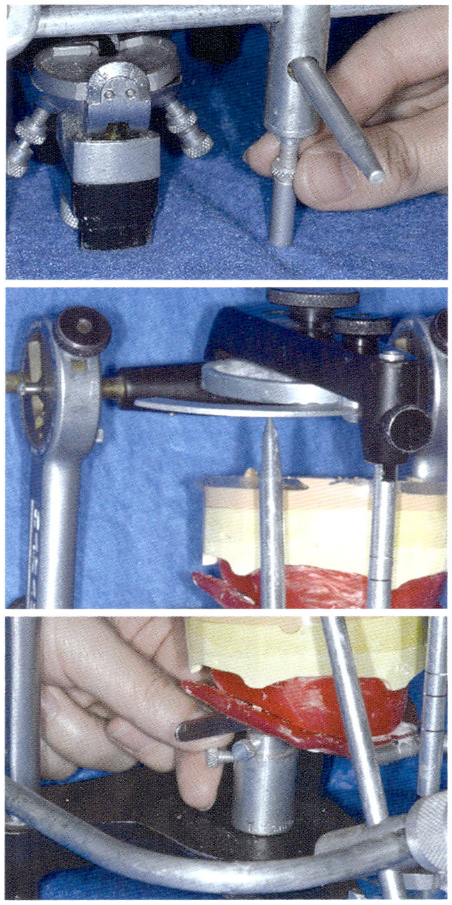

교합기 하궁(lower member)에 부착된 캐스트 서포트가 교합포크를 잘 지탱할 수 있도록 캐스트 서포트의 높이를 조절한다.

● 교합기에 상악모형 장착

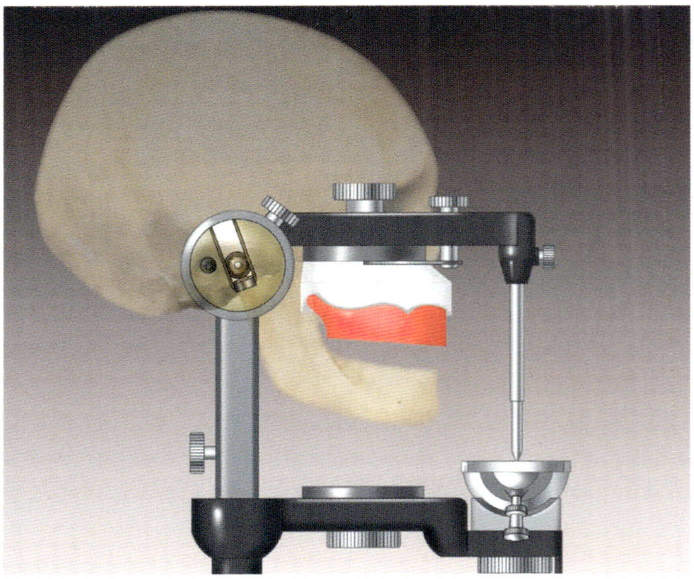

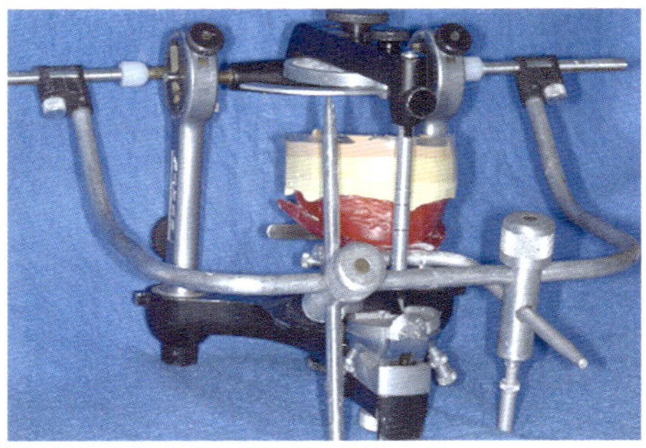

Orbitale pointer가 orbitale indicator에 닿을 때까지 elevating screw의 높이를 조정하다.

상악 모형을 교합포크 위에 올려 놓고 교합기를 닫고 인사이절 테이블(incisal table)에 접촉되어 있는지 확인한다.

3 교합채득

교합채득에는 여러 방법이 있는데(57쪽, 58쪽 Points! 참조), 예시로 다음과 같은 방법을 제시한다.

- 수직적(상하적) 악간관계 기록으로 하악 안정위를 이용한다.
- 수평적 악간관계 기록에 조건을 붙여서 하악을 후퇴시키는 방법(구치부만으로 교합시키는 방법)을 사용한다.

1. 수직적 악간관계(하악 안정위를 이용하는 방법)

하악 안정위에서의 비하점과 턱끝 사이 거리를 측정한다.

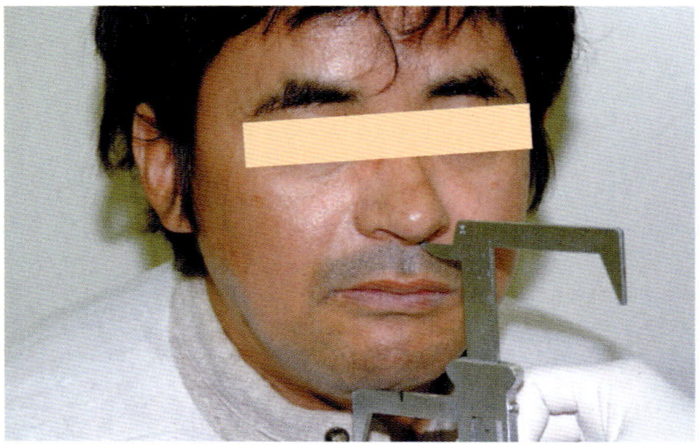

Points !

하악 안정위란 상체를 일으켜서 안정되었을 때의 악위로, 근육 장력과 중력에 의해 결정된다.
따라서 하악 안정위에서의 수직적 악간 거리를 측정할 때에는 두위에 주의한다.
하악 안정위에서 안정 공극량인 2mm를 뺀 값을 교합고경으로 한다.

2. 교합제의 고경 수정

구강 내에 교합상을 삽입하여 교합시켰을 때, 상하악 교합제가 면에 닿고 동시에 앞서 측정한 하악 안정위에서의 비하점과 턱끝 사이 거리와 같도록 교합고경을 수정한다.

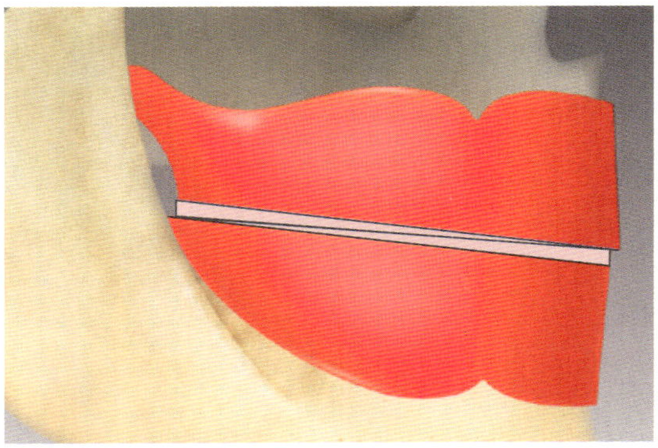

분홍색 부분은 수정 부위

Points !

수정 시 상악 교합제는 구치부, 하악 교합저는 전치부 왁스를 제거 혹은 추가하여 높이를 수정한다. 이는 상악 교합제 전치부는 심미적인 관졷에서 결정되고, 하악 교합제 구치부의 고경은 후구치 삼각 융기를 참고하여 결정되기 때문에 이 부분들을 바꾸지 않고 다른 부분에서 수정하기 위해서이다.

3. 하악 전치부 교합제 제거

안정 공극량으로 하악전치부 교합제를 2mm 제거한다.

(구강 내에서 이 전치부 공극이 없어지고 상하 교합제가 닿은 상태가 하악 안정위를 이용해서 결정한 상하적 악간거리가 된다.)

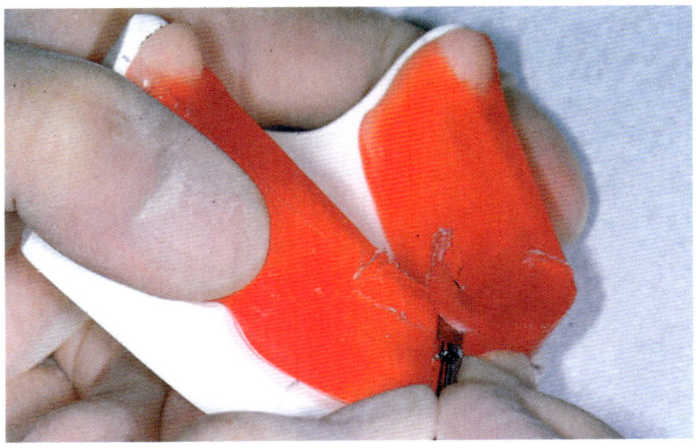

Points !

수직적(상하적) 악간관계 기록방법은 여러 가지가 있다. 임상에서는 시술자가 증례에 따라서 적절한 방법을 선택한다.

● 형태학적 결정법	안면 측정, 유치 시의 기록
● 생리적 · 기능적 결정법	하악 안정위를 이용하는 방법, 발음을 이용하는 방법, 연하를 이용하는 방법, 교합력을 이용하는 방법, 환자의 감각을 이용하는 방법

4. 수평적 하악관계 기록(구치부만으로 교합시키는 방법)

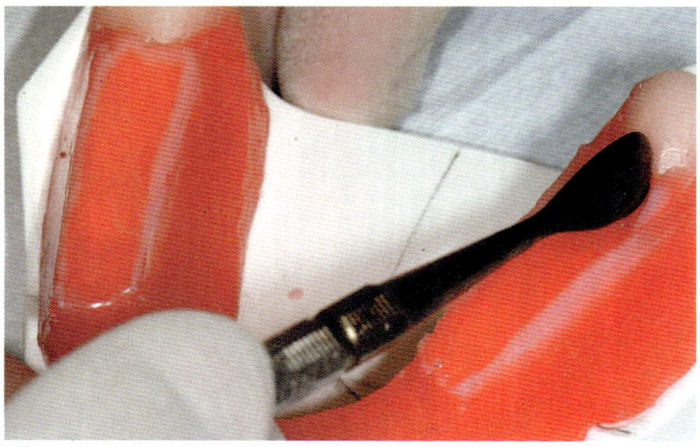

구치부 교합제를 연화한다. 연화는 교합제 심부까지 좌우 균등하게 실시한다.

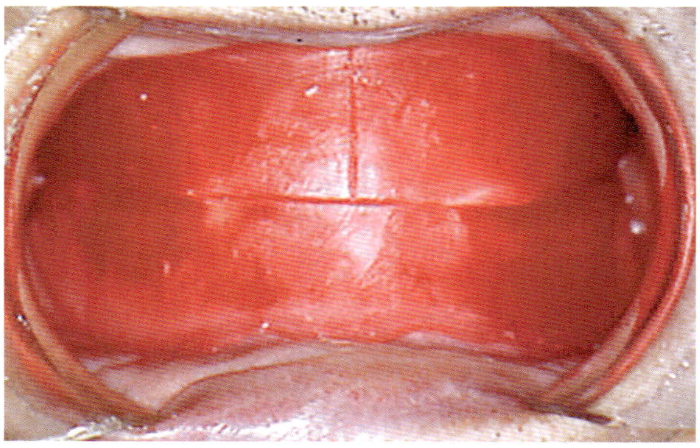

연화한 교합제를 상하악 전치부가 닿기 직전까지(안정 공극량만) 꽉 물게 한다.

Points !

하악 교합상의 전치부를 제거하고 구치부를 연화시켜 가볍게 닫게 한다. 구치부만으로 교합시킴으로써 교합채득할 때 하악이 전방위가 되는 것을 방지하고 하악이 후퇴된 위치로 유도할 수 있다.

Points !

수평적 악간관계 기록방법은 여러 가지가 있다. 임상에서는 시술자가 증례에 따라서 적절한 방법을 선택한다.

방법	예
● 하악을 직접적으로 유도하는 방법	손으로 유도하는 방법, 기계로 유도하는 방법
● 조건부로 하악을 후퇴시키는 방법	두부후굴법, Walkhoff의 소구이용법, 구치부만으로 교합시키는 방법, 연하운동 이용법, 근피로법
● 하악 운동로로 구하는 방법	
● 태핑운동으로 구하는 방법	

5. 교합채득의 부정 점검

교합채득 종료 후에 결정된 하악위가 제대로 되었는지 확인한다. 그 방법에는 아래의 5가지가 있다.

① Greene의 측두근파악법

측두근 전부를 파악하고 근육이 부풀어 올라 하악위를 판정하는 방법이다. 하악이 전방편위되면 양쪽 힘줄 모두 팽융이 생기지 않는다. 또한 한쪽으로 편위되면 반대편 힘줄의 팽융은 약해진다.

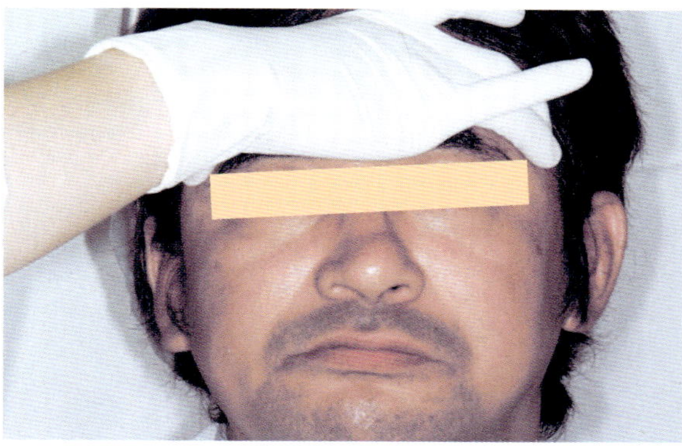

② Gysi의 교근파악법

교근부를 파악하고 근육이 부풀어 올라 하악위의 판정을 하는 방법이다. 좌우 교근이 동시에 팽융하고 팽융 정도가 균등하며 가장 큰 곳이 적절한 악위이다.

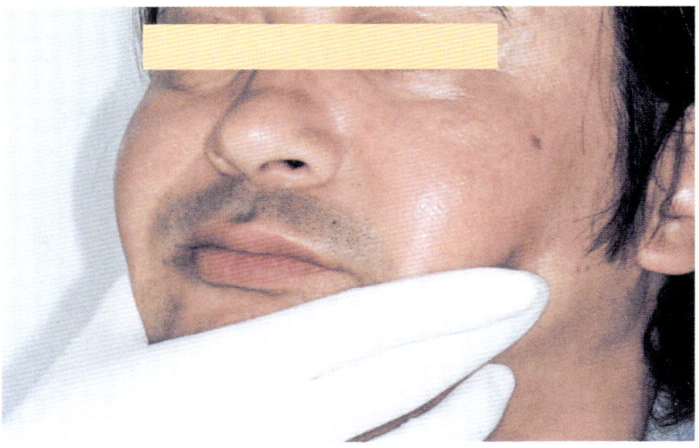

③ 외이도 과두촉진법

외이도 전벽을 만져 양쪽 과두(하악두)를 촉진하고 과두 위치에서 하악위 판정을 하는 방법이다.

새끼손가락을 양쪽 외이도에 넣고 앞으로 약간 당긴다. 중심교합위로 양쪽 하악두가 동시에 촉진되면 적절한 악위이다.

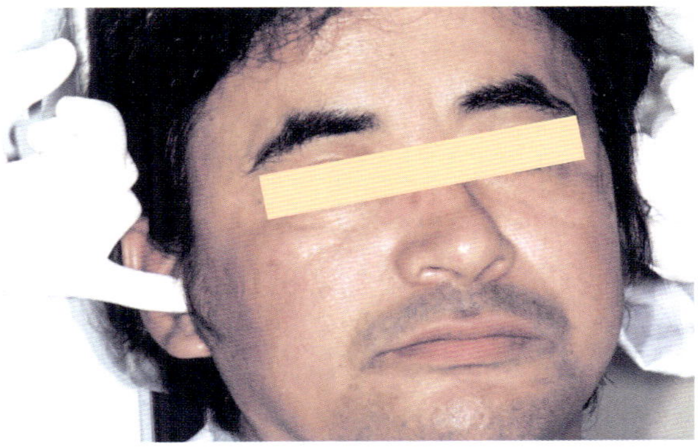

④ 반복교합

교합채득이 제대로 되었을 경우 반복교합시키면 매회 같은 위치에서 교합할 수 있다.

교합상에 마크를 넣고 몇 번이나 딱딱 물게 해서 같은 위치에 오는지 확인함으로써 적절한 악위인지 확인한다.

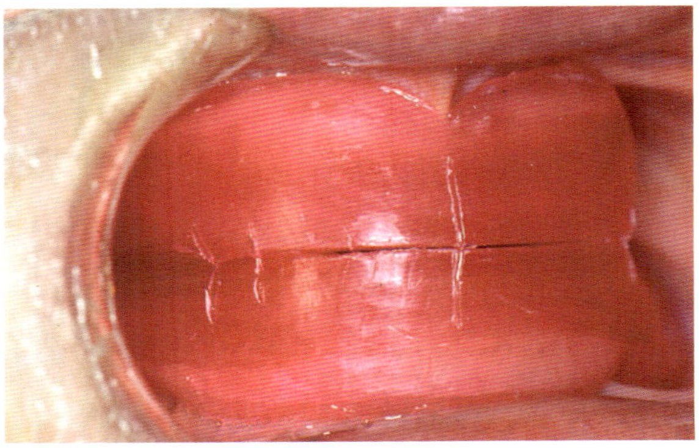

⑤ 전복시험

교합채득을 한 후, 상하악의 치조제 점막에 대한 적합성을 확인하는 방법이다.

좌우교합상의 연화가 고르지 않거나 상하악의 위치관계가 부정한 상태에서 교합채득이 되면 교합상과 점막 사이에 틈이 생긴다.

이 교합상과 점막과의 적합성을 확인하기 위해 교합상을 핀셋 등으로 흔들거나 스패출러를 상하 교합제 사이에 끼워서 비틀어 뒤집히지 않는지 확인한다.

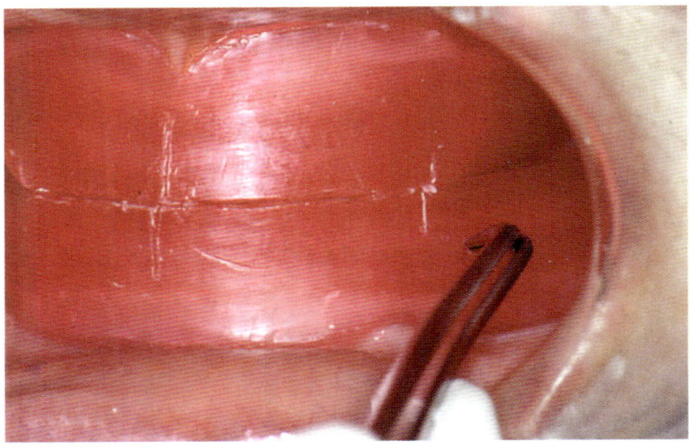

6. 표시선 기입과 상하교합상 고정

- **정중선**: 안모 정중을 표시한다.
  - ▶ 미간, 비첨, 턱끝 중앙부 등을 참고해서 기입한다.
- **상순선**: 미소선 중 하나로 상악 중절치 장경 결정에 참고한다.
  - ▶ 교합상태인 채로 최대한 웃었을 때, 상순이 올라간 위치에 표시한다.
- **하순선**: 미소선 중 하나로 하악 중절치 장경 결정에 참고한다.
  - ▶ 교합상태인 채로 최대한 웃었을 때, 하순이 내려간 위치에 표시한다.
- **구각선**: 상악 좌우견치 원심측 순면의 위치 지표. 인공치아 폭경의 선택 지표로 한다.
  - ▶ 입을 살짝 벌렸을 때의 좌우 구간의 위치를 기입한다.
- **비익폭선**: 견치 첨두 위치와 일치하므로 인공치아 배열에 참고가 된다.
  - ▶ 비익 바깥쪽에서 직선으로 내린다.

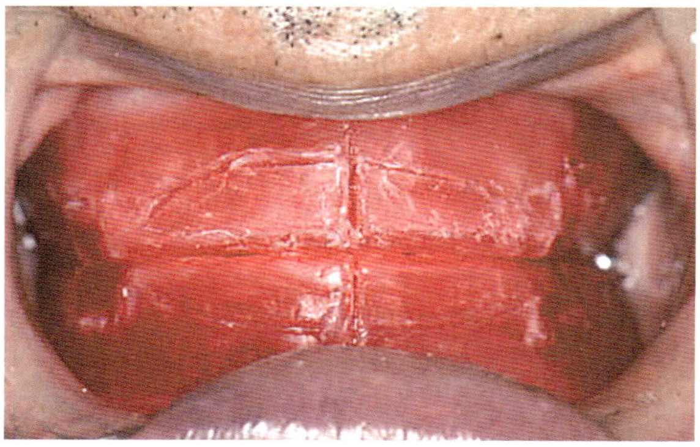

표시선 기입 예

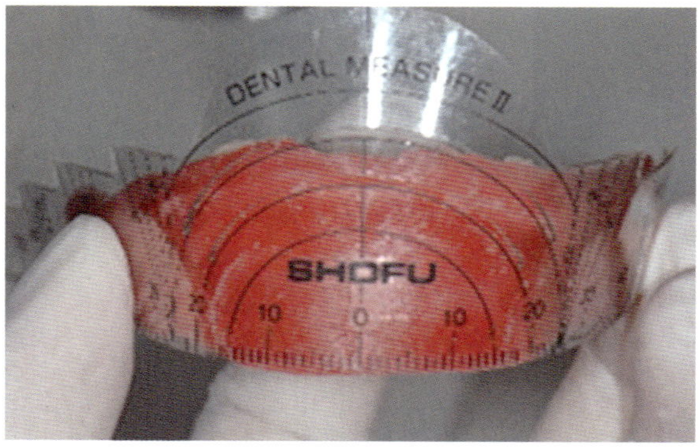

구각선과 비익폭선 사이 거리를 측정. 잘 구부려지는 덴탈 메저를 이용하여 교합제 완곡에 따른 거리를 측정한다.

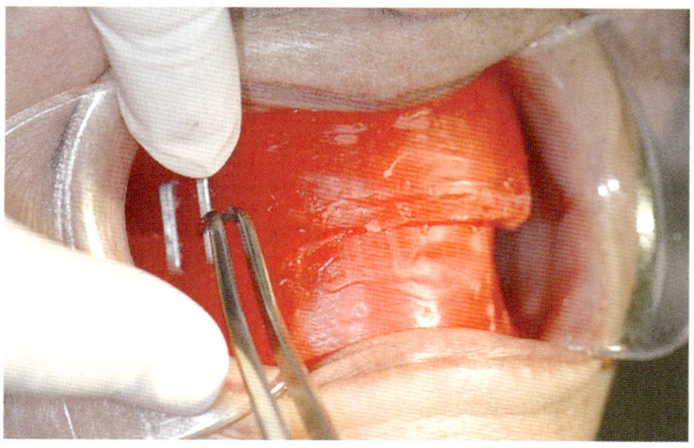

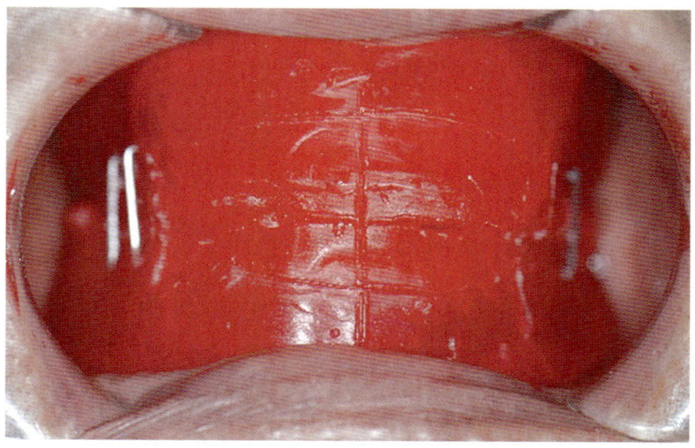

교합상 고정

4 인공치아 선택

(1) 인공치아 재질 선택

인공치아 재질로는 도치, 레진치아, 경질레진치아가 있다. 또한 금속치가 있으며, 기성 금속치는 구치부에 사용된다. 각각의 증례에 따라 제작되는 자체제작 금속치도 있다.

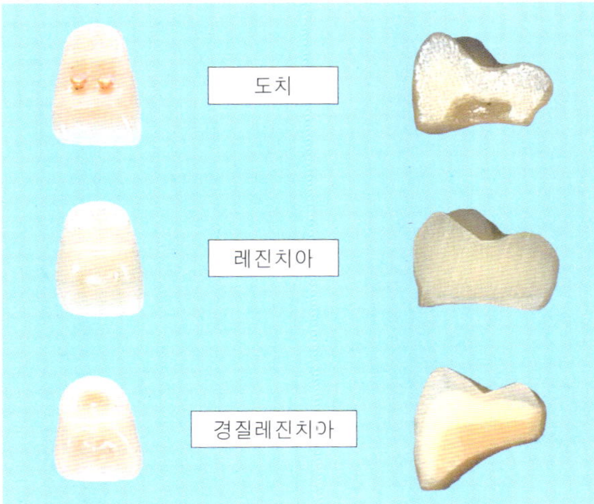

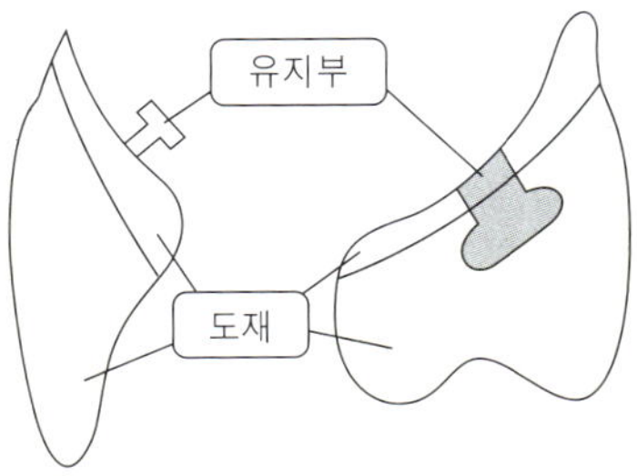

도치

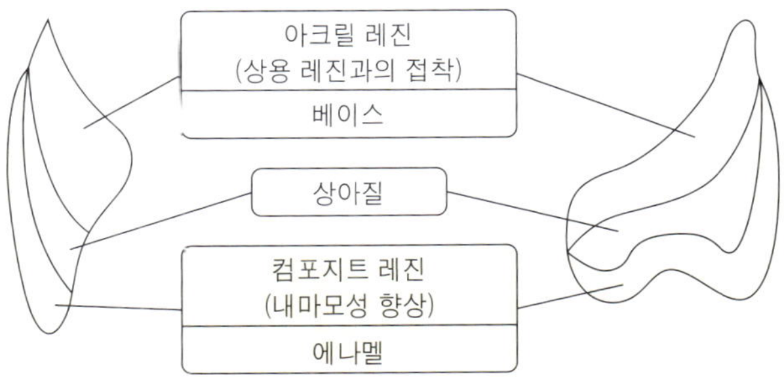

경질레진치아

도치, 레진치아, 경질레진치아 비교

	도치	레진치아	경질레진치아
내마모성	◎	△	○
색조변화	◎	○	△
심미성	◎	△	○
의치상용재료와의 결합성	△	◎	○

◎: 우수, ○: 보통, △: 열등

(2) 전치부 인공치아 선택

① 형태: 얼굴 형태와 상사형(닮은꼴)의 상악 중절치 선택

인공치아 형태 견본인 몰드가이드(mould guide)를 이용하여 선택한다.

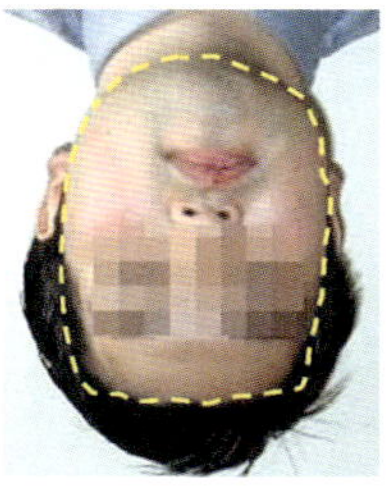
사각형(square)

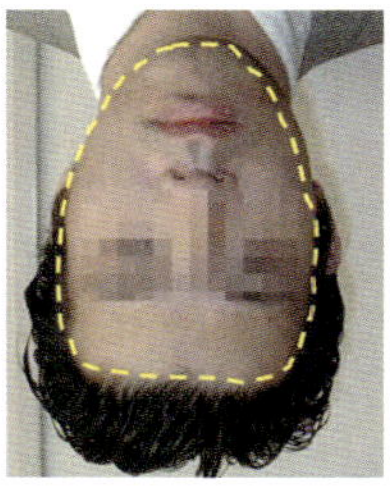
첨형(tapering)

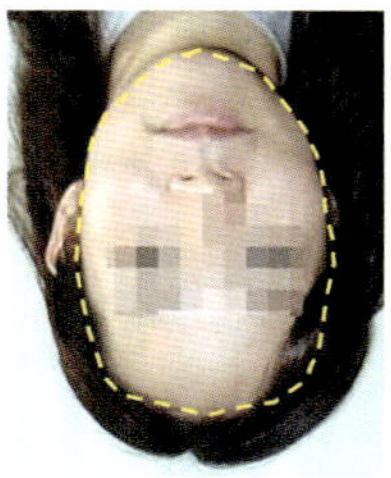
계란형(ovoid)

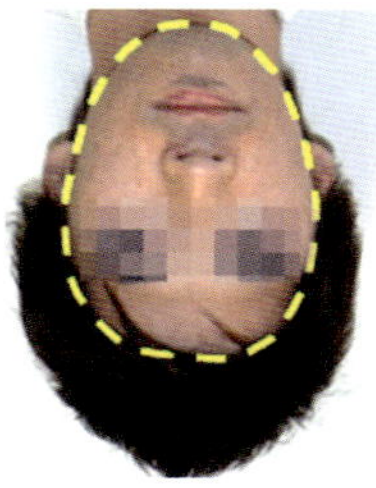
혼합형(combination)

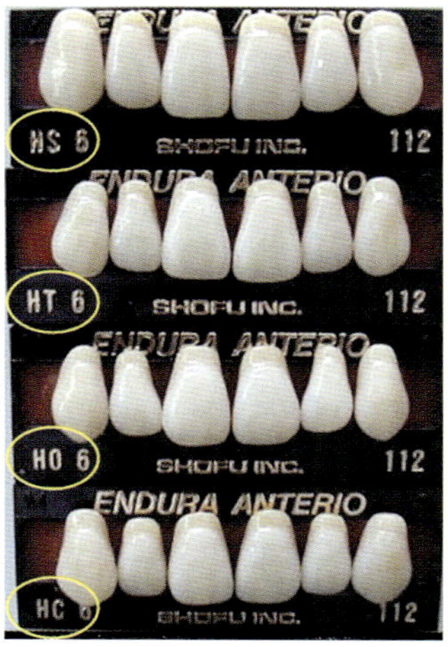

몰드가이드 예시

② 크기: 웃었을 때는 상순선보다 위쪽에 상악 중절치의 치경선이 온다(장경 선택).

비익 외측 = 견치 첨두, 입꼬리 위치 = 견치 원심면(폭경 선택)

오른쪽 그림에서는 6개의 전치 폭경이 작다는 등의 문제점을 들 수 있다. 상악 인공치아 장경과 상순선 위치와의 관계는 양호하다.

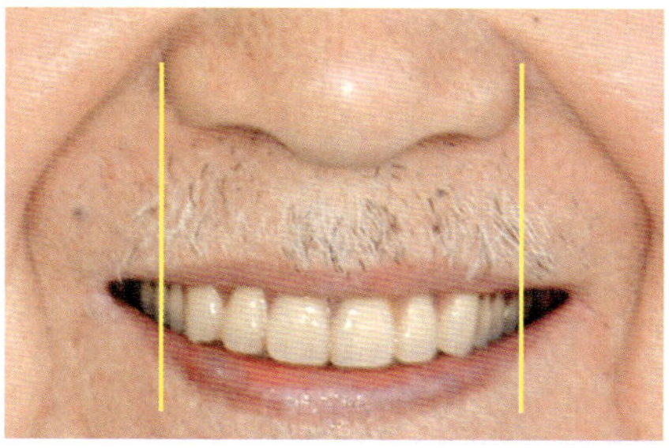

③ 색: 얼굴색과의 조화

인공치아의 색조 견본인 색조 가이드(shade guide)를 이용하여 피부, 얼굴, 머리카락 색 등을 참고로 인공치아 색조를 선택한다. 오른쪽 그림은 색조 가이드의 예시이다.

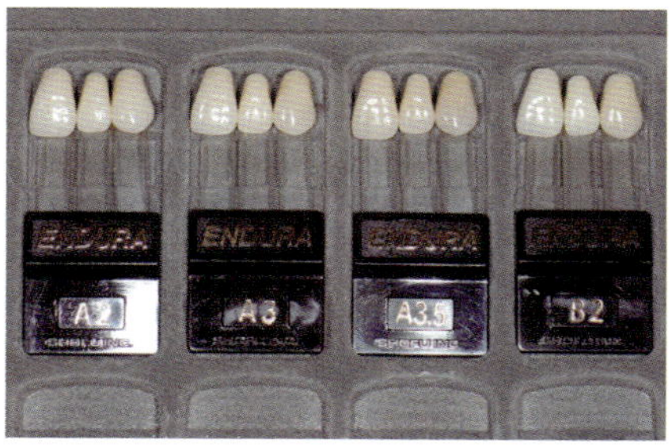

column SPA 요소

SPA 요소란 Sex(성별), Personality(성격), Age(연령)로 전치부의 인공치아를 선택할 때 참고가 된다. 여성이나 선한 인상인 경우에는 비교적 둥근 형태를 선택, 고령자는 끝이 교모된 형태를 선택하는 경우가 있다.

5 하악 모형의 교합기 장착

상악 모형의 교합기 장착에 따라서 하악 모형의 교합기 장착을 실시한다.

5 의치 균형과 교합기 조절

총의치의 안정을 위해서는 다음과 같은 사항이 필요하다.

- 중심교합위는 물론, 측방운동 시에도 작업측과 균형측(평형측)에서 상하악 인공치아가 접촉될 것
- 전후운동 시에도 전치와 구치 사이에 상하악 인공치아가 접촉되게 하여 균형교합(balanced occlusion)을 성립시키는 것이 중요하다.

1922년 Hanau가 발표한 슬롯형 과로조절기구와 인사이절 가이드(incisal guide)를 가진 교합기(H형 교합기)에 대해 양측성 균형(양측성 교합평형)을 얻기 위해서는 5가지 요소(교합의 5가지 요소)가 있다고 주장했다.

1 의치 균형(교합평형)이란

편측성 균형(편측성 교합평형), 양측성 균형(양측성 교합평형)은 모두 총의치에 요구되는 균형으로, 아래와 같은 조건일 때 필요하다.

	저작 시기	교합면간 거리	교합면에 가해지는 힘
편측성 균형	초기	대~중	중등도
양측성 균형	중~말기	소	대

2 편측성 균형(편측성 교합평형)

저작 초기에는 비교적 약한 힘으로 음식물 경도와 분쇄될 때의 성상을 살피듯 씹는다. 그러므로 작업측에만 음식을 통해 힘이 가해져 균형측(평형측)의 상하악 인공치아의 접촉은 없는 상태가 된다. 이때 의치가 전복되거나 떠오르거나 하면 다음 저작 스트로크로 진행할 수 없게 된다.

편측성 균형(편측성 교합평형) 성립에는 교합력, 저작력(의치에 가해지는 이탈력)의 크기와 의치상의 적합상태나 변연 봉쇄, 타액 성상 등에 의한 의치의 유지력 정도와의 균형에 의해 결정된다. 그리고 같은 교합력, 저작력이라도 인공치아의 배열 위치나 교합면 형태에 따라 의치에 가해지는 이탈력의 정도가 달라진다.

column 편측성 균형(편측성 교합평형)의 확인방법은?

구강 내에 장착한 의치 교합면을 손가락으로 누르고 의치가 전복, 이탈하지 않는지 진찰하는 것은 편측성 균형(편측성 교합평형)이 성립되고 있는지를 확인하는 것이다.

- **의치를 구강 내에 삽입 → 구치부 인공치아 하나하나를 손가락으로 눌러서 의치가 동요하는지 이탈(편측성 균형 성립)은 없는지 진찰한다.**

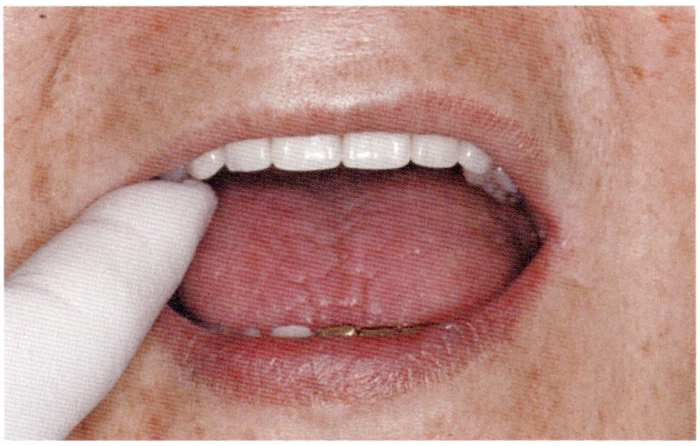

편측성 균형이 성립되어 있는 상태

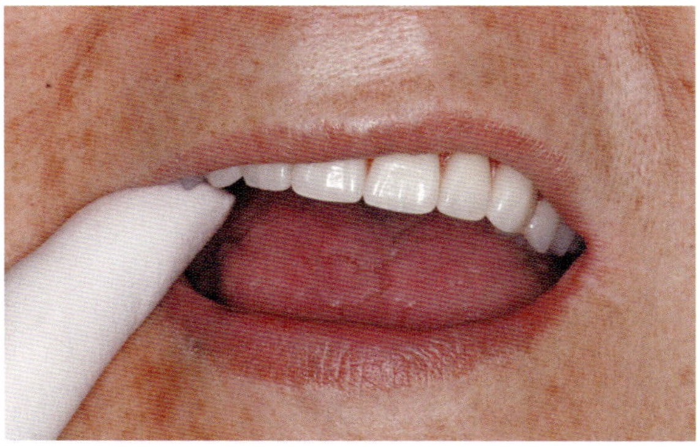

편측성 균형이 성립되어 있지 않은 상태

3 양측성 균형(양측성 교합평형)

여러 번의 저작 스트로크를 거쳐 음식물을 소화시키려면, 큰 힘을 써서 음식물을 분쇄하고 삼킬 수 있도록 식괴를 형성한다. 이때에는 작업측뿐만 아니라 균형측(평형측)의 상하악 인공치아도 접촉하여 의치가 전복, 이동하지 않는 상태에서 제대로 연하하기까지 식괴 형성이 진행된다.

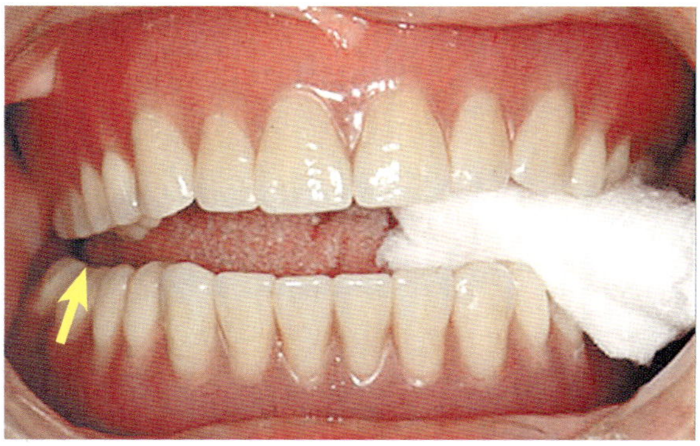

편측성 균형 성립
두툼한 코튼롤을 사이에 끼워 교합해서 균형측의 접촉이 없어도(화살표 부분) 의치가 전복되지 않고 안정된(편측성 균형이 잡혀 있음) 상태. 의치가 전복된 경우에는 작업측 구치부 인공치아의 배열 위치를 설측으로 수정한다.

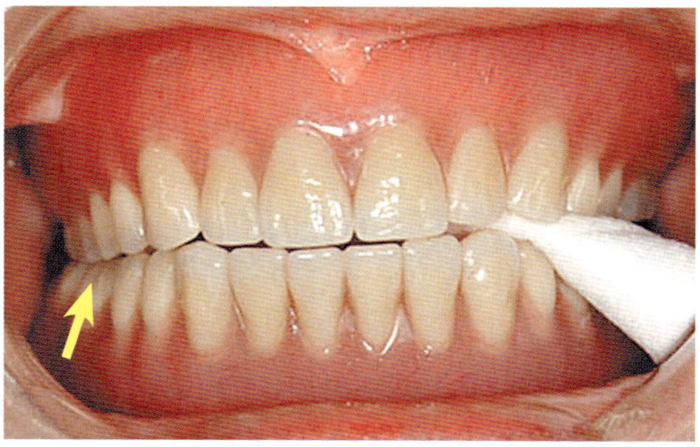

양측성 균형 성립
두툼한 코튼롤을 사이에 끼워 교합해서 균형측이 접촉(화살표 부분)되어 안정된(양측성 균형이 잡혀 있음) 상태

1. 양측성 균형(양측성 교합평형)이란

총의치 장착 시 편심위에서 작업측 인공치아에 가해지는 의치 회전과 이탈에 관한 힘의 발현을 균형측 교합접촉을 통해 방지함으로써 의치가 안정되어 있는 상태

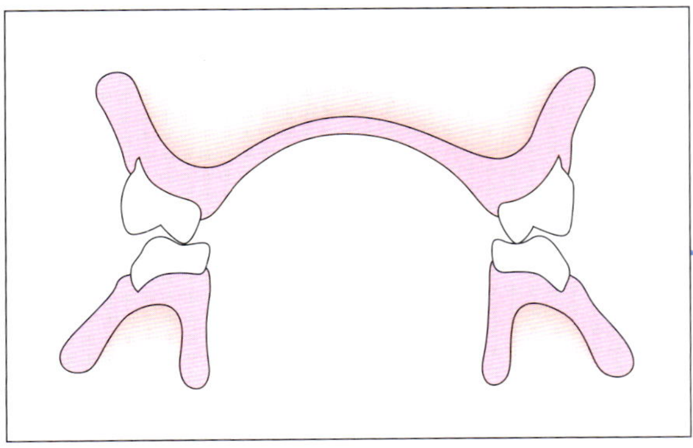

중심교합위

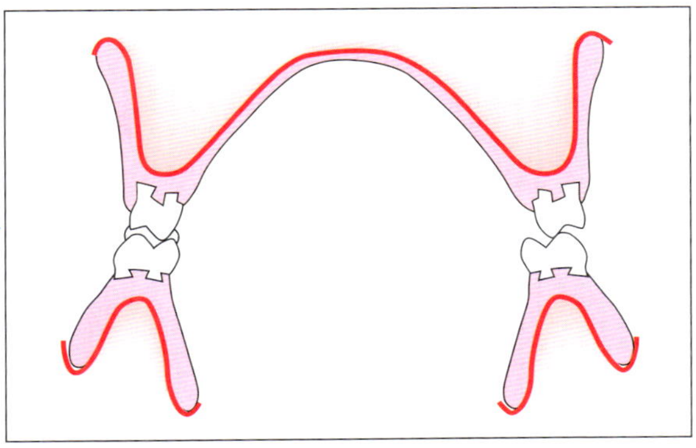

양측성 균형 성립

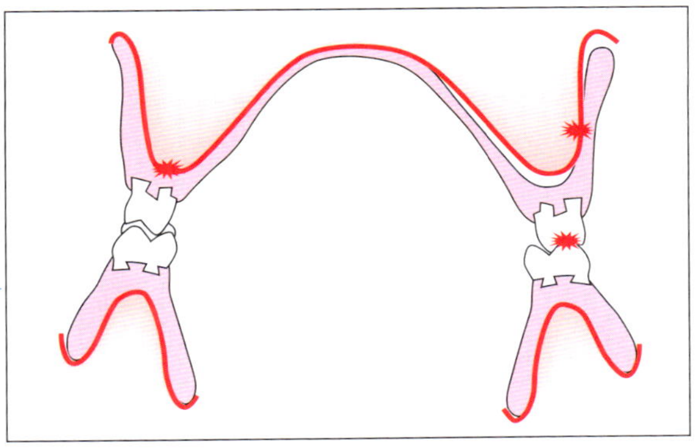

양측성 균형 불성립

측방 조절만곡을 강하게 하든지, 측방운동 시에 교합조정을 함으로써 양측성 균형을 이루는 것을 목표로 한다.

2. 교합의 5요소란

Hanau는 교합기상에서 양측성 균형(양측성 교합평형)을 만들어내기 위한 요소로 과로경사, 교합평면 경사, 교두 높이, 조절만곡, 절치로경사의 5요소를 들어 이에 대해 한 요소가 다른 요소와 어떻게 관계하는지를 상호관계로 설명하였다.

또한 이에 영향을 받아 Thielman은 이 5요소가 어떠한 상호 관계에 있는지를 공식으로 나타냈다.

① 과로경사
② 교합평면 경사
③ 교두 높이
④ 조절만곡
⑤ 절치로경사

$$\text{양측성 균형(양측성 교합평형)} = \frac{\text{과로경사} \cdot \text{절치로경사}}{\text{교합평면 경사} \cdot \text{교두 높이} \cdot \text{조절만곡}}$$

교합상을 장착하고 전방운동을 시키면 구치부에 쐐기 모양의 틈이 생긴다(시상 Christensen 현상).

총의치의 경우, 안정을 얻기 위해서 이 틈이 생기는 것은 바람직하지 않다. 그래서 교합의 5요소 중 '과로경사'를 제외하고 시술자가 조절 가능한 4요소를 이용하여 시상 Christensen 현상이 나타나지 않도록 인공치아 배열을 해야 한다.

'교합평면 경사'와 '절치로경사'는 다소 조절할 수 있지만, 큰 변화를 주지 못한다. 또한 인공치아 선택에서 교두 높이는 의치의 안정과 더불어 치조제 조건 등도 고려해야 한다. 이 때문에 조절만곡 정도의 조정으로 양측성 균형을 성립시키는 것이 일반적이다.

3. 전방운동 시의 양측성 균형(양측성 교합평형)

● 양측성 균형 성립 시

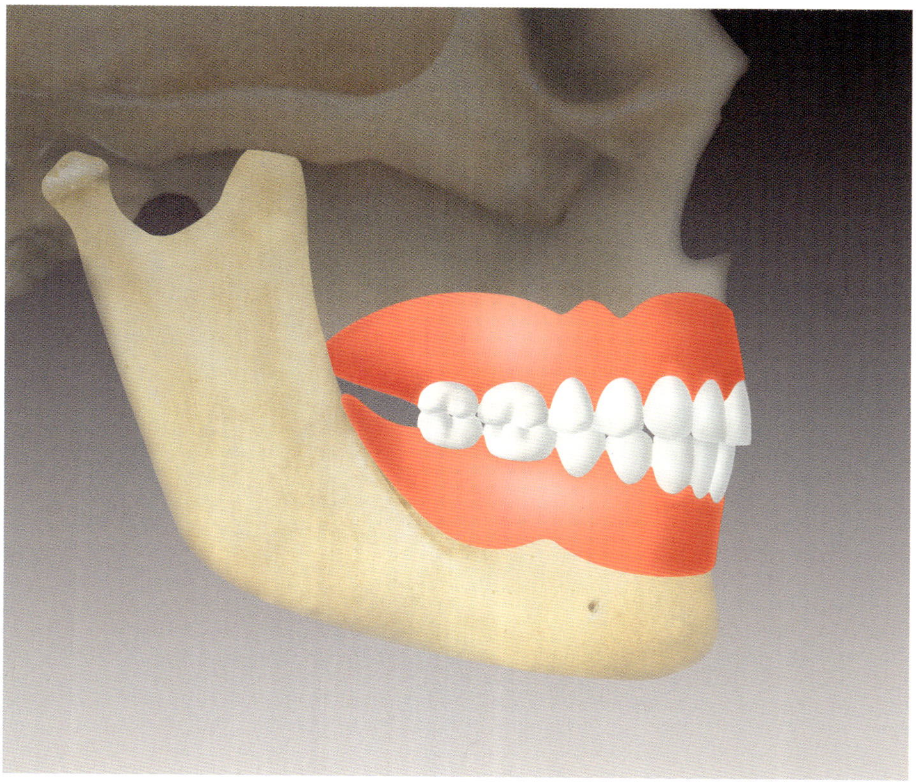

중심 교합 시

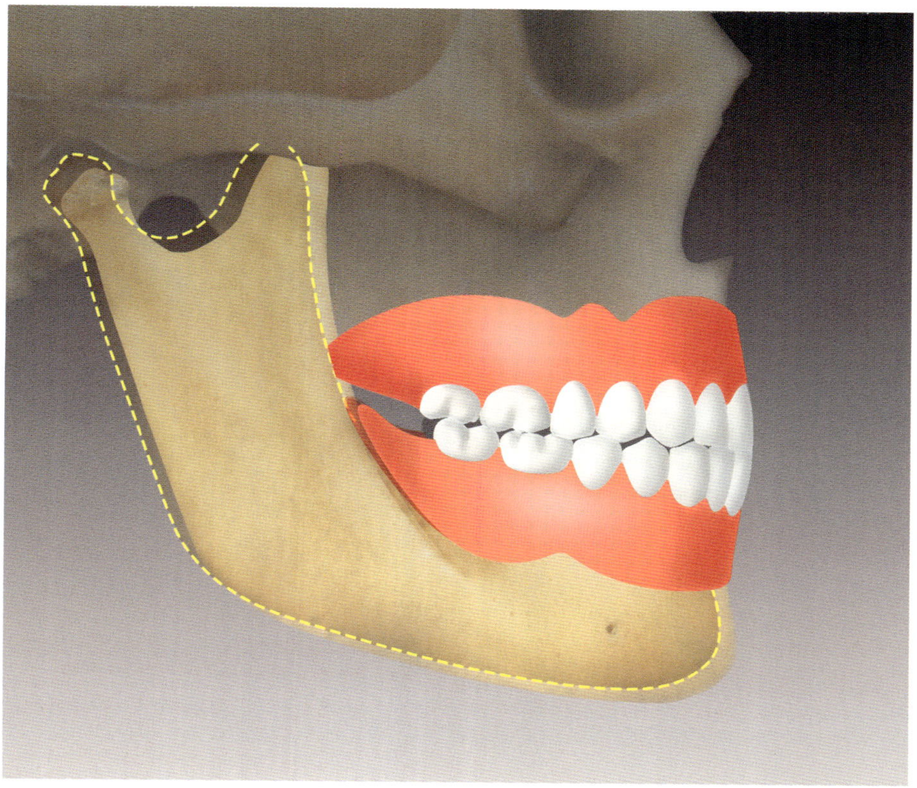

전방운동 시
총의치의 경우는 전치, 구치 모두 접촉하고 있다.

(1) 과로경사

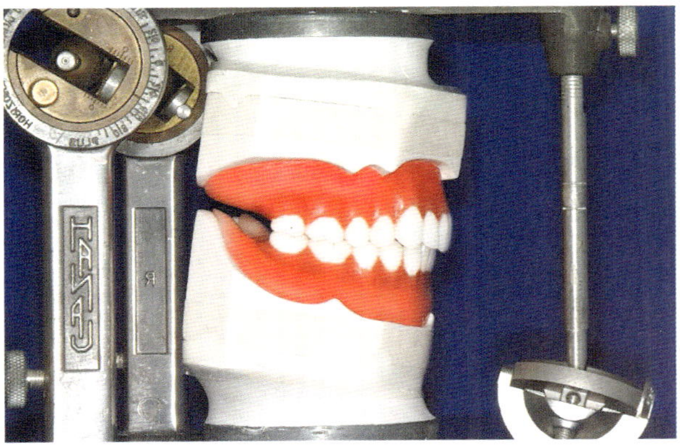

우측 시상 과로경사

시상 과로경사가 크면

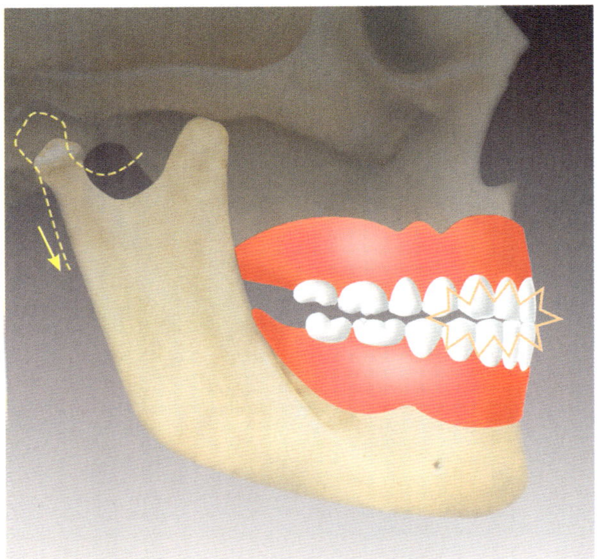

시상 과로경사가 큰 경우, 앞 페이지와 같은 배열을 해도 구치가 벌어진다. 이를 수정하려면 조절만곡 정도를 증가시킨다.

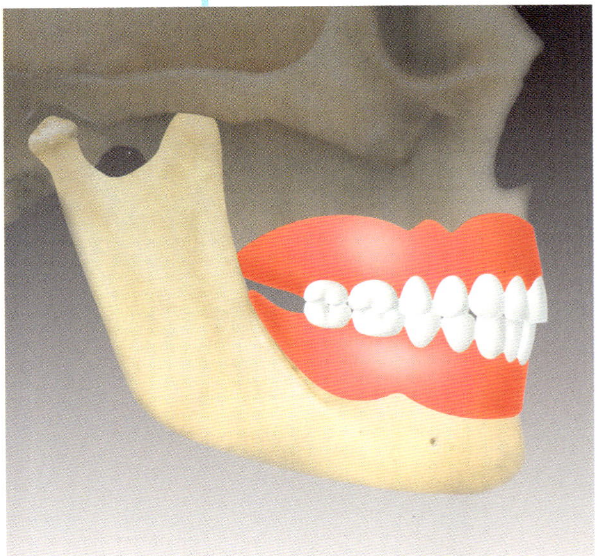

시상 과로경사가 작으면

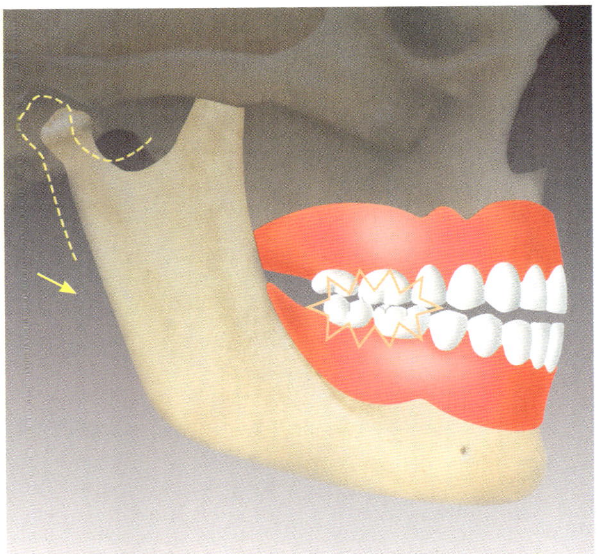

시상 과로경사가 작은 경우, 앞 페이지와 같은 배열을 해도 전치가 벌어진다. 이를 수정하려면 조절만곡 정도를 감소시키거나 삭합을 통해 교두 높이를 감소시킨다.

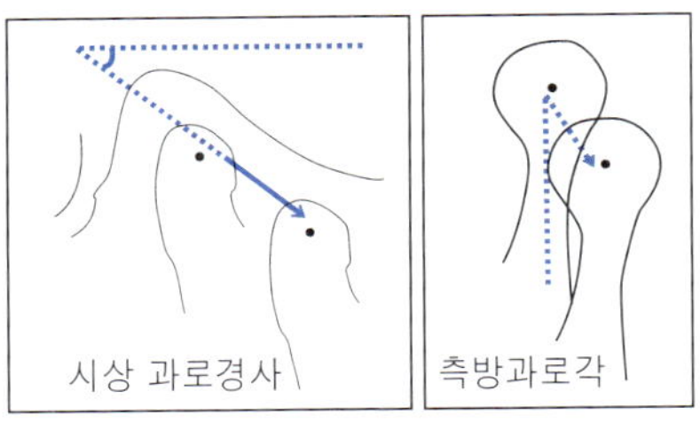

column 과로경사란

과로를 시상면에 투영했을 때의 수평 기준면으로 이루는 각도를 시상 과로경사(sagittal condylar inclination)라고 부른다. 또 측방운동을 할 때 균형측(평형측) 하악두 궤적을 수평면으로 투영한 것과 시상면으로 이루는 각도를 측방과로각(베네트각, Bennett angle)이라고 부른다.

(2) 교합평면 경사

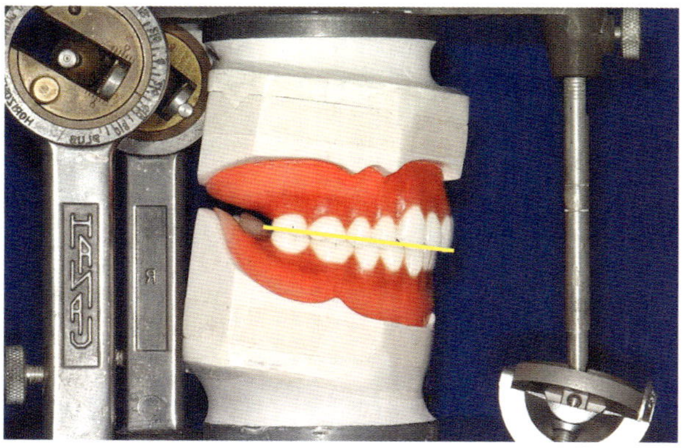

교합평면 경사가 크면

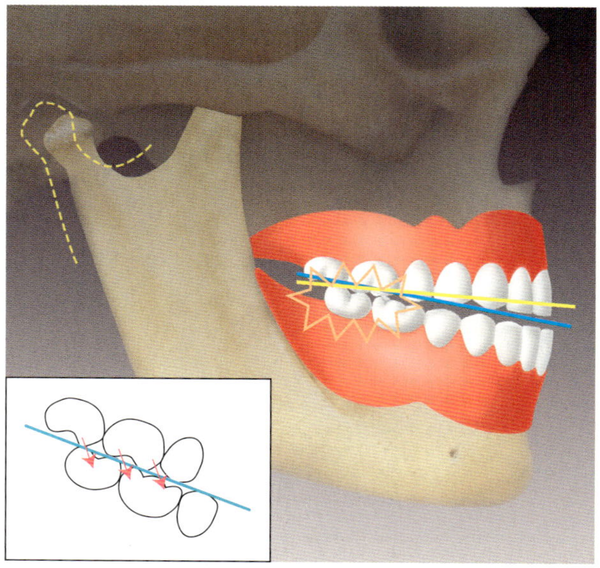

평균적 조절만곡 정도, 교두 높이, 절치로경사로 배열을 해도 교합평면 경사가 크면 구치부로 유도되기 쉬워져 전치부가 벌어진다. 이를 수정하려면 조절만곡 정도를 감소시키거나 삭합을 통해 교두 높이를 감소시킨다.

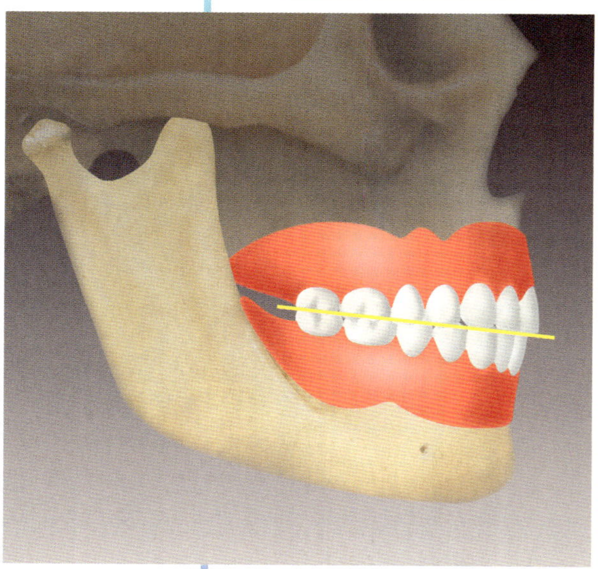

교합평면 경사가 작으면

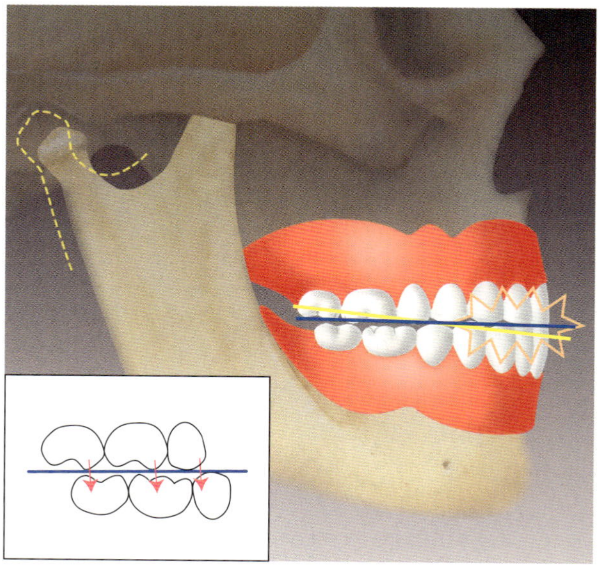

평균적 조절만곡 정도, 교두 높이, 절치로경사로 배열을 해도 교합평면 경사가 작으면 전치부로 유도되기 쉬워져 구치부가 벌어진다. 이를 수정하려면 조절만곡 정도를 증가시킨다.

column 교합평면 경사란

치열 전체로 교합에 관여하고 있는 전치부의 절연 및 구치부의 교합면을 포함한 하나의 평면을 교합평면이라고 한다. 상악에 기준점을 구해서 상악 중절치의 절단과 상악 좌우 제1대구치의 원심협측교두정을 포함한 평면으로 하거나, 하악에 기준점을 구해서 하악 절치점과 하악 좌우 제2대구치의 원심협측교두정을 포함한 평면으로 하는 경우도 있다. 총의치에서는 일반적으로 Camper선을 기준으로 교합평면을 결정한다(50쪽, 51쪽 참조).

(3) 교두 높이

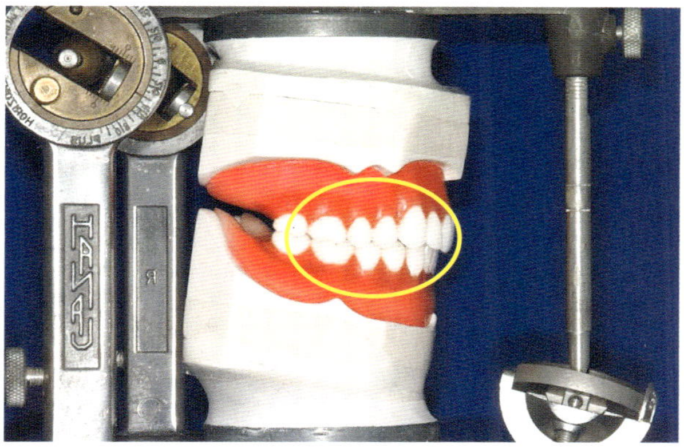

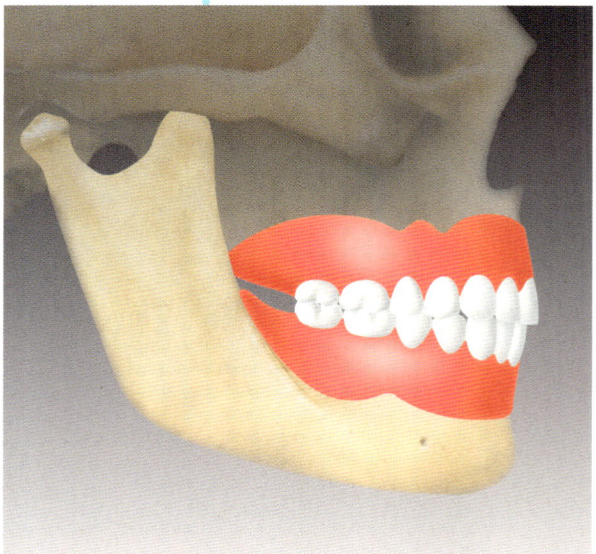

교두 높이가
높으면

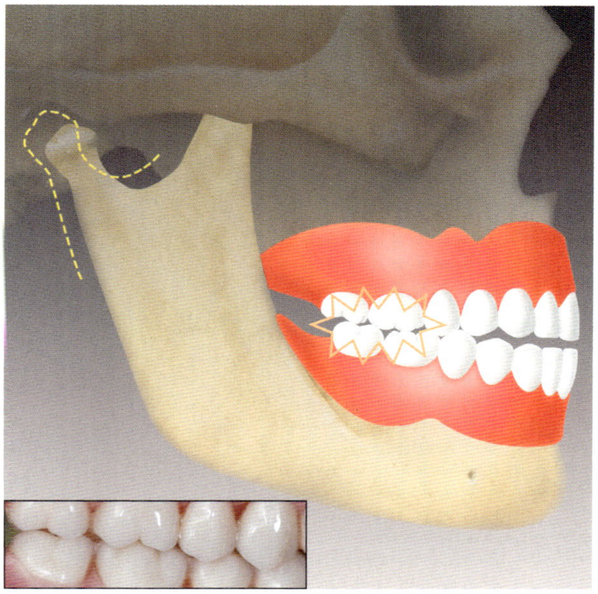

구치부로 유도된다. 이를 수정하려면 조절만곡 정도를 감소시킨다.

교두 높이가
낮으면

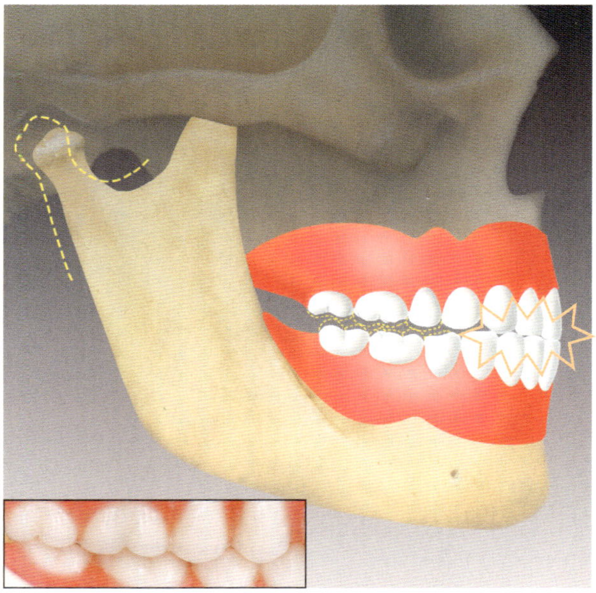

전치부로 유도된다. 이를 수정하려면 조절만곡 정도를 증가시킨다.

column 교두경사란

좌: 소구치의 교두경사각(순면관)

우: 대구치의 교두경사각(협면관)

교두정에서 변연융선에 이르는 교두의 기울기를 교두경사라고 하며, 이와 치아의 장축에 직각인 평면으로 이루어진 각을 교두경사각이라고 한다.

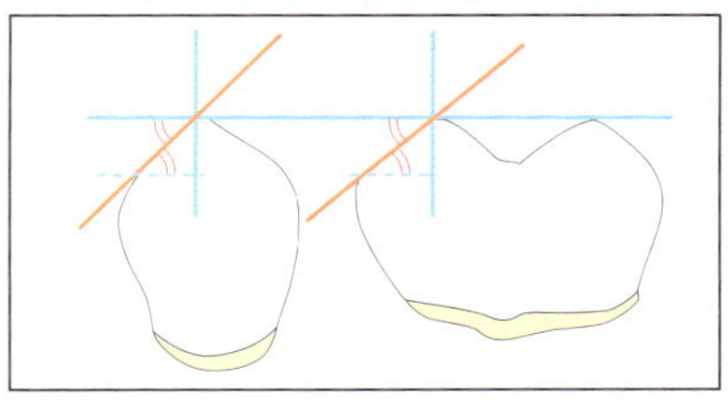

(4) 절치로경사

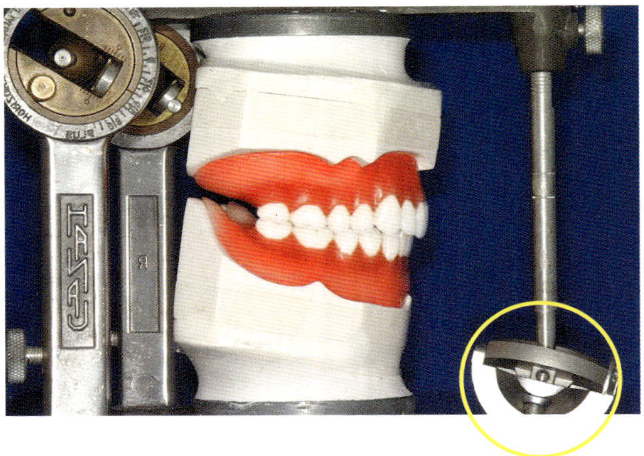

시상 절치로경사가
크면

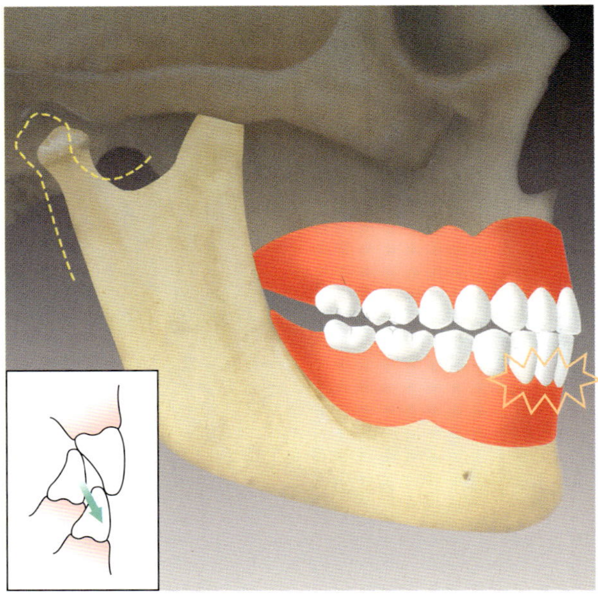

전치부로 유도된다. 이를 수정하려면 조절만곡 정도를 증가시킨다.

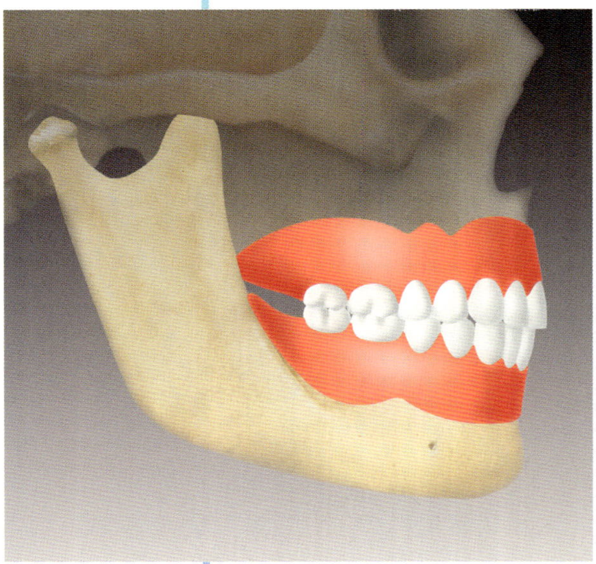

시상 절치로경사가
작으면

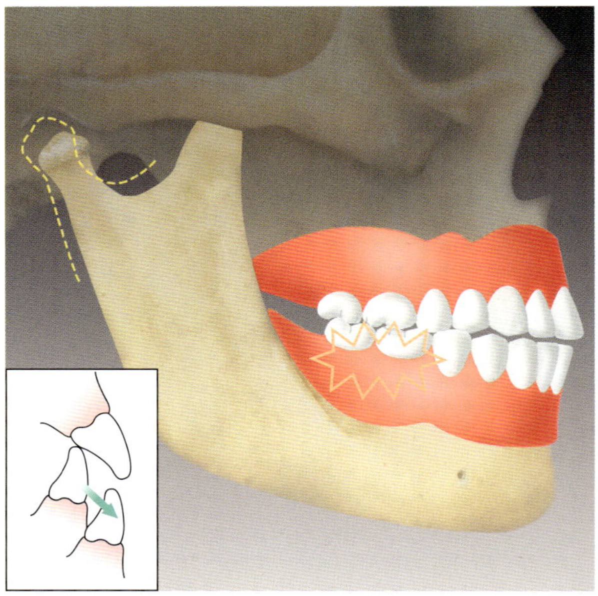

구치부로 유도된다. 이를 수정하려면 조절만곡 정도를 감소시키거나, 삭합으로 교두 높이를 감소시킨다.

column 절치로경사란

하악 절치점이 전방운동 중에 상악 전치설면을 따라 활주하는 경로를 사상면에 투영한 것을 시상 절치로라고 한다. 이 사상 절치로와 수평면을 이루는 각도를 시상 절치로경사라고 한다. 또한 측방운동 중에 절치점이 그리는 경로를 수평면에 투영한 것을 측방 절치로경사라고 한다.

(5) 조절만곡

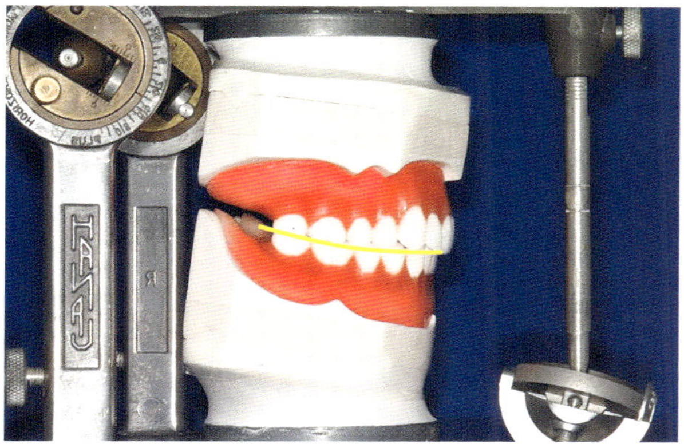

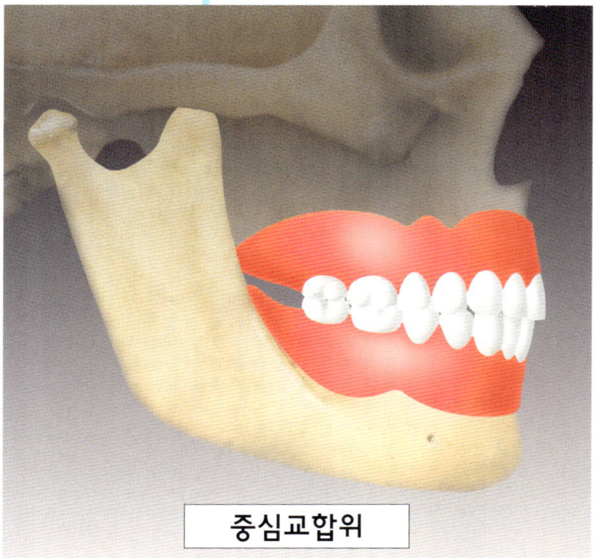

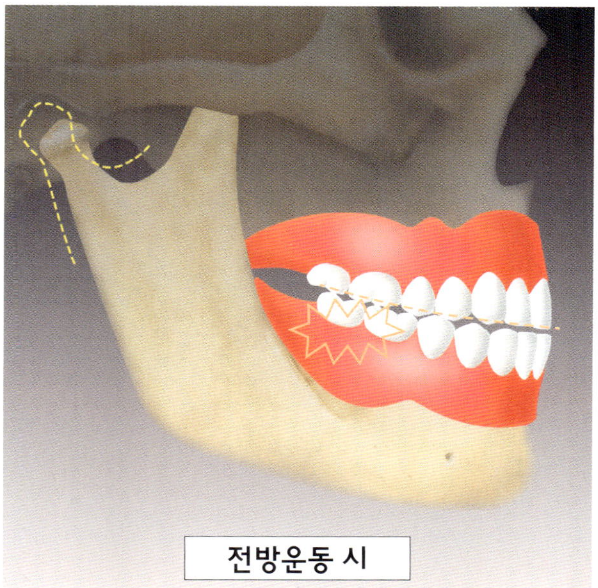

구치부로 유도된다. 조절만곡을 작게 해서 적정하게 설정한다.

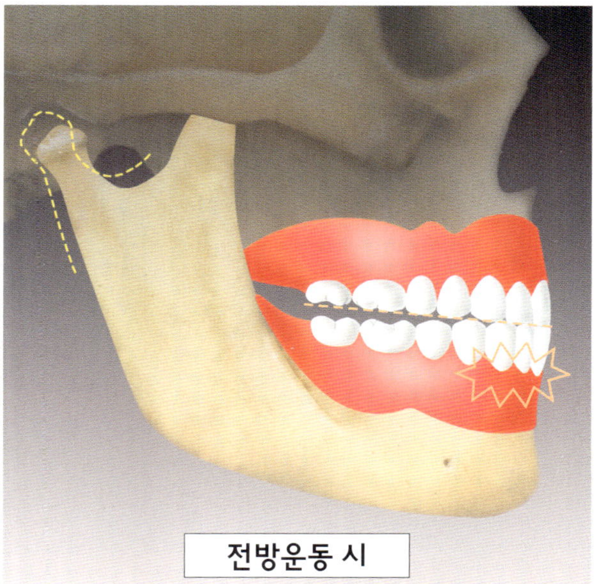

전치부로 유도된다. 조절만곡을 크게 해서 적정하게 설정한다.

column 조절만곡이란

총의치의 인공치아(주로 해부학적 인공치아) 배열에 있어 치열에 관여하는 만곡. 시상면에서의 만곡을 전후 조절만곡, 전두면에서의 만곡을 측방 조절만곡이라고 한다.

4 고딕아치 묘기법 응용

1. 고딕아치 묘기법으로 할 수 있는 것

수평면에서의 하악운동을 객관적으로 파악하는 기록법이다. 교합상을 이용하여 통법에 따라 교합채득을 하고 상하악 모형을 교합기에 장착시킨 후, 그 교합기상에서 고딕아치 묘기장치를 제작한다. 일정한 고경에서 하악의 한계운동과 전방운동의 궤적을 그리게 하여 하악의 수평적 악위를 결정하거나 확인하는 방법이다.

2. 고딕아치와 태핑 포인트 묘기 술식

① 교합상을 이용해서 교합채득을 실시한다.

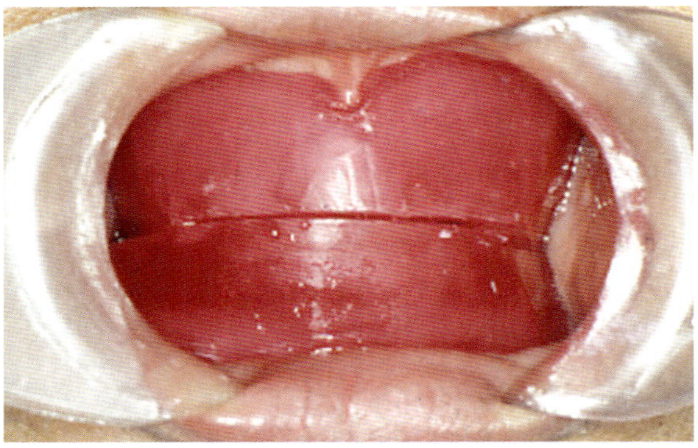

② 교합기에 모형을 장착한다.

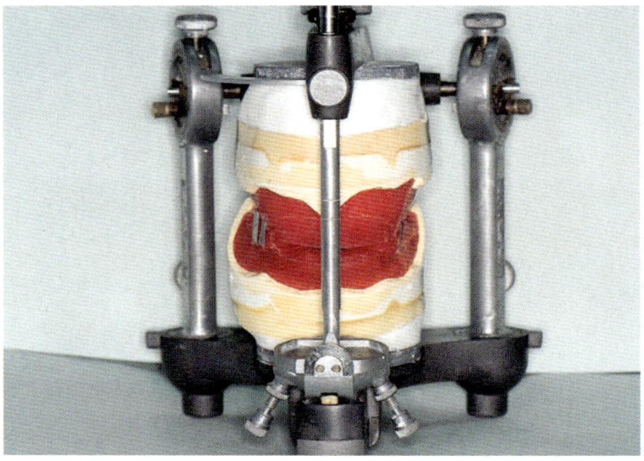

③ 수평적 악위 위치를 확인하기 위해 교합기상에서 고딕아치 묘기장치를 제작한다. 오른쪽 그림의 예에서는 묘기판을 상악에, 표기침을 하악에 설계했다.

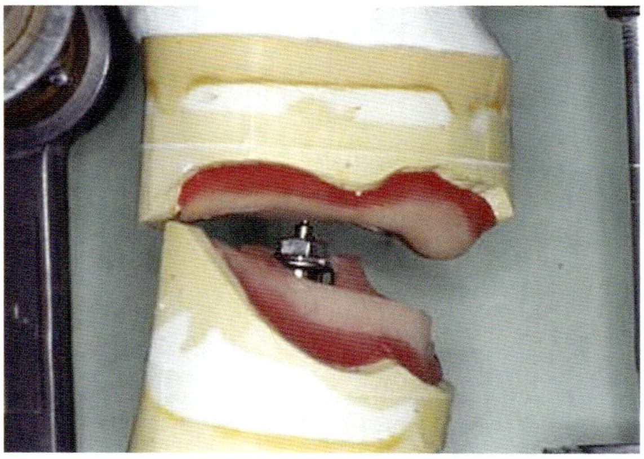

④ 고딕아치 묘기를 실시한다(묘기침을 하악에 설치한 경우).

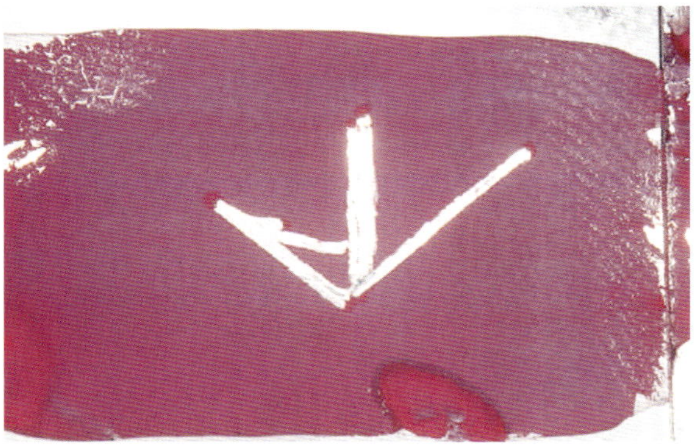

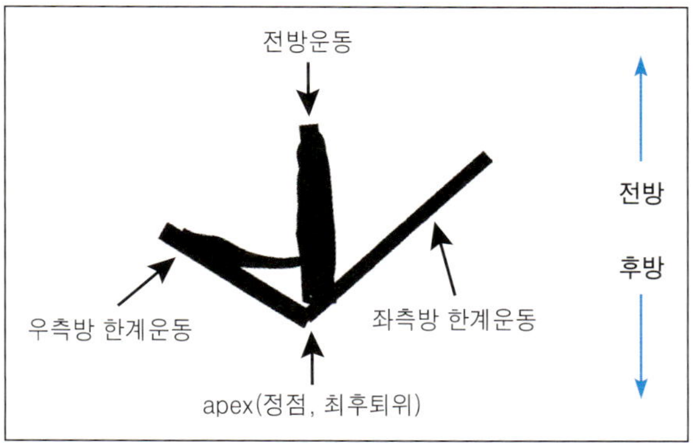

Points !

묘기장치 종류(구내법의 경우)

a : 좌측방 한계운동　b : 우측방 한계운동　c : apex　d : 전방운동

상악에 묘기침이 있는 경우	하악에 묘기침이 있는 경우

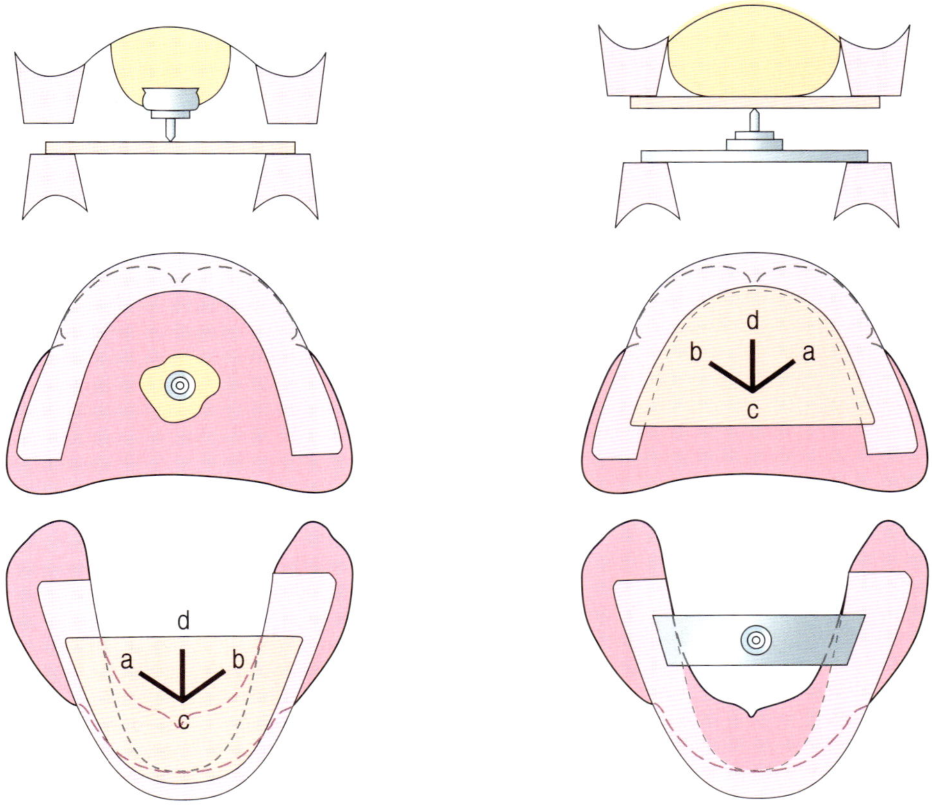

⑤ **태핑 포인트 묘기를 실시한다.**

고딕아치 묘기 후, 인레이 왁스를 한 겹 흘려서 구강 내에서 태핑 포인트(TP)를 묘기시킨다. 그 후 고딕아치 묘기장치를 교합기로 되돌린다. 그리고 묘기판과 묘기침 사이에 교합지를 끼워 교합기를 개폐함으로써 교합기상의 묘기침 위치를 표시한다.

본 증례에서는 양자가 일치하고 있지 않음을 알 수 있다. 이 경우 하악 작업용 모형의 교합기 장착위치를 수정해야 한다. 한편 교합기상의 묘기침 위치와 구강 내 태핑 포인트가 일치하는 경우에는 교합기 장착위치를 수정하지 않아도 된다.

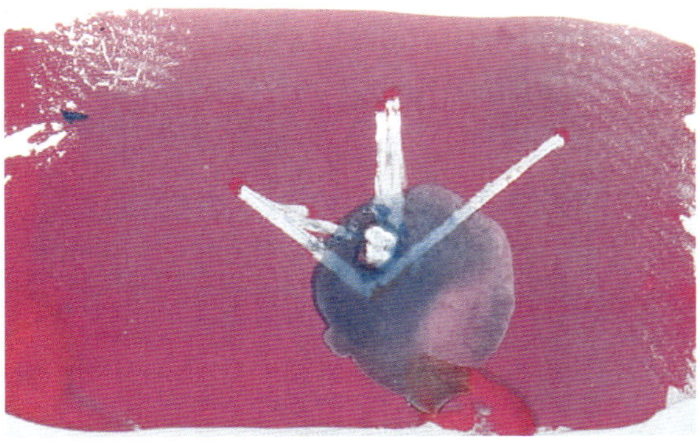

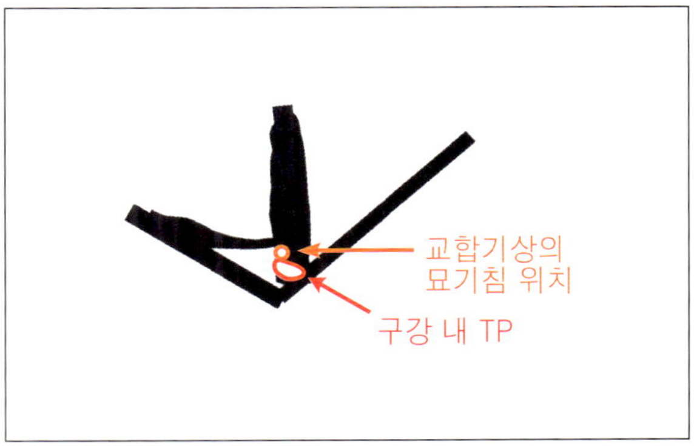

Points !

태핑 포인트 묘기의 조건

- 1초에 1회 정도의 속도로 개구량을 2~4mm 정도로 하고 약한 힘(600gf 이하)으로 태핑한다.
- 환자의 상체를 수직으로 하고 두위를 Frankfort(FH) 평면이 수평이 되도록 유지한다.

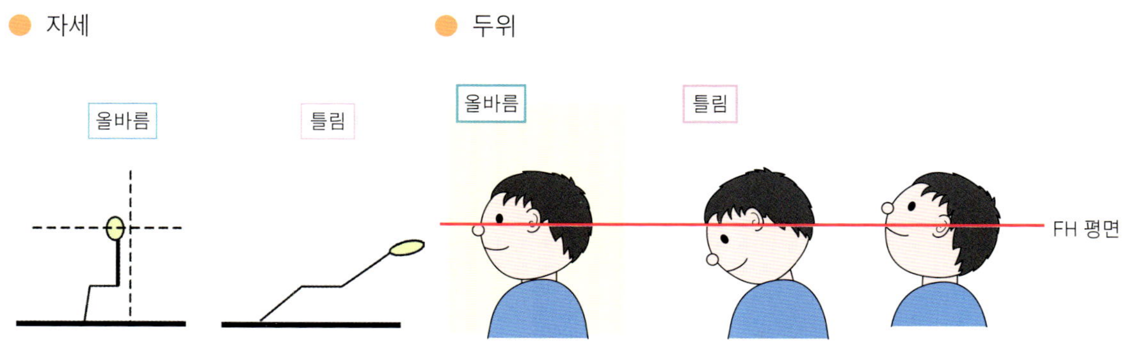

⑥ 구강 내 TP와 교합기상의 묘기침 위치가 어긋난 경우에는 구멍이 뚫린 고정용 디스크를 묘기판 위의 구강 내 태핑 포인트에 맞추어 고정한다.

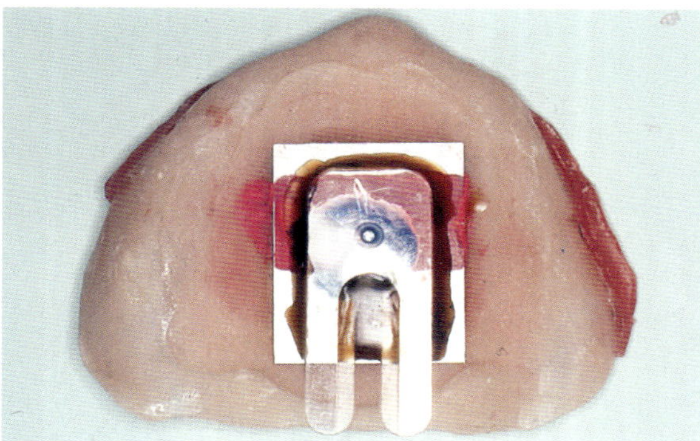

⑦ 구강 내에 묘기장치를 넣어 고정용 디스크의 구멍에 하악 묘기침이 들어가도록 물린다.

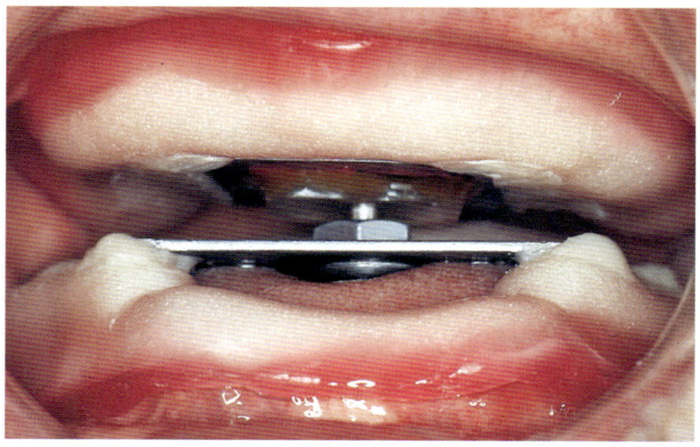

⑧ 구강 내에서 잘 굳는 인상용 석고를 이용하여 상하악 묘기장치를 고정한다.

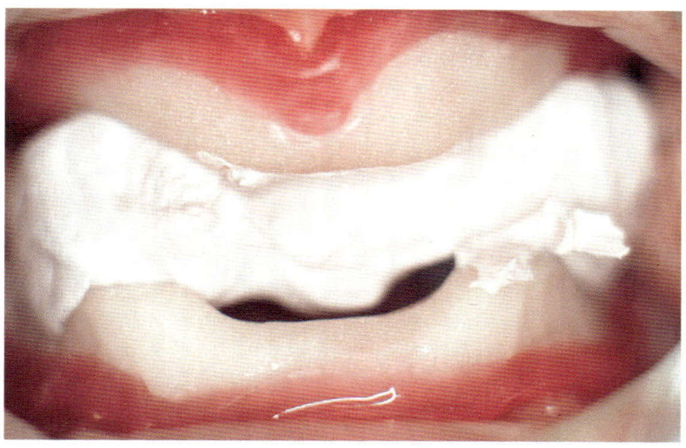

⑨ 경화 후 구강 밖으로 빼낸다. 이것으로 고딕아치 묘기장치에 의한 교합채득이 끝난다.

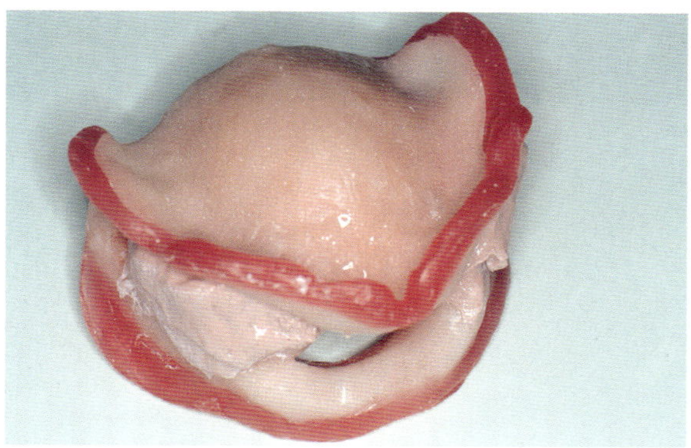

⑩ **묘기된 하악위(구강 내 태핑 포인트)로 수정하기 위해 고정된 묘기장치를 교합기상의 상악 모형으로 되돌리고, 하악 모형의 교합기를 다시 장착한다.**

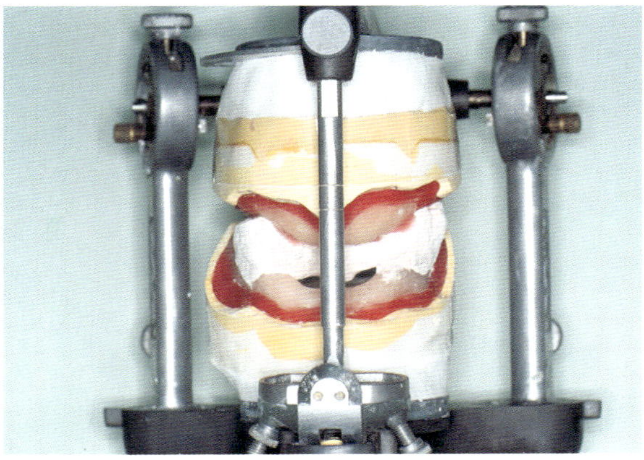

구강 내의 태핑 포인트와 교합기상에서의 묘기침 위치가 일치한 경우

일치한 경우는 교합채득된 악위가 올바르다는 것이므로 그대로 배열한다.

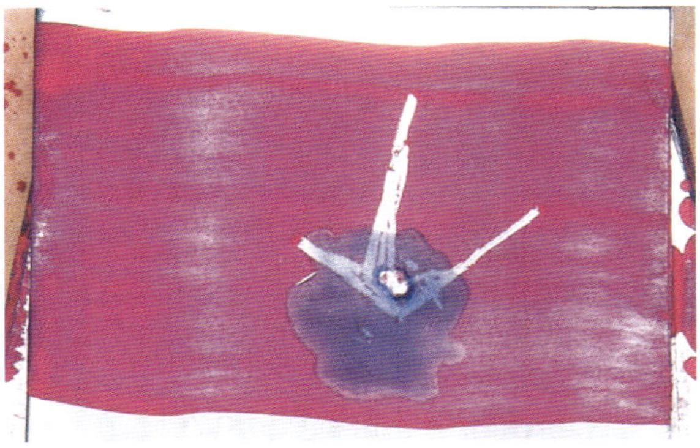

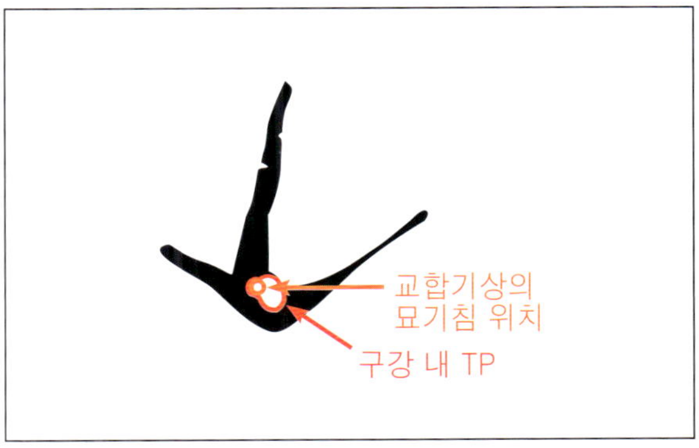

태핑 포인트가 점으로 수속되지 않는 경우(태핑 영역 증례)

태핑 포인트가 있는 면적을 가진 태핑 영역으로 그려지는 경우는 여러 번의 태핑 포인트가 나타난 상황으로, 그 중심부에 악위를 정하는 것이 적절하다.

그러나 편차가 큰 경우나 태핑 영역이 apex에서 크게 편위되어 있는 경우 등은 치료용 의치를 제작하는 등 적정한 악위를 찾아야 한다.

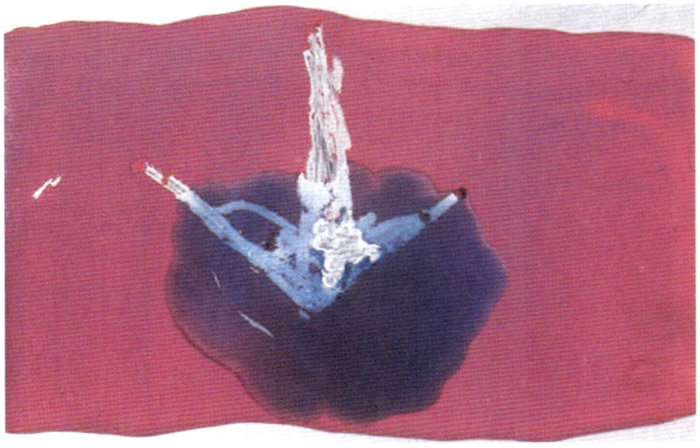

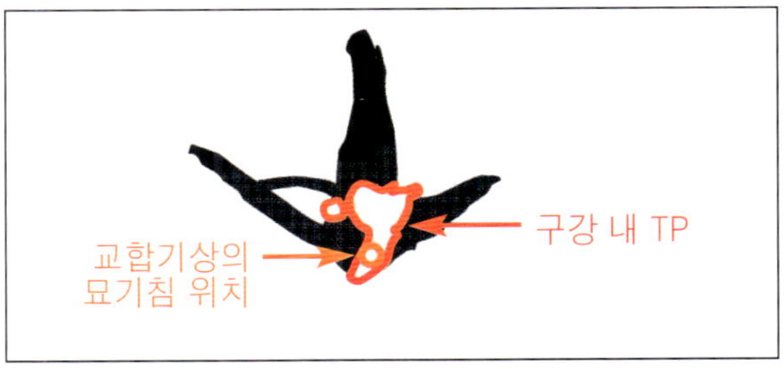

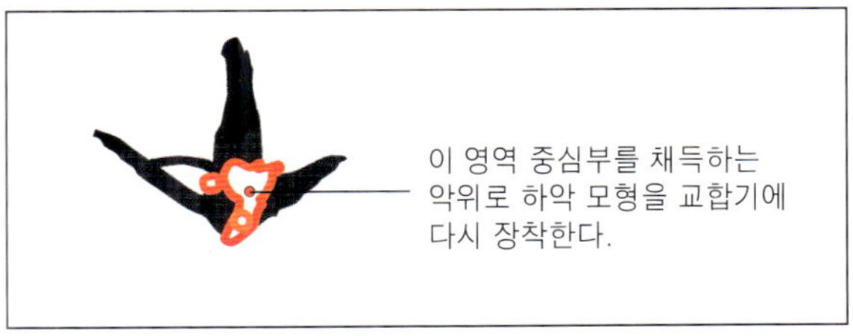

고딕아치로 하악두의 움직임을 이해한다

고딕아치 묘기 예시

본 증례에 이용된 고딕아치 묘기장치

- 상악: 묘기판
- 하악: 묘기침

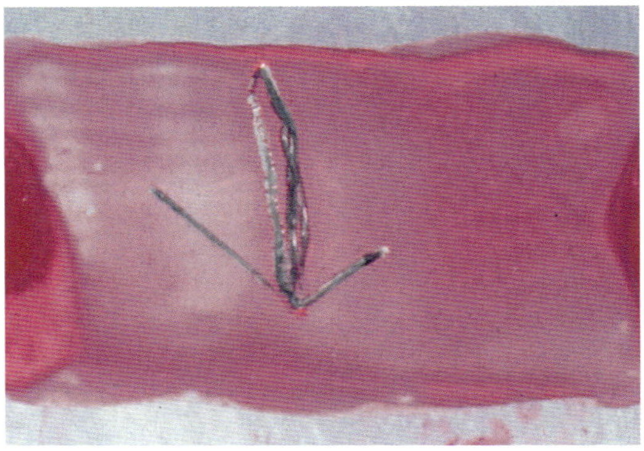

Points !

고딕아치 보는 방법

위 그림에서는 우측방운동에 비해 좌측방운동이 더 작다는 것을 알 수 있다. 또한 전방운동도 우측 방향으로 변위하고 있음을 알 수 있다. 이것으로 좌측 하악두에 비해 우측 하악두에 운동제한이 있는 것으로 의심된다.

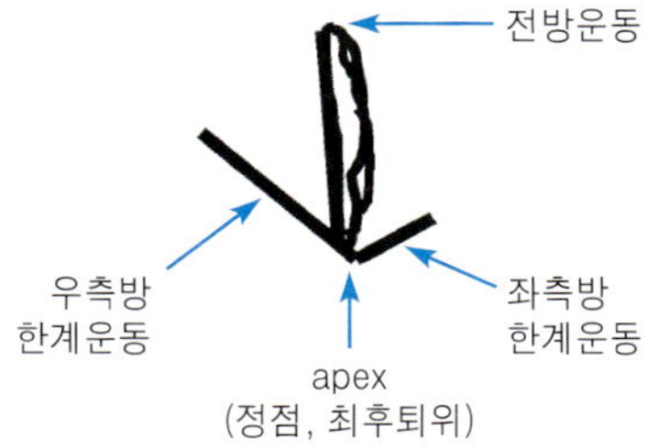

5 전방 체크바이트법에 의한 교합기 조절은 이렇게 실시한다

① 중심교합위

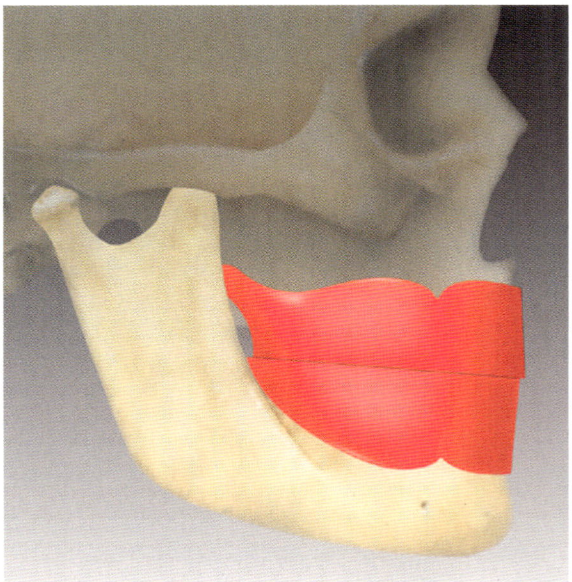

② 교합채득 완료 후, 교합기에 하악 모형을 장착한다.

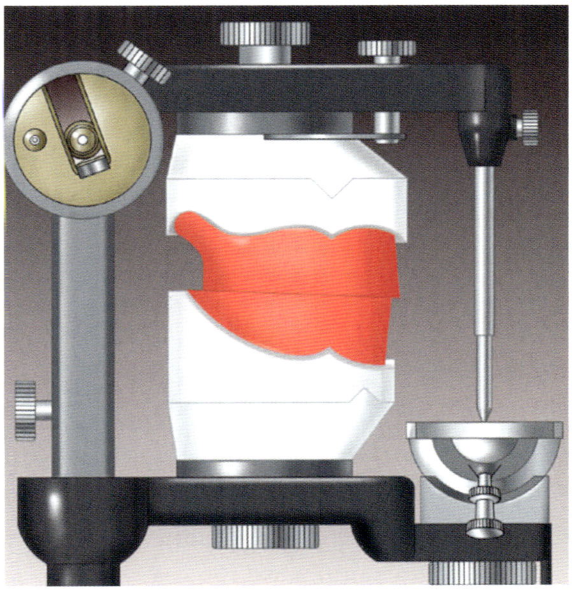

③ 다시 상하악 교합상을 구강 내에 장착한다. 하악의 전방운동을 하게 하면 상하의 교합상간에 쐐기 모양의 공극이 생긴다(시상 Christensen 현상).

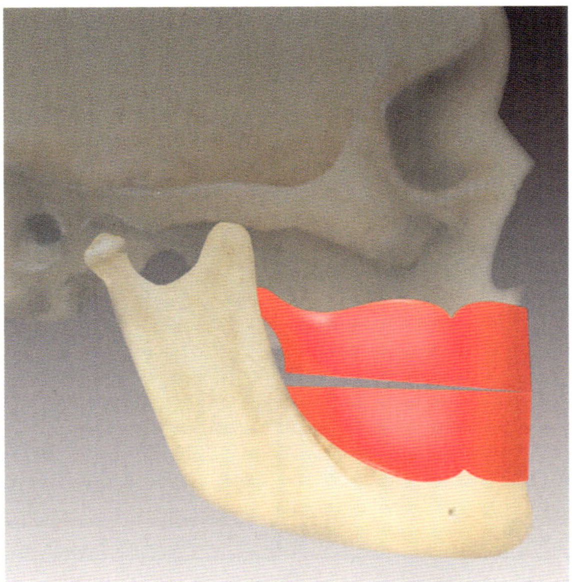

④ 쐐기 모양의 공극부에 연화한 왁스를 사이에 끼워 전방 체크바이트를 채득한다.

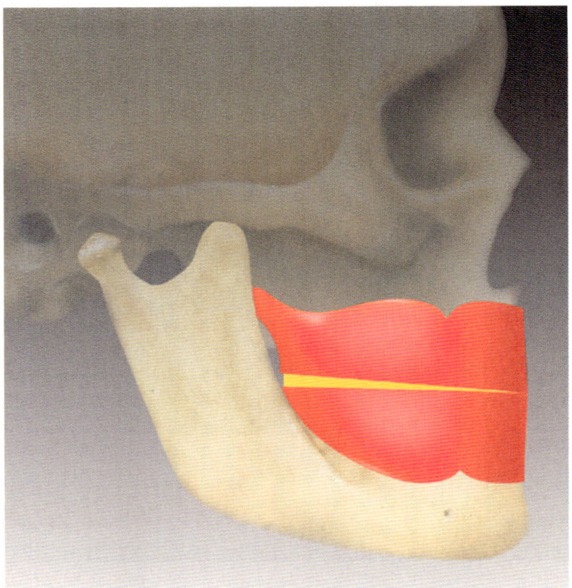

⑤ 구강 외에 상하 교합상과 체크바이트 재료를 한 덩어리로 꺼낸다.

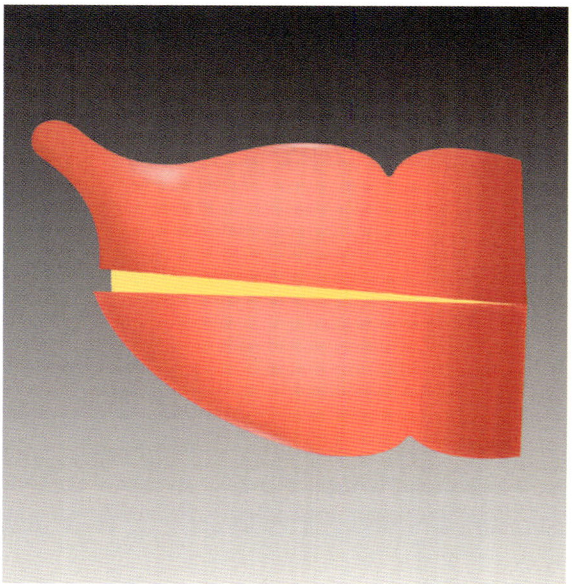

⑥ 하악 모형 위에 구강 내에서 꺼낸 상하 교합상을 놓는다.

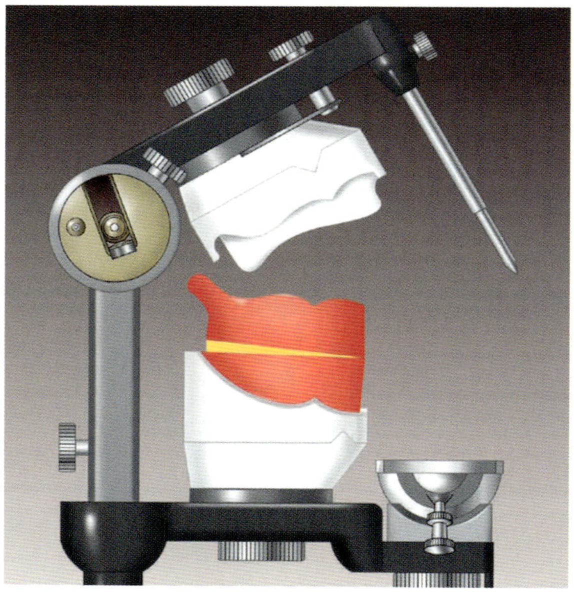

⑦ 그 위에 상악 모형을 놓는다.

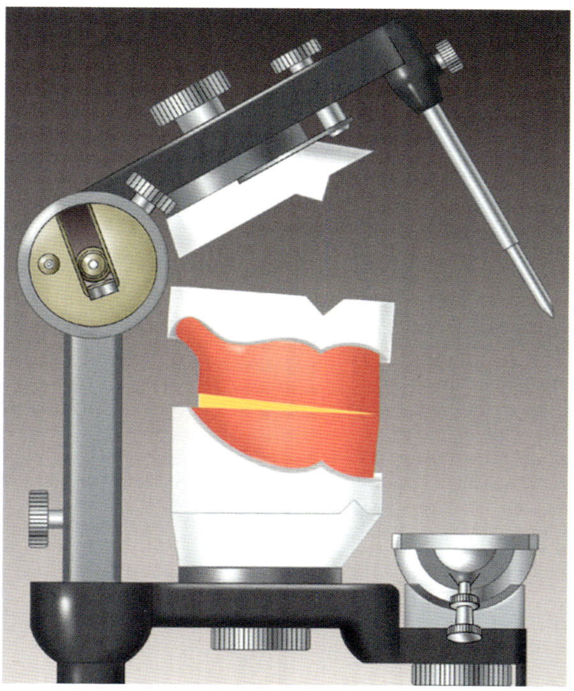

⑧ 우선 교합기 과두구를 자유로운 상태로 만든다. 다음으로 교합기의 상궁을 조심해서 닫고 스플릿 캐스트법의 분할면끼리 일치하도록 상궁을 뒤쪽으로 뺀다. 둘 사이에 틈이 생길 때는 시상 과로 경사를 조절해 빈틈이 없도록 한다(예를 들어 앞쪽에 틈이 있으면 시상 과로경사를 높게 하고 뒤쪽에 틈이 있으면 시상 과로경사를 낮게 한다).

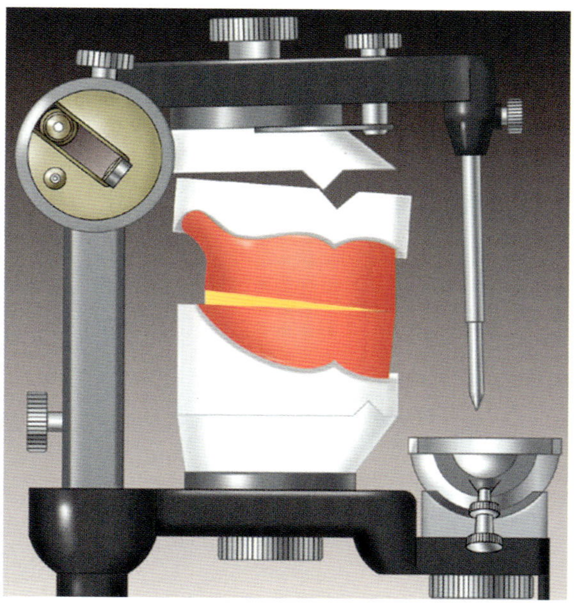

⑨ 스플릿 캐스트법의 분할면끼리 일치했다. 이로써 시상 과로경사 조절이 완료되었다. 이때의 과로경사도가 나타내는 각도가 사상 과로경사가 된다.

⑩ 전방 체크바이트 재료를 제거하고 상궁을 중심교합 시 위치로 돌려 놓는다. 이로 얻어진 시상 과로경사를 Hanau 공식에 대입하여 측방 과로각을 산출한다. 측방 과로각은 측방 체크바이트법을 이용해서 조절하는 방법도 있다.

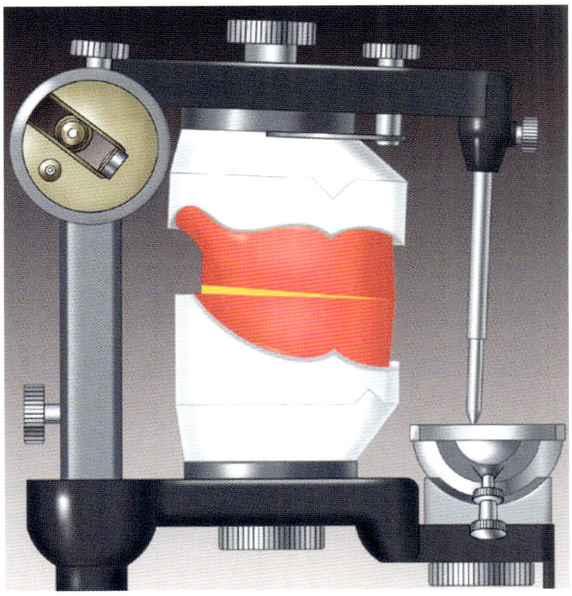

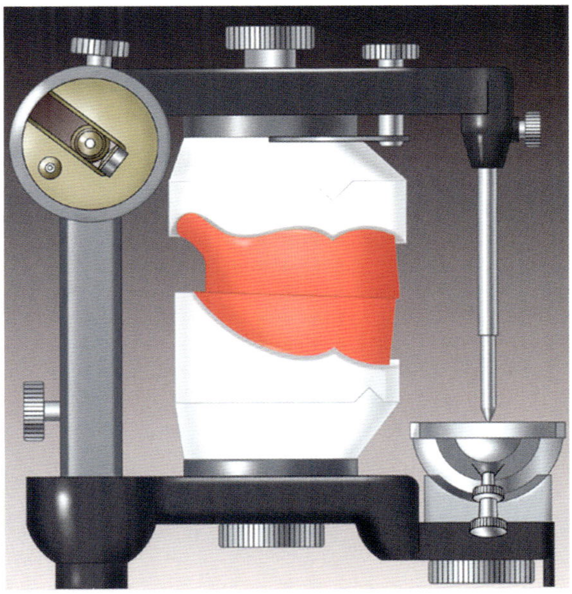

column **Hanau 공식**

시상 과로경사 계산식에 따라 측방 과로각을 산출

$L = \frac{H}{8} + 12$ (L: 측방 과로각, H: 시상 과로경사)

Hanau 공식은 Hanau 교합기의 하궁 뒷면에 기재되어 있다.

증례 3 치료용 의치로 하악 구치부를 평탄한 교합면으로 한 증례

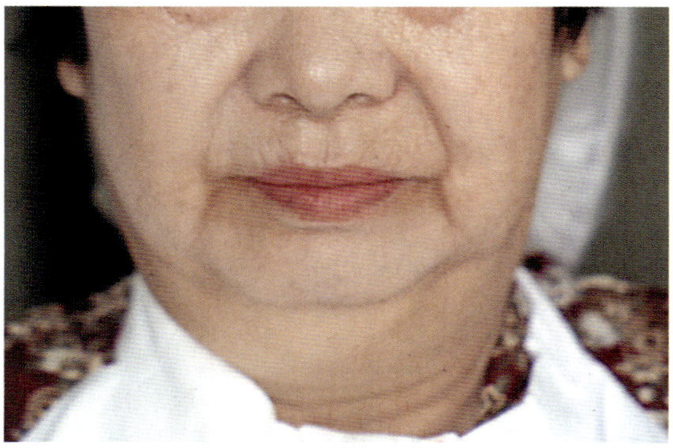

그림 1. 음식물을 잘 물어 끊을 수 없는 증상으로 내원한 64세 여성. 의치를 장착하고 교합했을 때의 정모. 교합고경은 하악 안정위보다 9mm 낮은, 저위교합인 것을 알 수 있다.

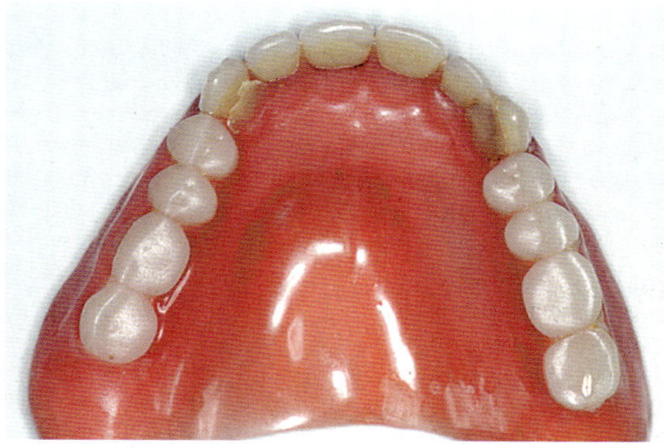

그림 2. 상악 구치부 레진치아에 현저한 마모가 보인다.

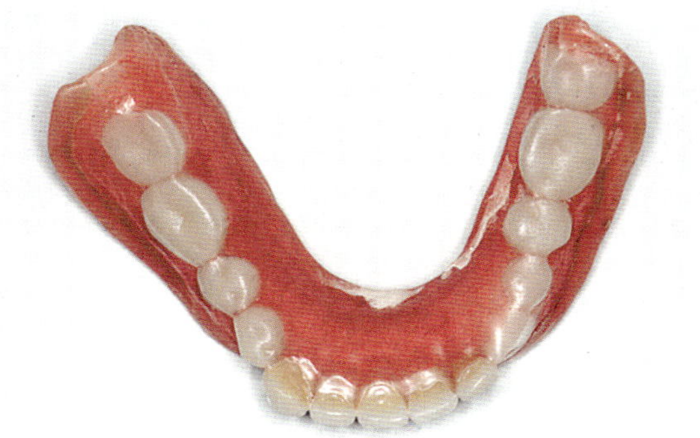

그림 3. 하악 구치부 인공치아에도 마찬가지로 현저한 마모가 확인된다.

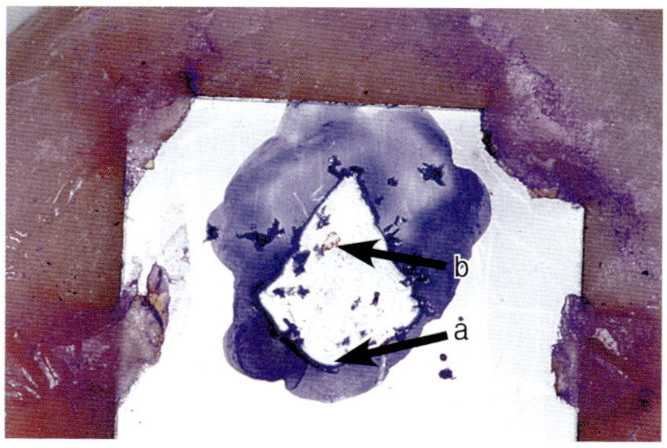

그림 4. 고딕아치 묘기검사를 실시했다. (a)가 apex, (b)가 태핑 포인트이다. apex와 태핑 포인트가 크게 어긋나 있음을 알 수 있다. 이는 인공치아가 마모된 상태에서 장기간 의치를 사용해서 생긴, 전방위에서 교합되는 악습관에 의한 것으로 보인다.

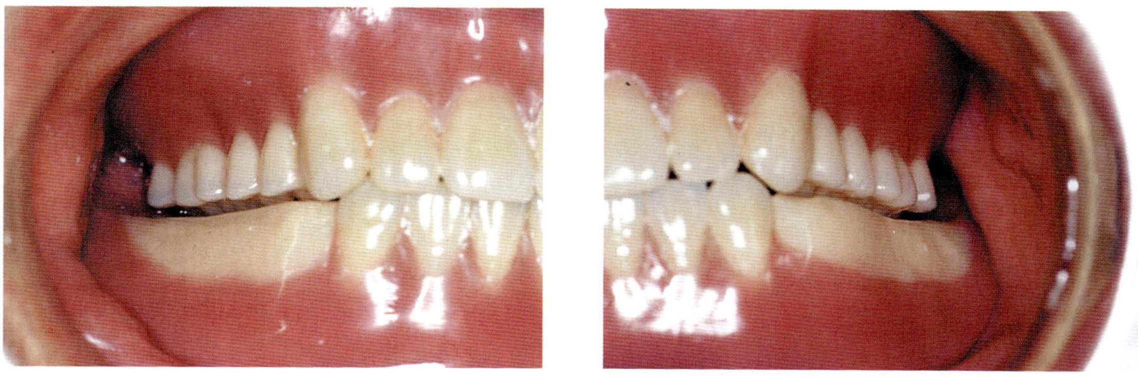

그림 5, 6. 상악 구치부 인공치아는 새것으로 바꾸고, 상악 구치부에는 레진을 첨가함으로써 적절한 교합고경을 부여하도록 했다.

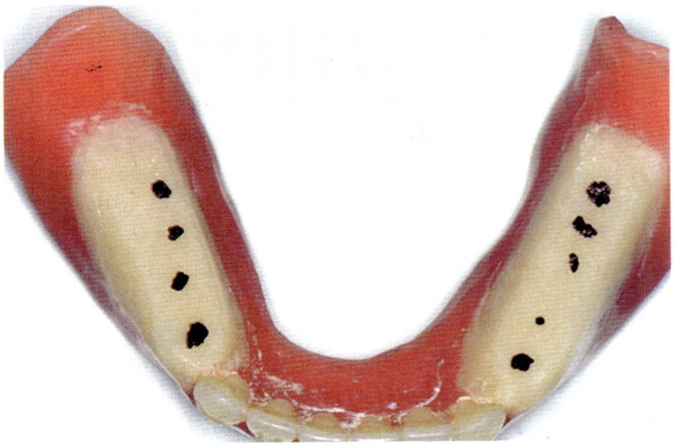

그림 7. 습관성 교합위가 들쭉날쭉한 상태에서 수평적 악위를 결정하면, 부적절한 악위로 교합채득을 할 위험성이 있다. 이에 이 악습관을 고치기 위해 하악은 평탄한 교합면 형태(플랫 테이블)로 만들었다. 플랫 테이블 위에 상악 설측 교두가 균등하게 접촉하도록 조정하였다.

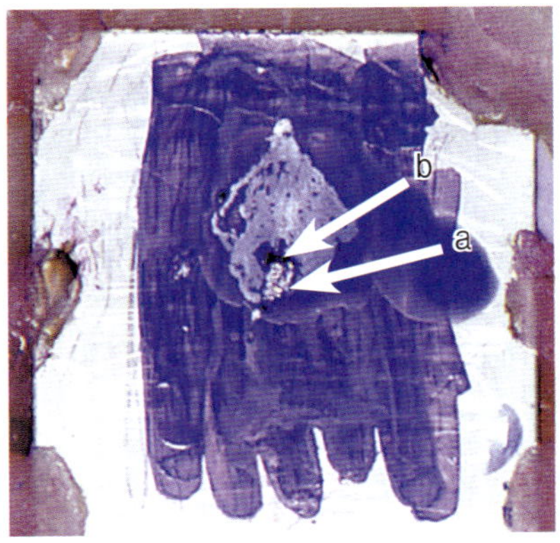

그림 8. 한 달 후 다시 고딕아치와 태핑 포인트를 그린 결과, 태핑 포인트(b)는 apex-(a)의 전방 약 2mm에 위치하여 악습관이 없어진 것을 알 수 있었다.

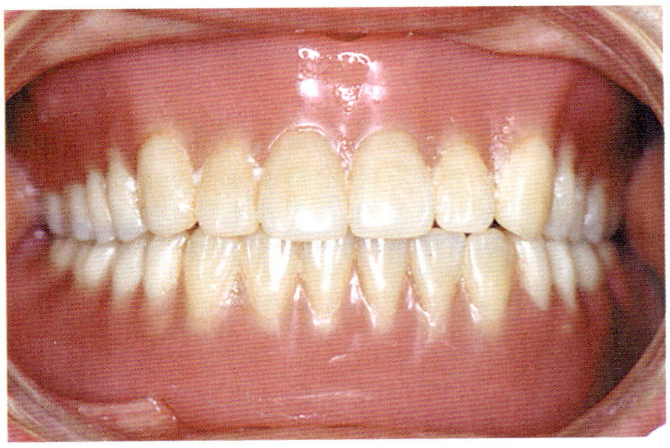

그림 9. 수평적 악위는 태핑 포인트의 위치를 중심교합위로 교합채득을 하여 하악 인공치아를 새것으로 교체했다.

6 인공치아 배열을 알아보자

인공치아는 어떤 위치에 배열해야 하는가?

1 전치부

(1) 순설적 위치

① 교합제(왁스림) 제작 시의 해부학적 지표: 절치유두

자연치의 중절치 절단 위치는 절치유두 중앙부에서 전방 약 10mm이다. 교합제(왁스림) 제작 시에 순측연의 위치 지표로 하며, 중절치의 배열 위치를 확인할 때 참고가 된다.

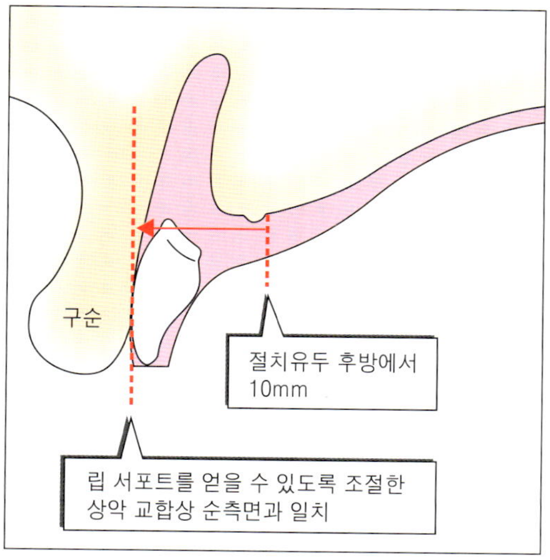

중절치 순면 경사는 순측 교합제와 일치시킨다.

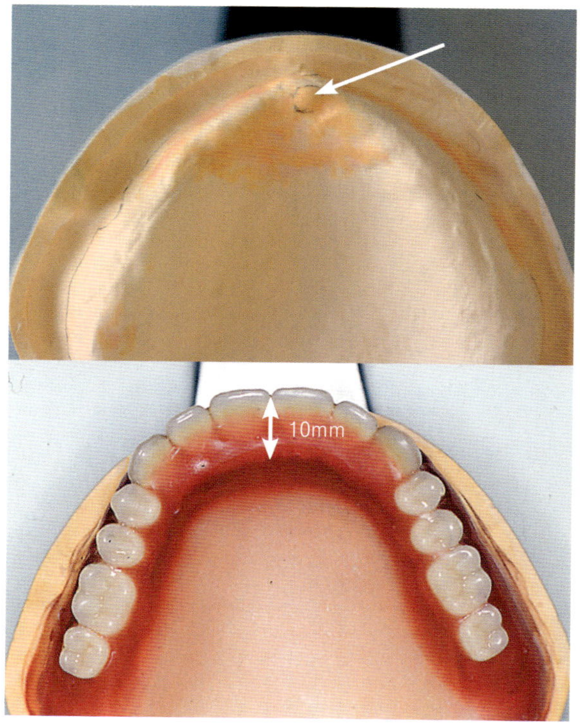

② 상하악 피개관계

상악 치열이 하악 치열을 덮고 있는 상태를 피개라 하며, 오버바이트(수직피개)와 오버제트(수평피개)가 있다.

표준배열에서는 상악 중절치에 대해 약 1mm 오버바이트가 되도록 배열한다. 오버제트는 상하악 치조제의 대향관계, 교합평면의 경사도 및 조절만곡의 깊이 등과의 관계로 결정된다.

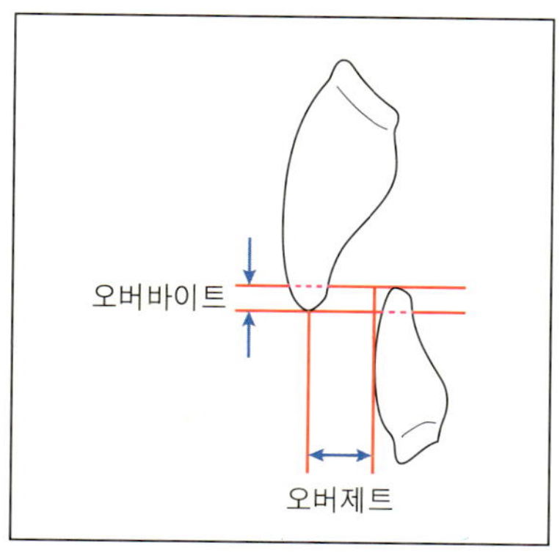

(2) 상하적 위치

① 상악 전치 절단 위치: 상순하연 1~2mm

미소 지었을 때 상순보다 1~2mm 아래쪽에 상악 전치 절단이 위치한다.

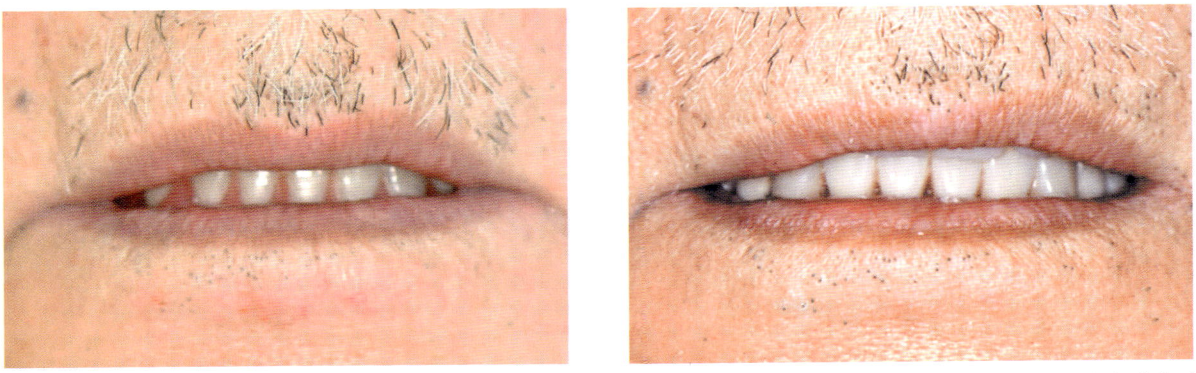

왼쪽 그림에서는 상악 전치가 너무 위쪽에 위치해 있어서 보이지 않는다. 오른쪽 그림에서는 배열 위치를 수정한 후, 상악 전치 절단이 약간 보이게 되었다.

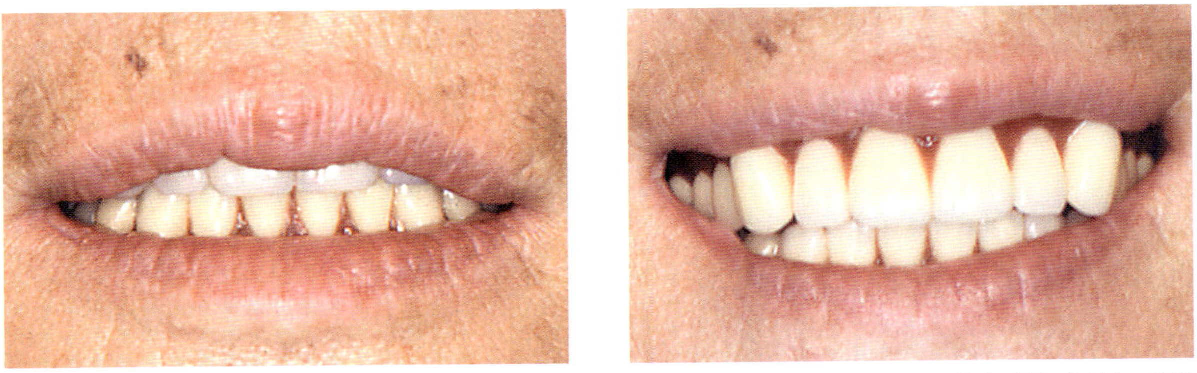

상악 전치 인공치아를 배열할 때, 미소선(미소 지었을 때 하순의 만곡선)을 절연의 만곡 위치 기준으로 한다. 웃을 때 상순 거상량의 개인차에도 주의해야 한다. 미소선(교합상태인 채로 최대한 웃었을 때 상순이 올라간 위치와 하순이 내려간 위치)보다 긴 인공치아를 선택한다. 이 증례에서는 미소 지었을 때(왼쪽 그림)에는 표준적으로 인공치아가 보이지만 활짝 웃으면(오른쪽 그림) 전치가 치경부까지 보이게 된다.

② 정중: 안모정중과 일치

교합채득 시 교합제에 정중선을 명확하게 기입해 둔다. 안모정중은 정면에서 확인하고 정중선은 교합제 위에 되도록 길게 그린다. 또한 가상 교합평면도 확실히 설정해 둔다(앞에서 봤을 때 동공선, 옆에서 봤을 때 Camper선과 평행).

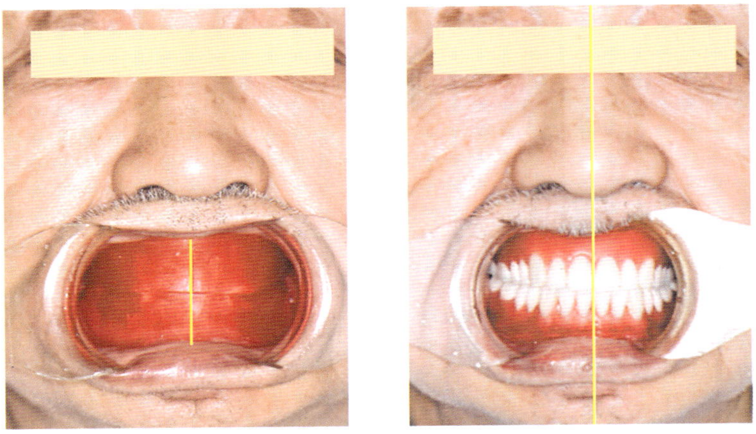

2 구치부

목적 기능 회복!
어디에 구치부 인공치아를 배열하면 총의치가 안정되고 기능이 회복되는가?

(1) 협설적 배열 위치

저작 중에 총의치에 가해지는 이탈력의 정도는 인공치아에 작용되는 교합력과 저작력의 정도에 따라 결정되는데, 구치부 인공치아의 협설적인 배열 위치가 크게 관여하고 있다. 협설적인 인공치아 배열 방법에는 다음 다섯 가지가 있다.

① 치조정간선에 의거한 배열
② 보철학적 치조정선에 의거한 배열
③ 배열허용대로 구하는 공통대에 의거한 배열
④ 뉴트럴 존(근압 중립대)에 의거한 배열
⑤ Cuspid to pad line에 의거한 배열

구치부 인공치아를 배열할 때는 이 중 어느 하나의 개념만을 바탕으로 배열할 것이 아니라 여러 관점에서 어느 위치에서 의치가 안정되는지 여부를 생각하면서 배열해야 한다.

예로부터 지렛대 작용에 의한 의치의 불안정함을 방지한다는 개념으로 치조정에서 가능한 한 벗어나지 않는 위치에 인공치아를 배열하는 치조정간선의 법칙이 중요시되어 왔다. 그러나 이 법칙으로 배열하면 설방이 저해되어 오히려 의치의 안정성이 나빠진다는 문제점이 있다.

① 치조정간선에 의거한 배열

전두면에서 마주보는 상하악 치조정을 잇는 직선을 치조정간선이라고 한다. 제1대구치부에서 치조정간선이 상악 설측교두 내사면 중앙, 하악 협측교두 내사면 중앙을 지나는 위치, 혹은 이로부터 설측을 따라 배열함으로써 편측성 균형(편측성 교합평형)을 성립시켜 역학적 안정을 유지한다. 단, 치조정간선이 가상 교합평면에 대해 80° 이하가 될 경우에는 구치부에 반대교합 배열을 적용한다.

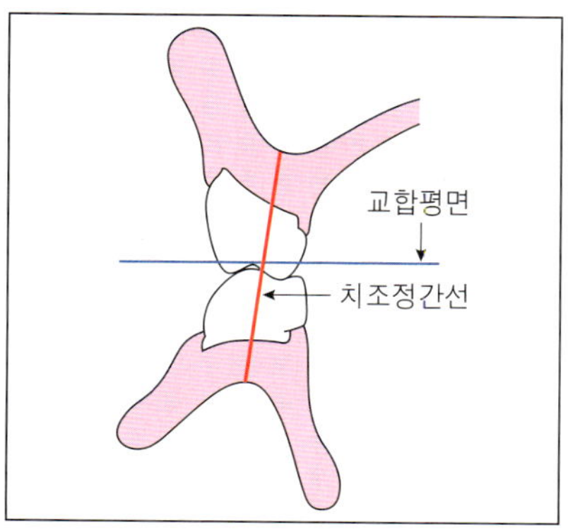

치조정간선 법칙. 치조정간선에 의거한 배열 위치

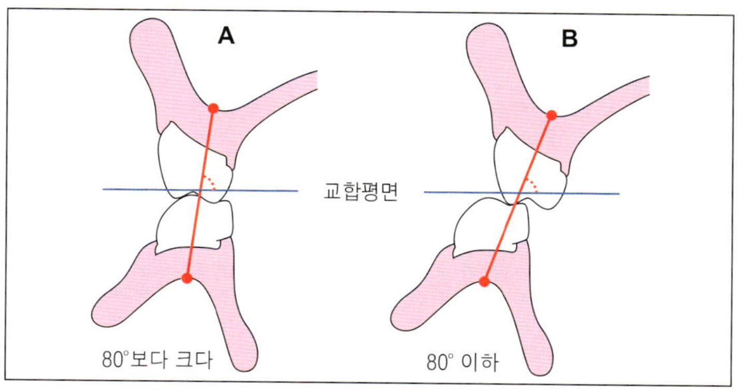

반대교합 배열을 하는 경우. (A)는 치조정간선이 80°보다 크므로 정상피개에 배열한다. (B)는 치조정간선이 80° 이하이므로 구치부를 반대교합에 배열한다.

② 보철학적 치조정선에 의거한 배열

상하악 각각의 보철학적 치조정선(상악은 견치원심점과 상악 결절최고점을, 하악은 견치원심점과 후구치 삼각 융기 중앙점을 이은 선)에 의거하여 구치가 안정되는 위치에서 교합제(왁스림)를 제작하여 교합채득을 한다. 그 후에 모형을 교합기에 장착하여 상하악 교합제가 맞닿게 배열하는 방법이다. 상하악 교합제가 맞닿는 부분에 배열함으로써 역학적 안정을 유지한다.

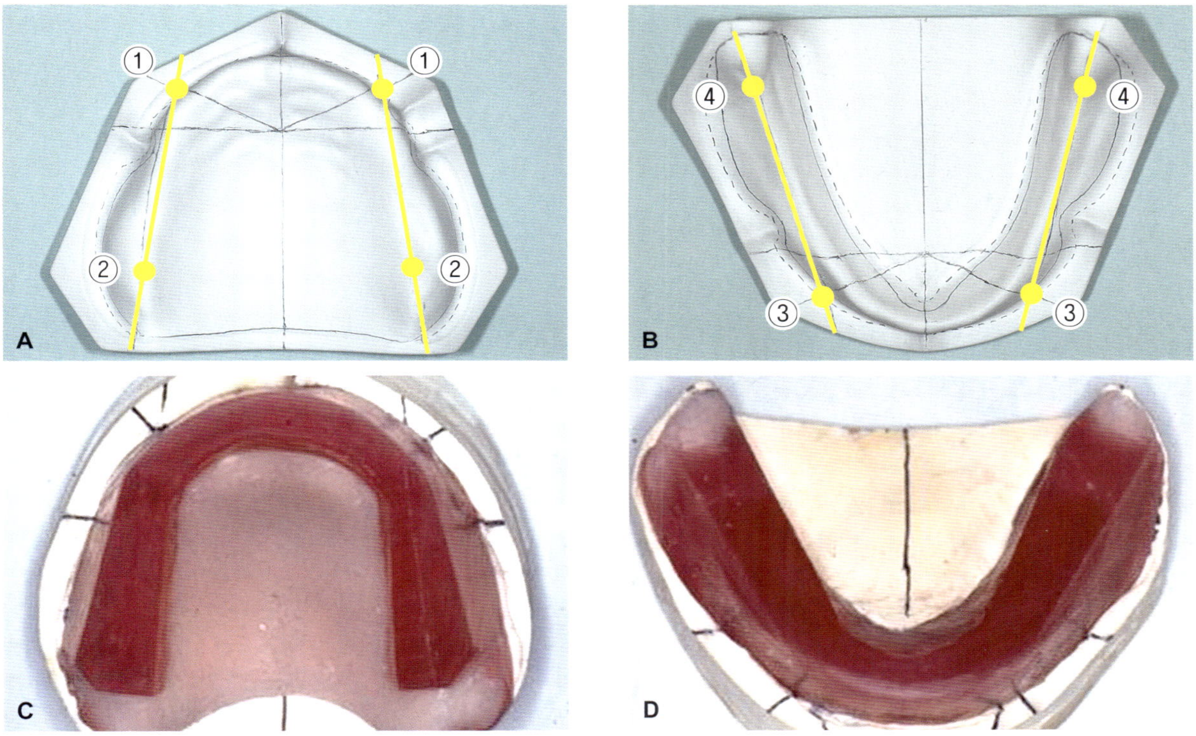

보철학적 치조정선. (A) 상악은 견치원심점 ①과 상악 결절최고점 ②를 이은 선. (B) 하악은 견치원심점 ③과 후구치 삼각 융기 중앙점 ④를 이은 선. (C), (D)는 보철학적 치조정선에 의거하여 제작된 교합제

③ 배열허용대로 구하는 공통대에 의거한 배열

상악 구치부 협측에서의 배열 위치의 한계는 협측상연이며, 양쪽 상연을 연결하는 선의 협측에서 1/4 범위를 상악의 배열허용대로 한다. 하악 구치부는 협측상연에서 설측상연까지를 배열허용대로 한다. 상하악의 배열허용대가 겹치는 곳을 배열을 위한 공통대로 하고 그 안에 배열한다. 공통대가 6mm 이하가 되는 증례의 경우에는 구치부에 반대교합 배열을 적용한다.

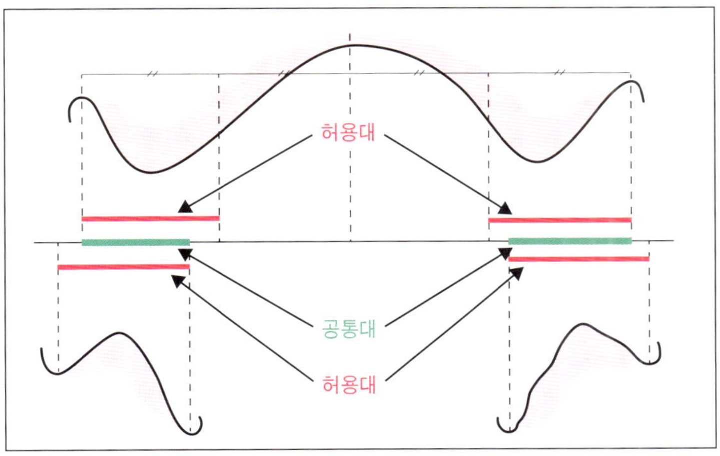

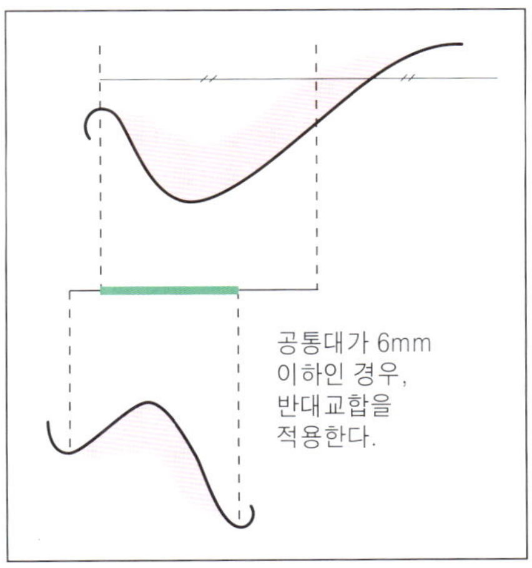

④ 뉴트럴 존(근압 중립대)에 의거한 배열

설압과 협 · 구순압이 조화된 공간인 뉴트럴 존(근압 중립대)에 배열하면 의치는 안정적이라는 생각에 의거한 배열방법이다.

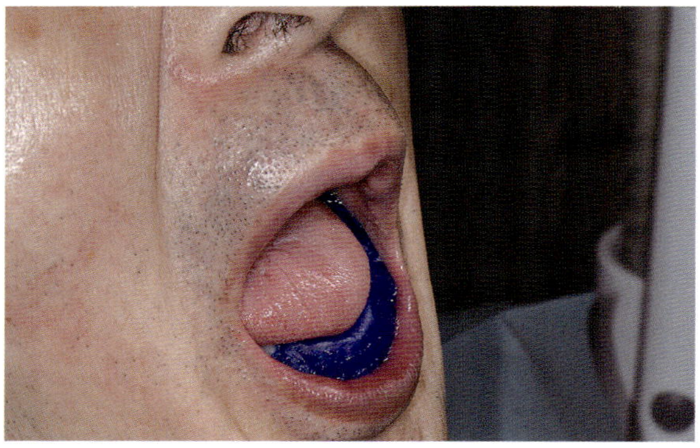

뉴트럴 존(근압 중립대) 표시. 기초상에 왁스를 쌓아 올려 연화한 뒤 환자의 구강 내에 삽입하여 기능운동을 하게 하고 뉴트럴 존을 표시한다.

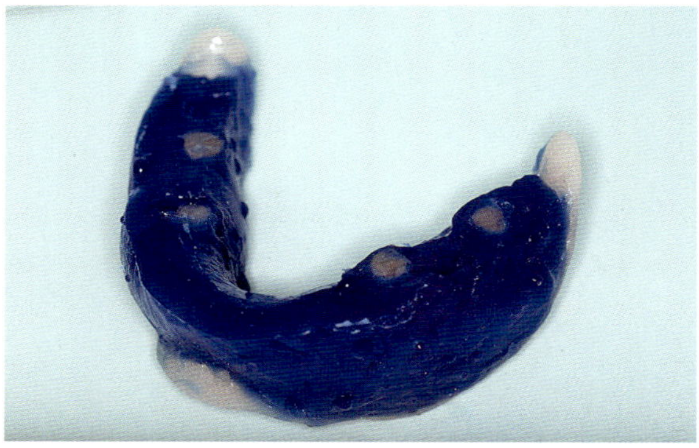

표시된 뉴트럴 존(근압 중립대). 뉴트럴 존이 표시된 교합상. 이로 얻어진 공간 속에 인공치아를 배열한다.

⑤ Cuspid to pad line에 의거한 배열

하악 견치의 근심각에서 후구치 삼각 융기의 협측과 설측을 잇는 가상선(cuspid to pad line)으로 이루어지는 삼각형(pound 삼각) 안에 하악 구치 설측연을 배열하는 방법. 하악 구치 설측면이 후구치 삼각 융기의 설측면과 하악 견치의 근심각를 잇는 선보다 설측에 위치한 경우에는 설방이 저해된다.

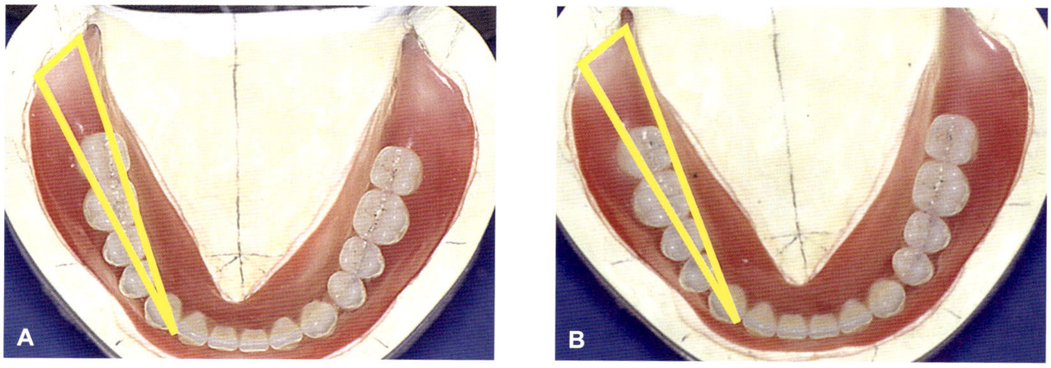

Cuspid to pad line에 의거한 배열. (A)는 하악 우측 대구치 설측교두가 혀측 라인보다 바깥쪽에 위치하고 있기 때문에 설방이 저해되고 있다. (B)는 배열 수정 후 우측 구치 설측교두정이 선 안쪽으로 들어갔다.

(2) 수직적 배열 위치

인공치아의 수직적 배열 위치, 즉 교합평면 높이는 교합채득 시 가상 교합평면으로 결정된다. 가상 교합평면의 전방은 견치 첨두 높이를 기준으로 한다. 가상 교합평면의 기울기는 Camper선, 교합기 장착 후의 HIP 평면(HIP plane) 등을 고려하고 설배의 높이, 후구치 삼각 융기 중앙, 상하악 치조제의 중앙, 치조제의 기울기 등을 가미하여 최종적으로 결정한다.

3 치조제 형태와 의치의 대향관계

치조정간선이 가상 교합평면에 대해 80° 이하가 되는 증례와 공통대가 6mm 이하가 되는 증례에서는 구치부에 반대교합 배열을 적용한다.

유치악일 때

정상피개 배열이면 상악 치열궁은 하악에 비해 다소 커진다. 이는 상악 구치는 협측으로 기울고 하악 구치는 설측으로 기울기 때문이다.

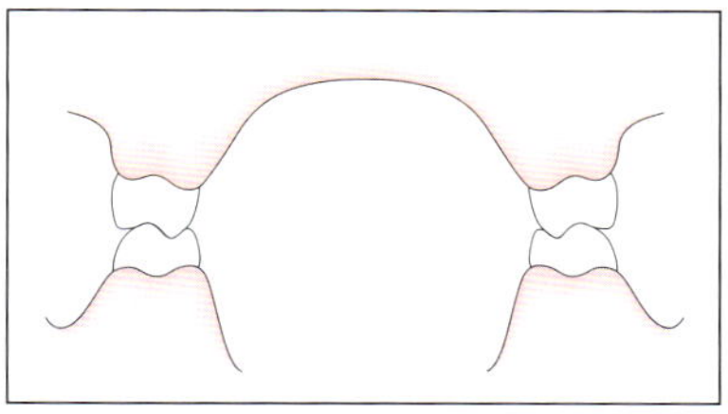

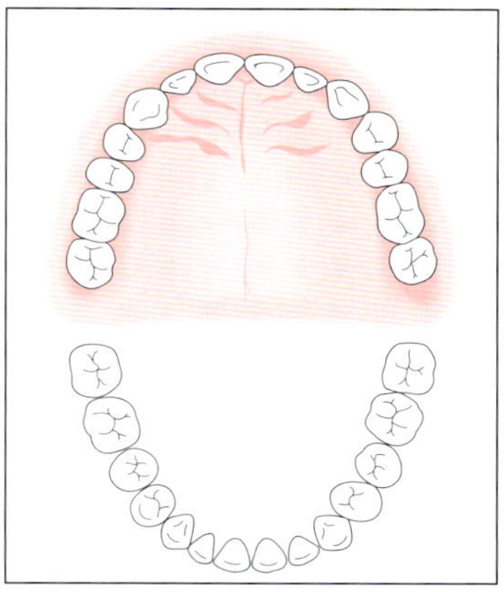

치아 소실 직후

치조궁은 유치악일 때의 크기와 거의 비슷하다. 대향(서로 마주보는)관계도 유치악일 때에 준한다. 치조제 높이도 어느 정도 확보되므로, 의치 유지와 안정에도 영향이 적다.

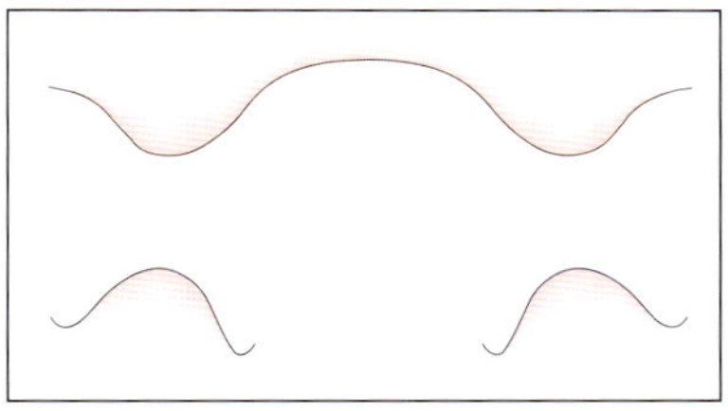

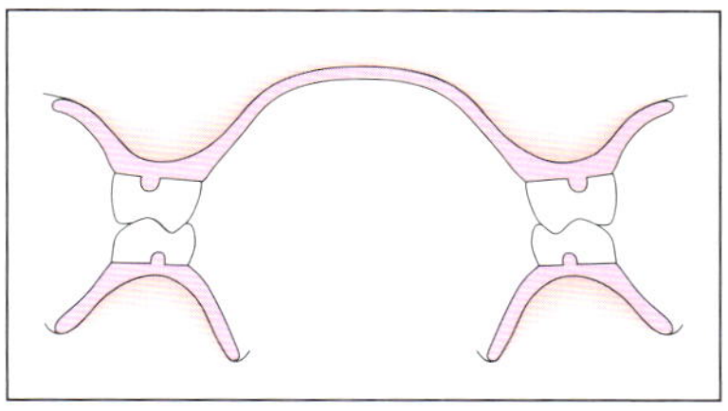

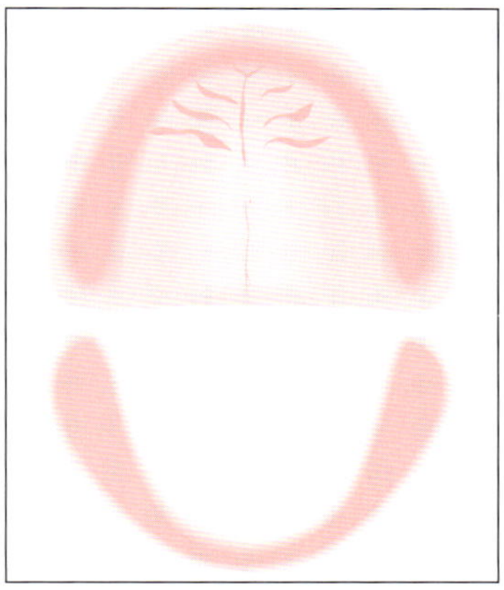

치조제 흡수가 더욱 진행되면

상악 구치부는 설측으로 하악 구치부는 협측을 향해 흡수된다. 그렇기 때문에 치조궁의 대향관계는 반대가 되어 인공치아 배열도 반대교합이 되는 경우가 많다(특히 제2대구치). 또한 치조제의 높이도 감소되기 때문에 의치 유지와 안정에 문제를 일으키는 경우가 적지 않다.

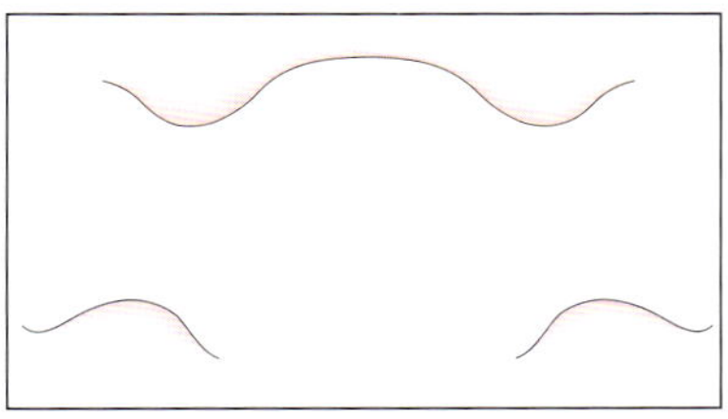

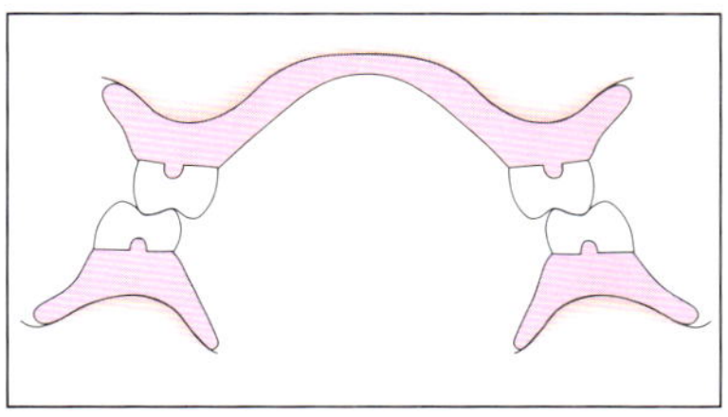

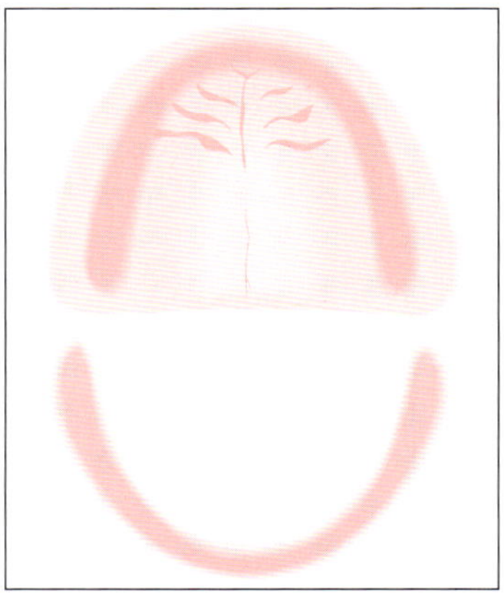

4 안정적인 총의치의 구치부 인공치아 배열 위치는 어떻게 되어 있을까?

사용 중인 상하악 총의치를 석고로 복제하고 교두교합위의 단면을 관찰한다.

증례 1: 상하악 모두 치조제 흡수가 중등도인 증례

● 협설 단면

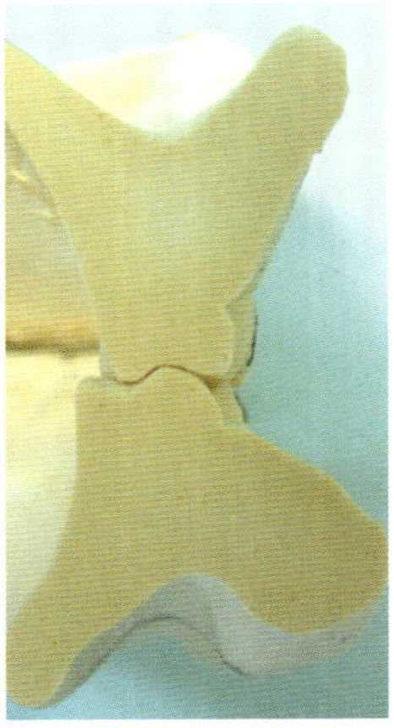

7|7 부

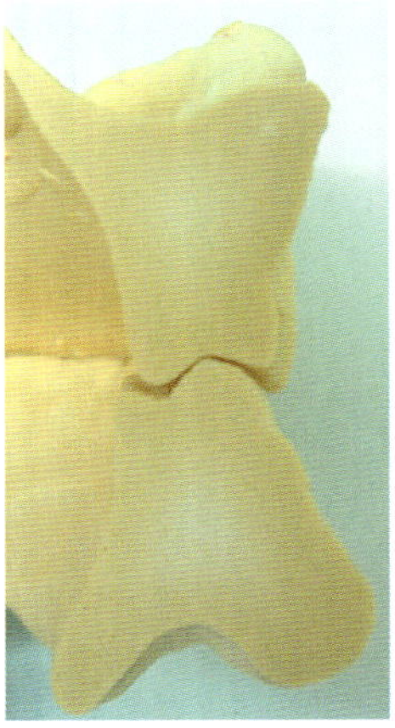

6|6 부

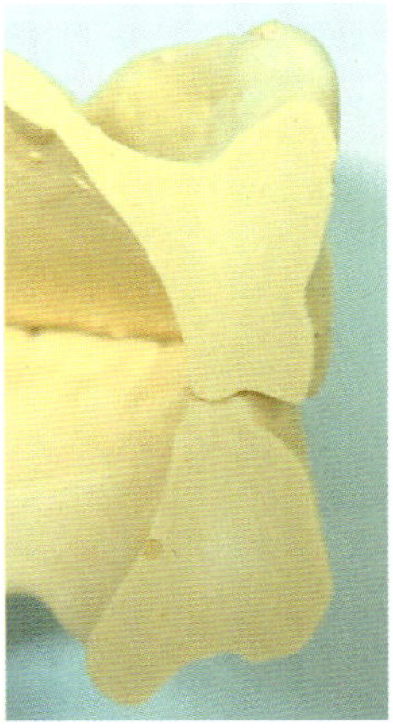

5|5 부

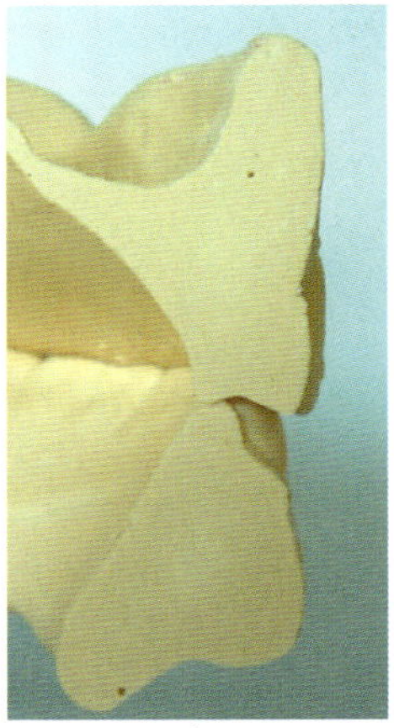

4|4 부

상악 제2대구치부에서 협측 상연과 치조정의 위치로 볼 때 인공치아는 협측 쪽으로 배열할 수 있음을 알 수 있다(85쪽 '배열허용대' 참조).

또한 소구치부는 거의 협측 배열 한계에 배열되었음을 알 수 있다.

● 근원심 단면(하악 중앙구부에서 절단)

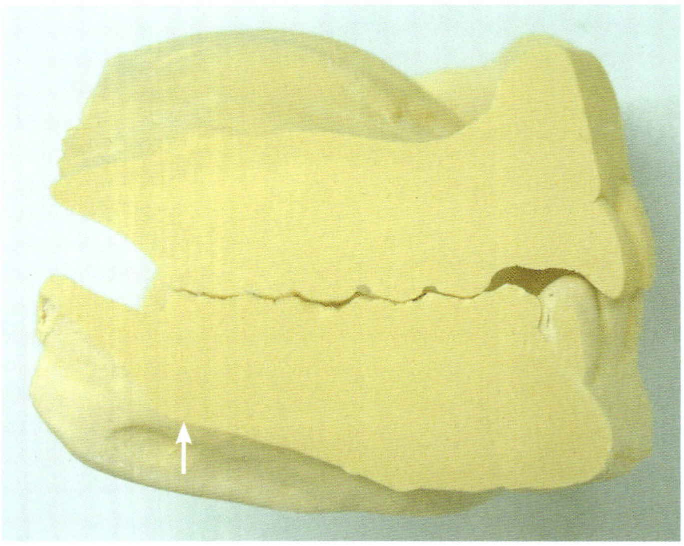

교합평면이 상하악 치조제 중앙에 치조제와 거의 평행으로 위치하고 인공치아는 화살표보다 앞쪽 하악 치조제가 거의 평탄한 위치에 배열되어 있어 전후적으로 쉽게 안정되는 것을 알 수 있다.

증례 2: 상악 치조제가 비교적 우형이고 하악 치조제가 열형인 경우

● 협설 단면

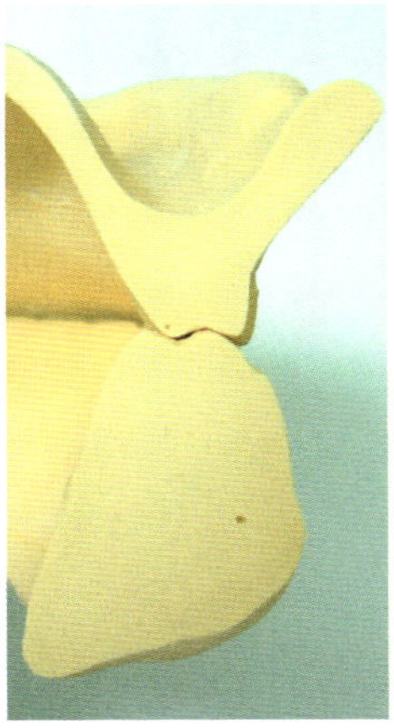

$\begin{array}{c|} 7 \\ \hline 7 \end{array}$ 부

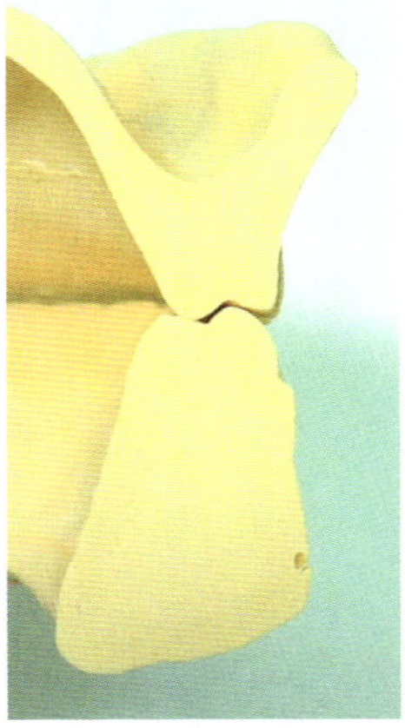

$\begin{array}{c|} 6 \\ \hline 6 \end{array}$ 부

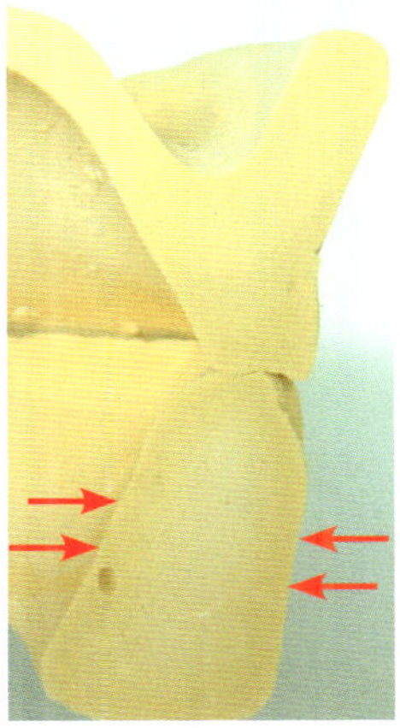

$\begin{array}{c|} 5 \\ \hline 5 \end{array}$ 부

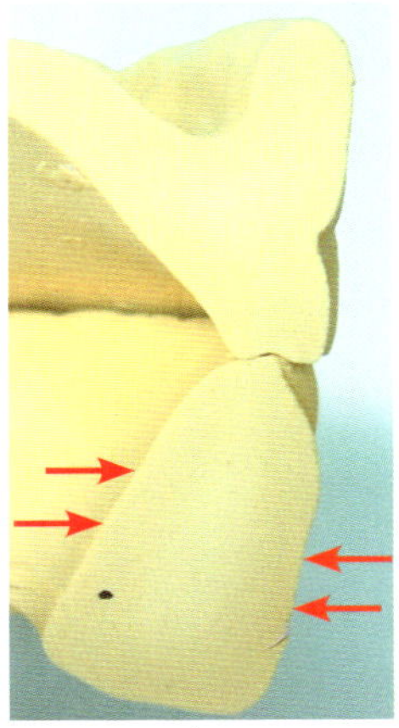

$\begin{array}{c|} 4 \\ \hline 4 \end{array}$ 부

하악 치조제를 통해 곤봉 형태가 표현되기 어려워짐을 알 수 있다. 이 경우 근압면(연마면)을 조금 더 오목하게 하면 근압에 의한 유지를 기대할 수 있다(→부).

● 근원심 단면(하악 중앙구부에서 절단)

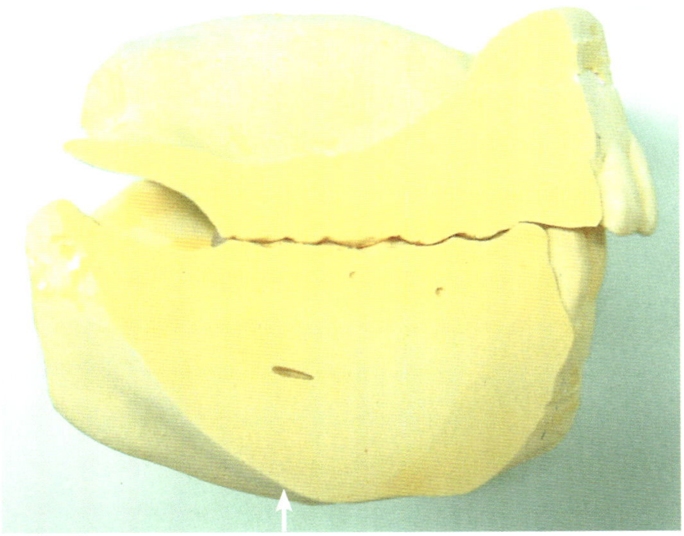

교합평면이 상당히 상악 가까이에 있다. 그러나 전치가 심미적으로 적절한 위치에 있고 설배와 교합평면의 높이가 동일하면 문제가 없다. 후구치 삼각 융기를 향해 화살표 위치에서 경사면으로 되어 있으며, 후방 경사면 위에 배열되어 있는 최후방 구치는 역학적으로 불안정하다.

5 플랜지 테크닉을 알아보자

치조제 흡수가 현저한 증례에서 총의치를 안정시키기 위해서는

1. 치조제와 의치상의 양호한 적합 ········ • 인상채득에 의한 부분이 큼
2. 교합평면 경사와 치조제의 평행 유지 ········ • Sears 방법
3. 구치부 인공치아의 협측적 배열 위치 고려 ········ • 편측성 균형(편측성 교합평형) 획득
4. 구순, 볼, 혀와 의치상의 조화 ········ • 상연마면(근압면)의 형태
   • 전치부 인공치아의 순설적 배열
5. 양호한 교합상태 ········ • 양측성 균형(양측성 교합평형) 획득

총의치를 안정시키기 위해서는 상기와 같은 사항을 고려해야 한다. 플랜지 테크닉을 이용하여 그중 3번과 4번 사항에 대응할 수 있다.

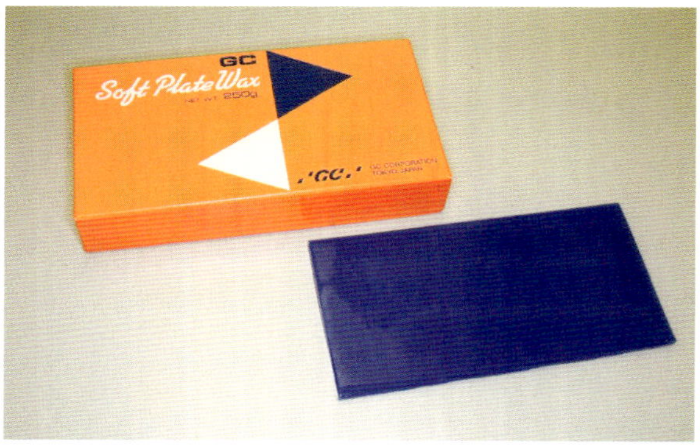

① 플랜지 왁스. 이 상품은 소프트 플레이트 왁스라고 하며, 47℃의 물에서 연화된다.

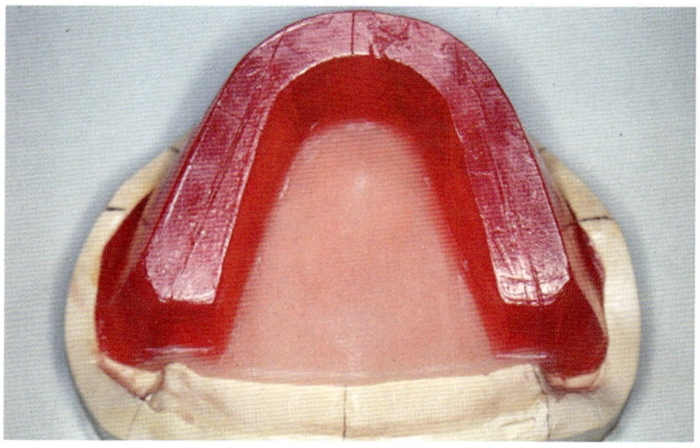

② 작업용 모형 위에 보철학적 치조정선에 따라 제작된 상악 교합상

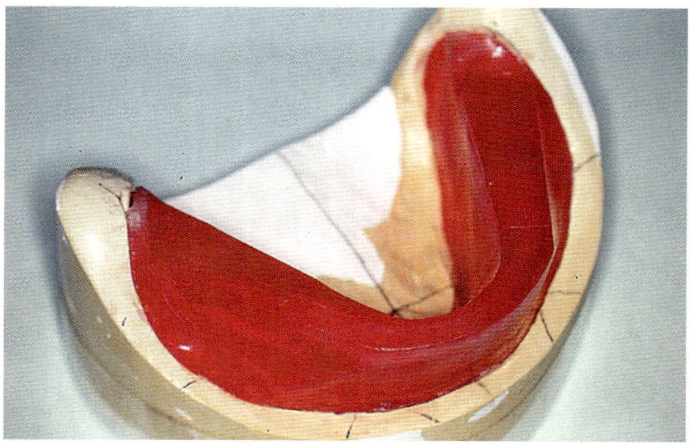

③ 마찬가지로 제작된 하악 교합상. 이를 이용해서 교합채득을 한다.

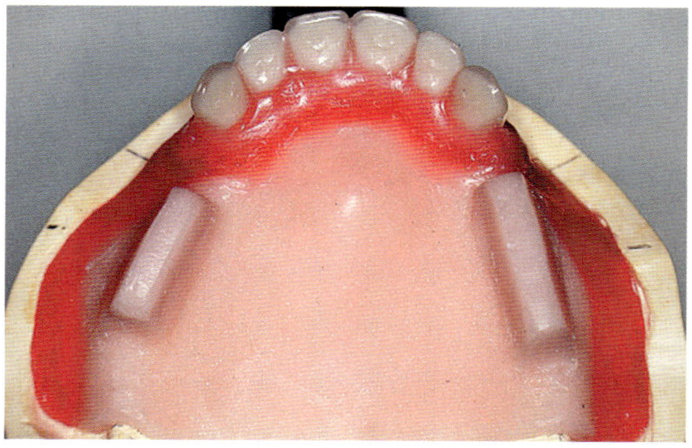

④ 상하악 모형의 교합기 장착 후, 상악 전치의 인공치아 배열을 하고, 구치부에는 occlusal stop(교합고경 유지)을 위해 치조정상에 레진 킬을 붙인다.

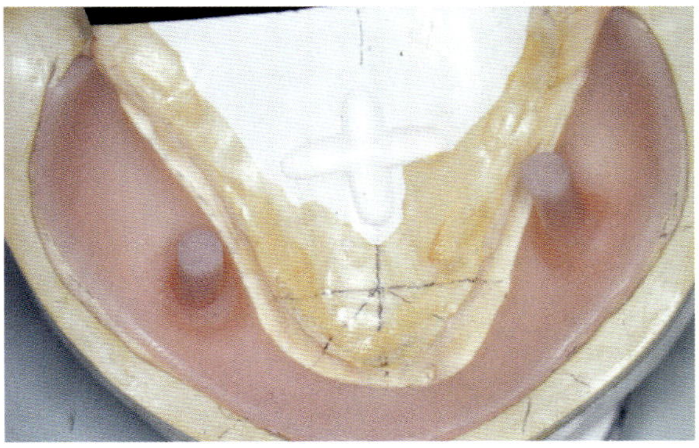

⑤ 하악은 전치부 배열을 하지 않고 구치부에는 occlusal stop(교합고경 유지)을 위해 레진 킬을 붙인다.

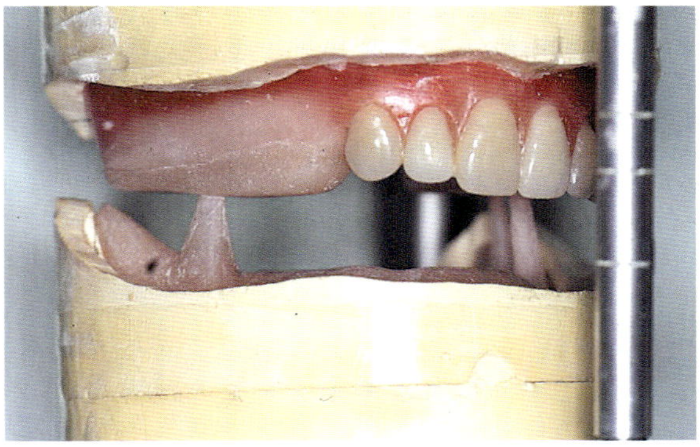

⑥ 교합기상에서 교합시키면 상하악 킬로 상하악 악위를 유지할 수 있다. 본 증례에서는 하악에 소프트 왁스를 응용한다.

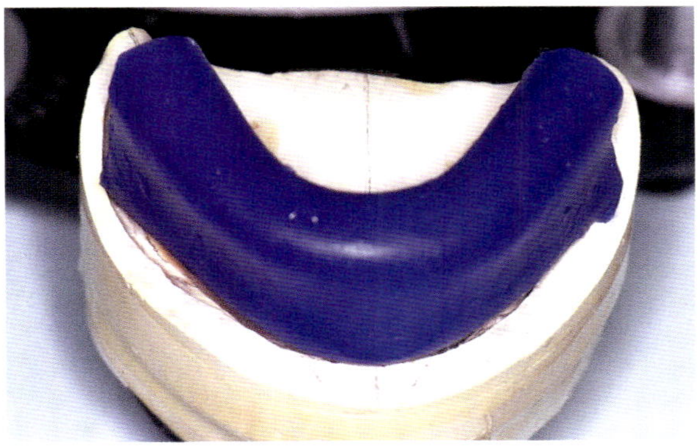

⑦ 하악에 소프트 왁스를 응용한다.

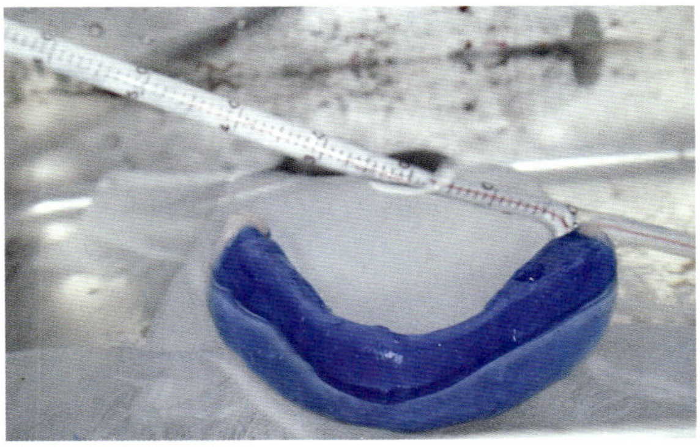

⑧ 47℃의 온수에 5분 정도 담가서 적당히 연화시킨다.

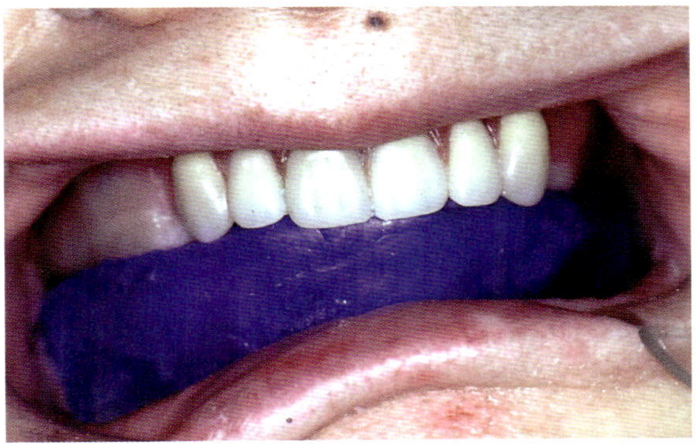

⑨ 연화된 왁스가 붙어 있는 교합상을 구강 내로 삽입하고 환자가 온수를 삼키고 기능운동을 하도록 한다.

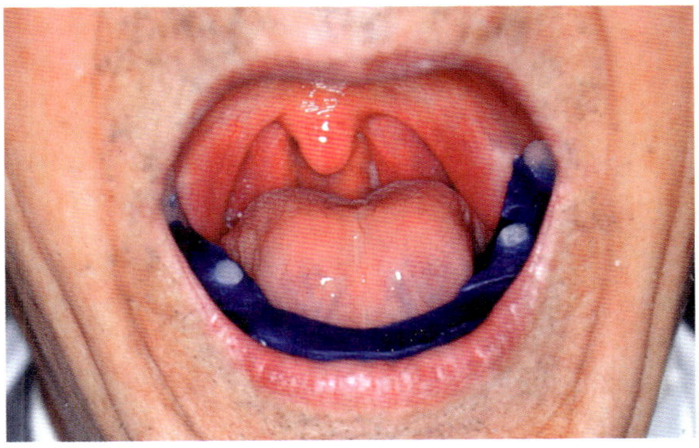

⑩ 하악의 뉴트럴 존이 채득되었다. 입을 벌려도 하악 의치상이 들뜨지 않는다.

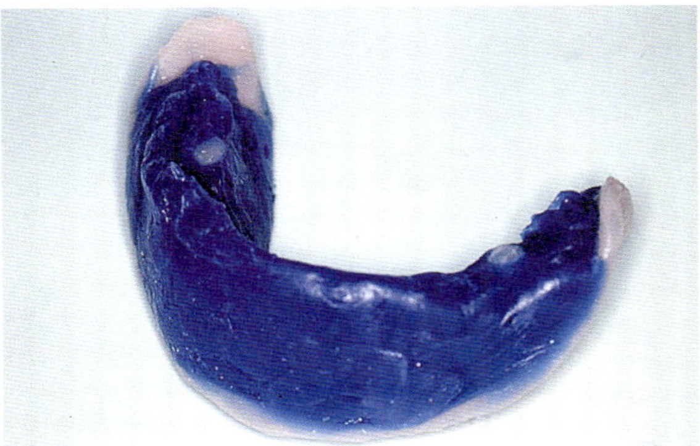

⑪ 채득된 덴쳐 스페이스(구순압과 설압이 조화를 이룬 근압 중립대; 뉴트럴 존)가 소프트 왁스로 표현되어 있다.

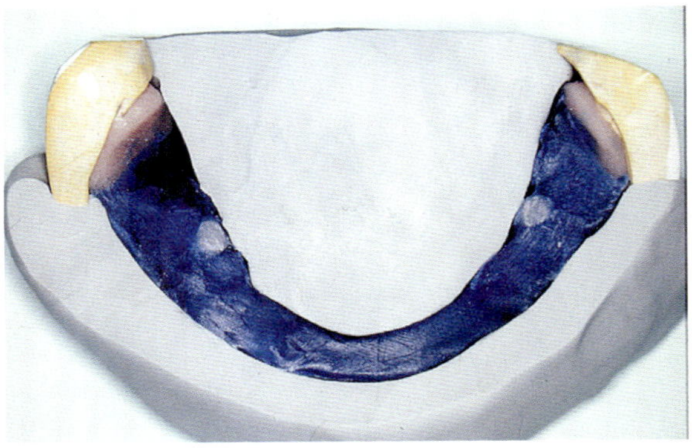

⑫ 뉴트럴 존의 순설측 코어를 실리콘 고무 인상재인 퍼티 타입을 이용해 채득하였다.

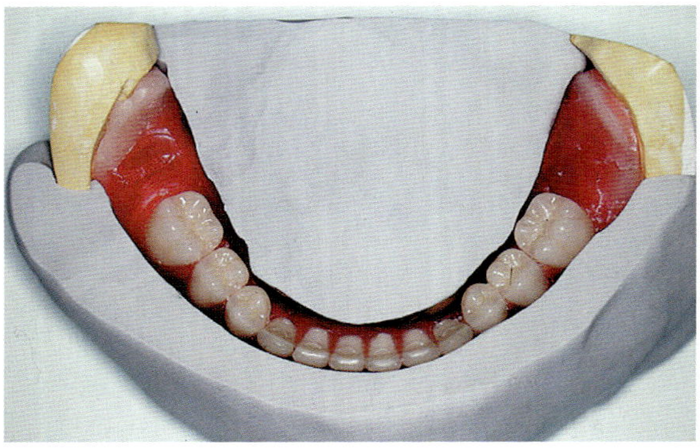

⑬ 뉴트럴 존 안에 인공치아를 배열했다. 이에 따라 유지안정을 고려해서 인공치아를 배열한 셈이다.

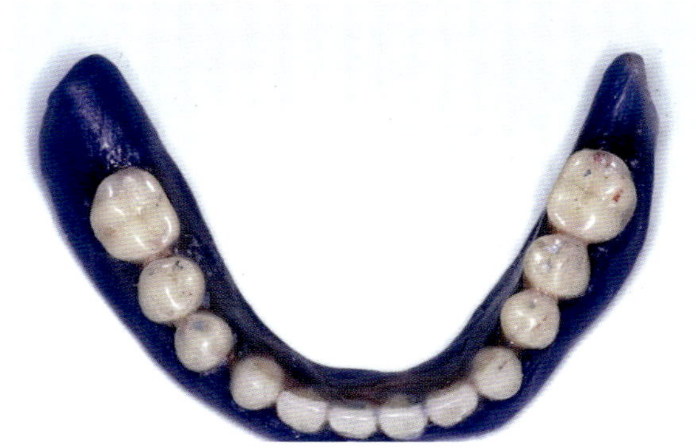

⑭ 인공치아 배열과 시적이 종료된 단계에서 의치상 연마면(근압면)의 인상을 소프트 왁스를 이용하여 채득하였다. 인상 시의 운동은 앞에서 설명한 것과 같은 방법으로 실시한다. 인상채득 종료 후, 인공치아면에 묻은 여분의 왁스를 칼로 제거해 면이 닿아서 변형되지 않도록 매몰시킨다. 바로 작업을 할 수 없을 경우에는 변형되지 않도록 얼음물에 보관한다.

치조제가 심하게 흡수되어 접착, 흡착에 의한 유지가 되지 않을 경우에는 이번에 소개한 방법으로 상연마면 인상채득을 실시한다. 이에 따라 완성된 의치는 근육의 압력에 의해 유지된다.

7 치은성형을 알아보자

1 치은성형의 목적

치은성형술은 납의치 인공치아의 치경부에서 의치상 하연까지의 치은 상당 부분, 즉 의치상의 연마면을 왁스로 형성하여 적절한 형태로 완성하는 작업이다. 의치상 연마면의 형태는 저작, 발음, 심미성 및 설감과 관련이 있을 뿐만 아니라 의치 유지와 안정에도 영향을 준다.

2 심미적 형태

특히 전치부에서 소구치부의 순설측은 외관에 닿는 경우가 많기 때문에 심미성과 발음, 입술, 혀에 의한 촉감 등을 중요시해야 한다.

- **치근부 및 치경부**

생체의 치조부에는 치근 형태에 상당하는 치조융기가 있으며 치조면에는 요철이 보인다. 의치에는 이것을 본뜬 융기(치근감)를 순협측 연마면의 치근 상당 부분에 부여한다.

우선 치경선의 위치를 조정한다. 자연치의 변연치은은 노화에 따라 근첨측 방향으로 이동하기 때문에 치경선의 위치는 환자의 나이를 고려하여 환자 고유의 용모와 조화를 이루도록 설정하고 좌우 대칭성과 연속성에 유의하여 형성한다. 젊은 환자는 치경선을 인공치아의 치관부와 컬러부(치근 상당부)의 경계 부근으로 설정하는 경우가 많은 데 비해, 고령 환자는 컬러부를 노출시키는 경우가 많다.

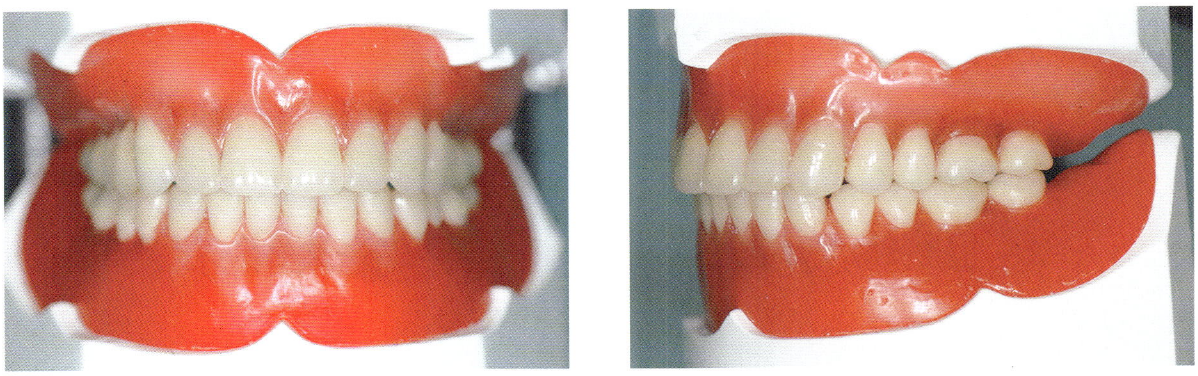

치근부 및 치경부의 치은성형술

3 기능적 형태

1. 상연마면 형태

입술, 볼과 혀의 근압에 의해 의치가 유지되도록 순협측의 상연마면 형태를 형성한다.

저작 시 혀와 식괴의 움직임

- 협측 상연마면 형태

협근 · 구륜근 기능운동에 조화를 이룬 형태

- 설측 상연마면 형태

적절한 설방이 확보된 혀의 기능운동을 방해하지 않는 오목한 형태

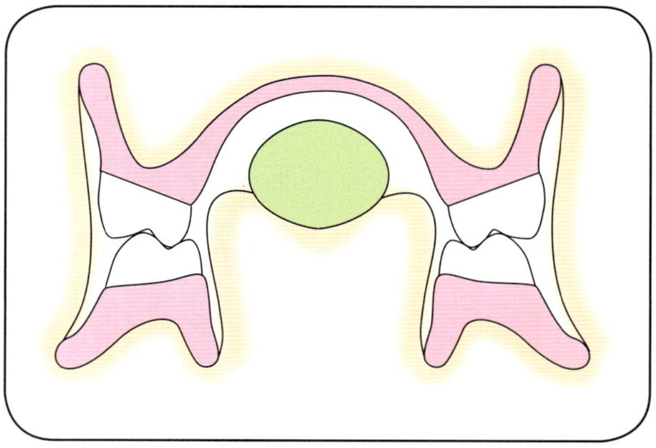

음식물을 설배에 모은다.

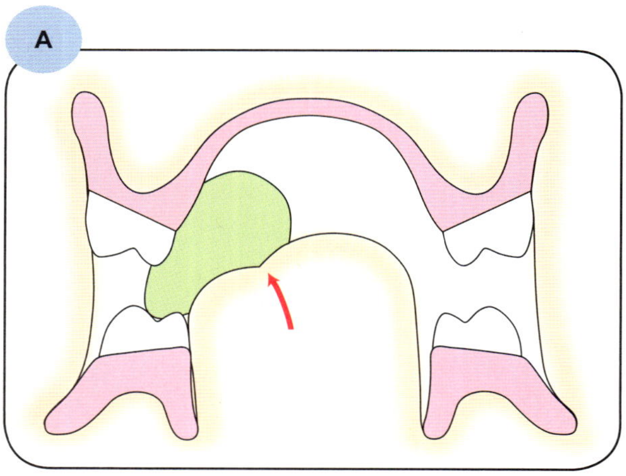

설배는 의치 작업측 내측면에 접하고, 음식물을 교합면 위로 보낸다.

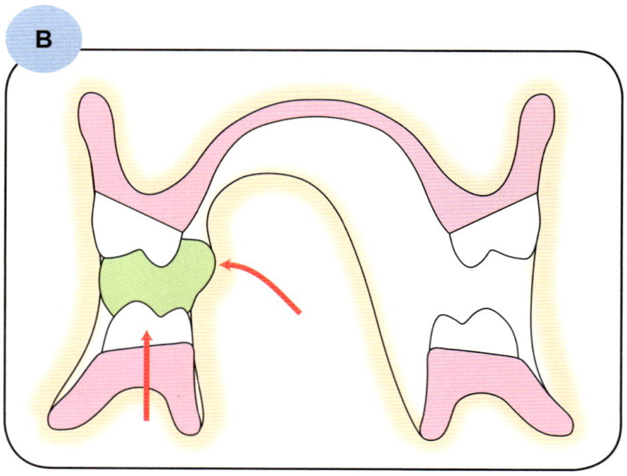

혀와 볼로 음식이 교합면에서 미끄러져 떨어지는 것을 방지한다.

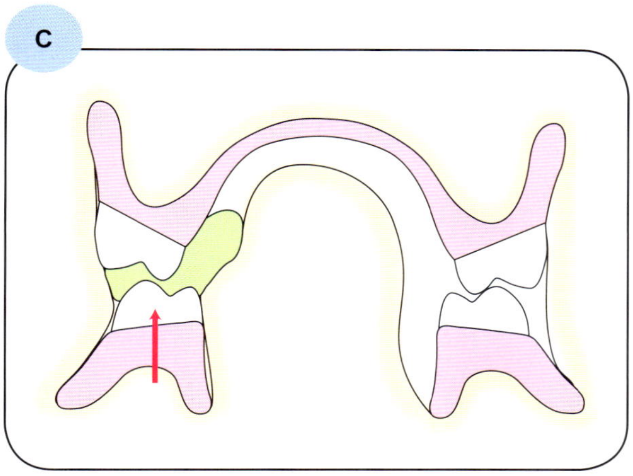

혀와 볼로 음식물을 보유한 상태에서 하악의 의치가 맞물린다.

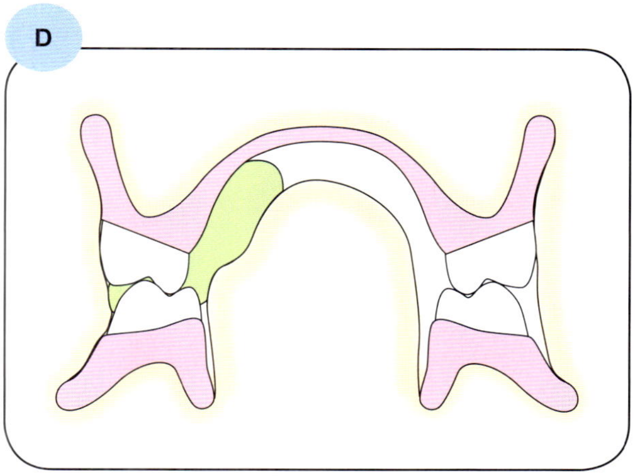

물림에 의해 음식물이 설측으로 밀려난다.

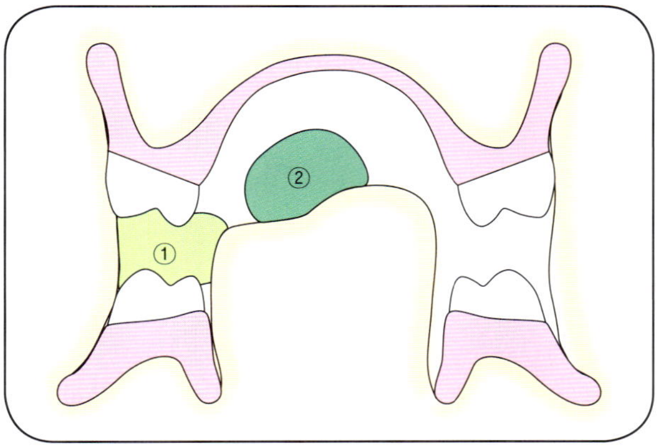

협측으로의 식괴 낙하를 막는다.

① 아직 저작이 불충분한 음식물

② 저작된 음식물

저작된 음식물과 아직 저작이 불충분한 음식물을 구분한다.
음식물이 충분히 저작될 때까지 A~D가 반복된다.

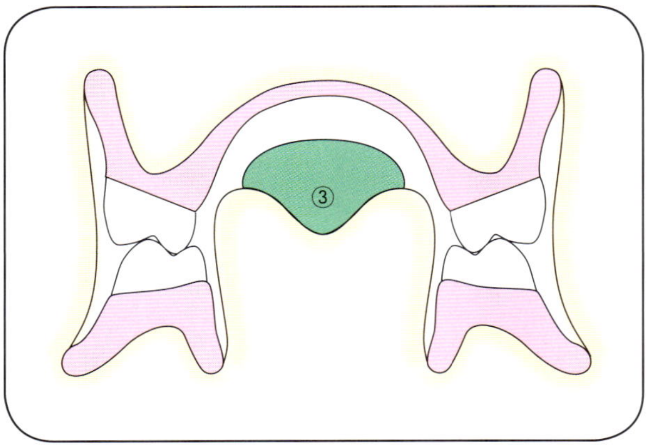

③ 충분히 저작된 음식물

음식물은 저작에 의해 타액과 섞여서 식괴가 된다. 식괴는 함요상태가 된 혀 중앙부로 모아진다.

연하

2. 상연 형태

상연부는 치은협 이행부 · 치은순 이행부의 변연 봉쇄를 도모하고 구강 주위근의 작용에 의해 의치의 유지 · 안정이 요구된다. 그래서 인상에 의해서 얻은 변연부를 재현하도록 만든다(곤봉 형태).

● 적절한 형태의 경우

협측 연마면이 저작 시 볼 점막의 움직임과 조화를 이룬 형태면 인공치아 교합면에 음식물을 보유하기 쉽다. 또한 구강전정에 떨어진 식괴를 다시 교합면으로 되돌려 놓는 것도 용이하다.

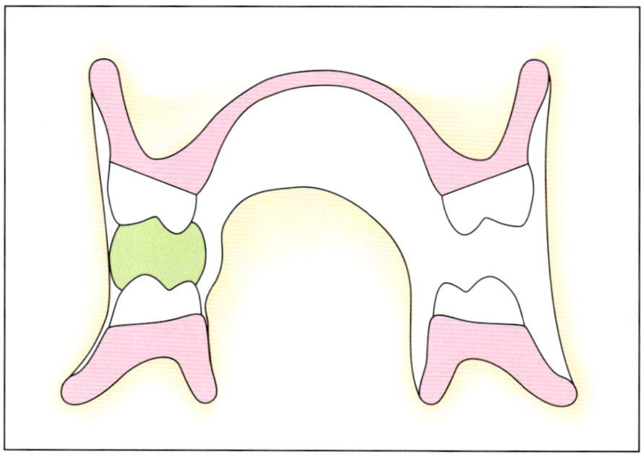

● 푹 패인 경우

협측 연마면의 패인 부분에 음식물이 남아 버린다(음식물 잔사).

협근의 긴장도에 따른 상연 부근의 형태 부여가 필요하다.

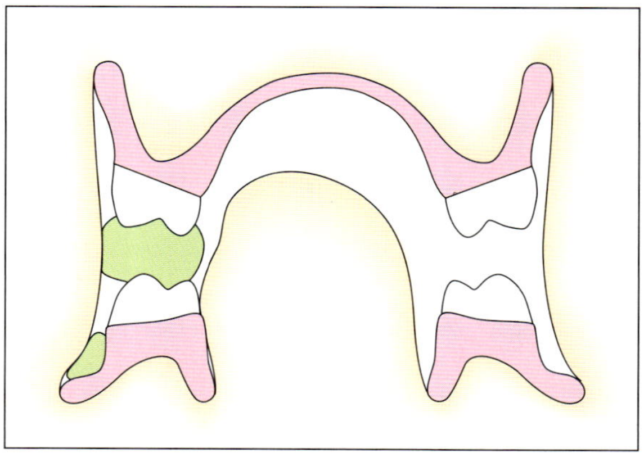

● 얇은 경우

협측 구강전정에 있는 음식물을 협근으로 밀어 올리기는 어렵다(변연 봉쇄에 의한 흡착 현상이 잘 일어나지 않아 의치의 유지력도 저하된다).

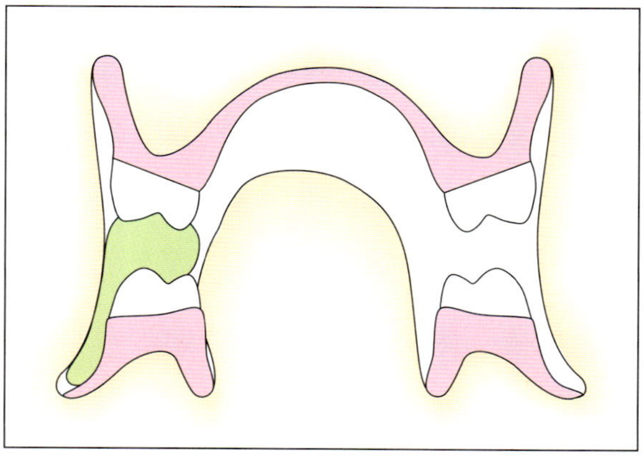

● 짧은 경우

치은협 이행부에 음식물이 남아 버린다(변연 봉쇄에 의한 흡착 현상이 잘 일어나지 않아 의치의 유지력도 저하된다).

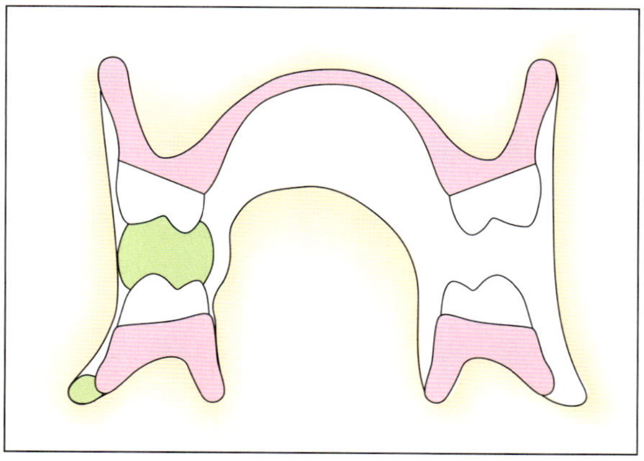

3. S자형 융기

상악 총의치의 구개부 연마면에 부여하는 형태로, 구개측 인공치아 치경부에서 구개 중앙에 걸쳐 형성되는 풍융이다. 그 단면은 S자 모양을 나타낸다.

발음 시 이 부분과 혀와의 위치관계에 따라 호기류가 조절되어 발음을 명료하게 한다.

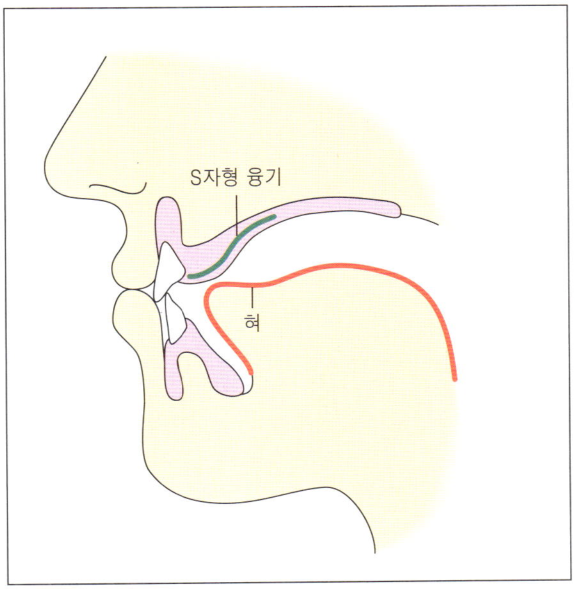

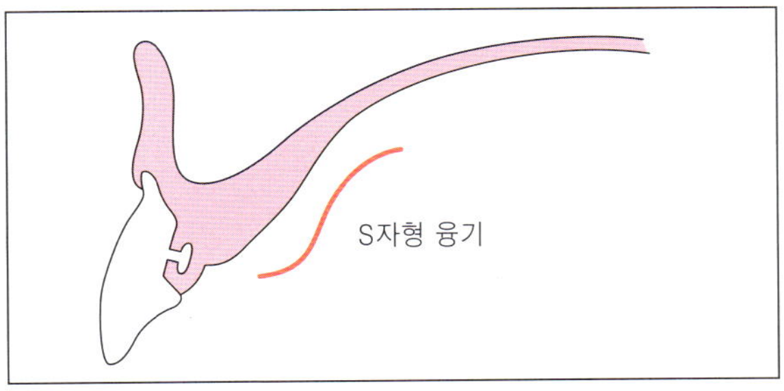

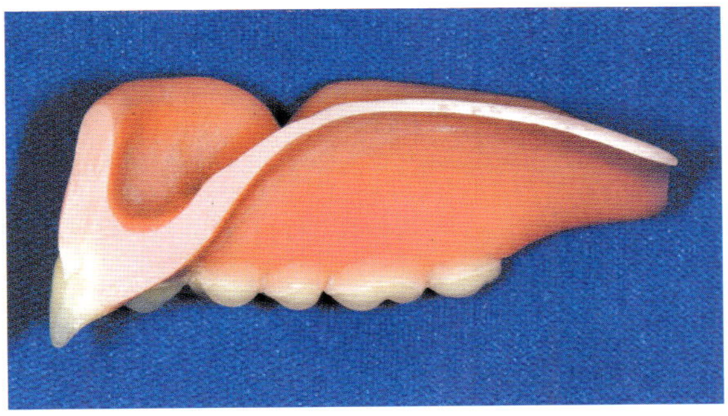

S자형 융기 있음

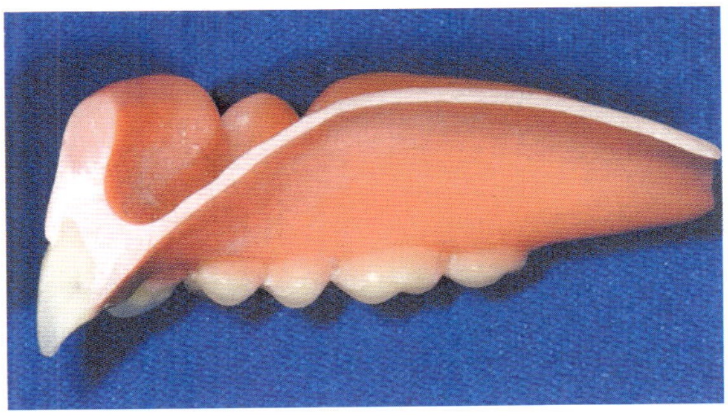

S자형 융기 없음

S자형 융기와 혀와의 관계

● 식괴 인지

음식물이 구강 내로 들어오면 식괴를 형성하면서 혀는 음식을 입천장으로 밀어 물성을 인지한다. 적절하게 S자형 융기가 부여됨으로써 인지가 용이해진다.

구강 내에서는 식품의 성상에 따라 다음과 같은 기능을 하게 된다.

- 부드러운 것: 의치 구개부와 혀에 의한 식품의 압축
- 단단한 것: 저작을 하기 때문에 혀는 음식물을 구치부에 보내는 동시에, 식괴의 상태를 인지한다. 그리고 음식물을 씹고, 분쇄하고, 뭉개어 식괴를 형성하여 연하하기 쉽도록 한다.

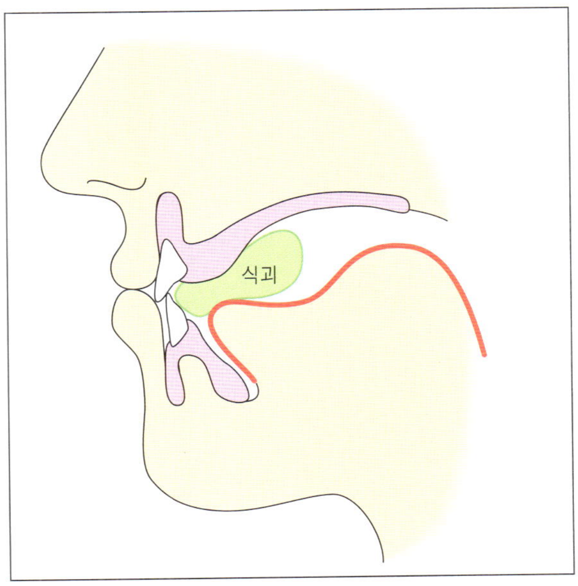

연하 준비

구강 내에서 인지된 후에 식괴는 설배 위에 모아진다.

이때 설첨은 S자형 융기에 짓눌린다. 그리고 설배는 설측연을 들어올려 숟가락 모양의 홈을 나타낸다. 또 설근부는 위쪽으로 올라간다.

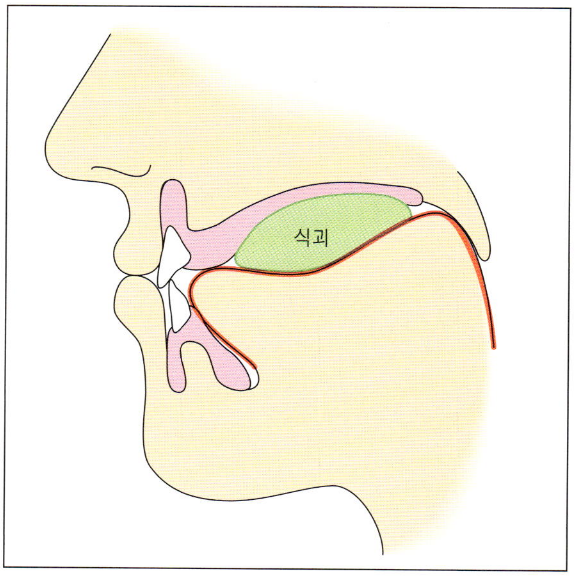

4. Donders 공간

하악 안정위에서 설배와 경구개 및 연구개 사이에 보이는 공극을 Donders 공간이라고 한다.

연하 시에 이 공간은 식괴를 인두로 보내는 통로가 된다. 이때 하악은 교두감합위를 취하고 혀가 앞쪽에서 뒤쪽으로 개구와 접촉하면서 이 공간도 앞쪽에서 뒤쪽을 향해 서서히 없어진다.

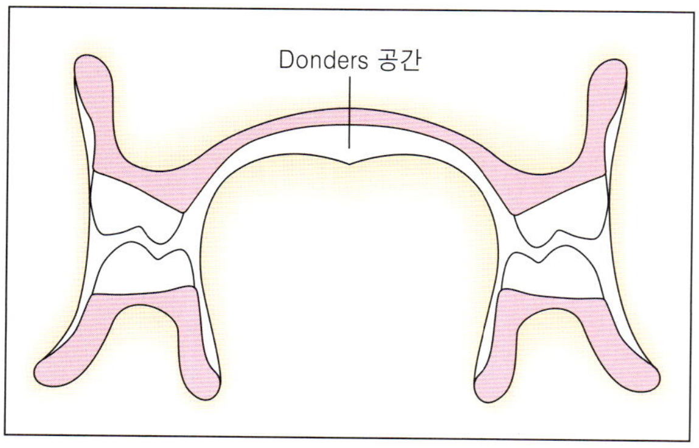

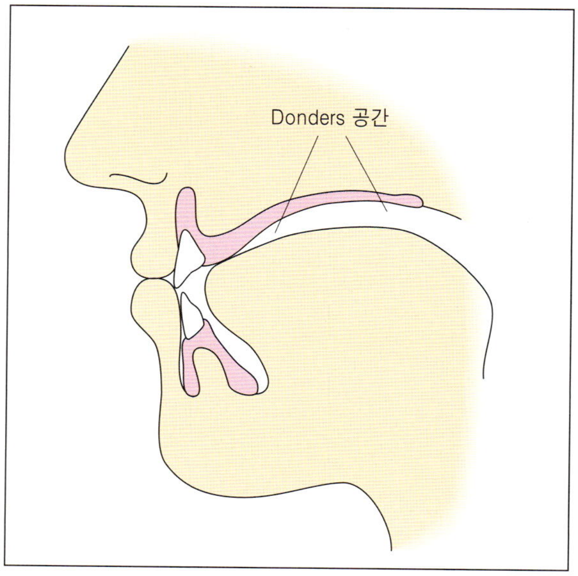

5. 횡구개 주름(추벽), 구개봉선 및 절치유두

구개주름, 구개봉선과 절치유두는 혀의 위치 확인을 쉽게 하고 발어기능, 저작기능 및 식품인지기능을 보조하므로 가능한 한 생체 형태를 모방하여 부여한다. 절치유두는 정중에서 양측 중절치 사이에 위치시키고, 제1횡구개주름은 견치로, 제2횡구개주름은 제1소구치로, 제3횡구개주름은 제2소구치를 향하여 후방에 위치할수록 높이와 폭이 작아지도록 형성한다.

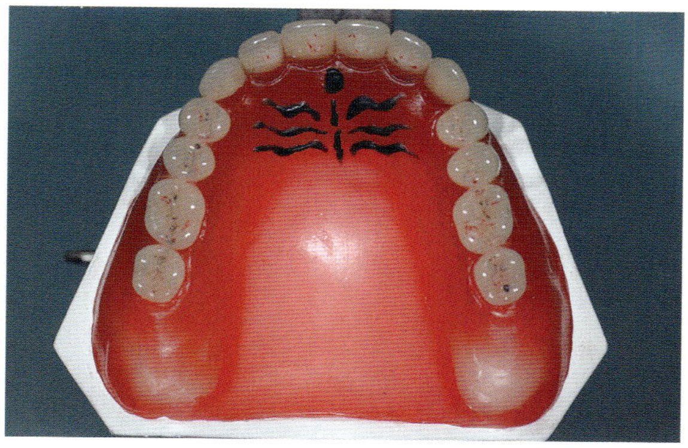
치은성형을 종료한 납의치

8 납의치를 알아보자

납의치를 환자 구강 내에 시적하여 심미성, 악간관계, 발음기능 등을 확인하고 필요에 따라 수정한 후에 중합한다.

1 의치상 형태

상외형이 적절한지, 소대부의 형태가 적절한지, 상연 형태가 적절한지 등을 검사한다. 개구할 때나 발음할 때 상악 의치의 이탈과 하악 의치의 들뜸이 없는지(상하악 의치의 이탈이 없는지), 또 치은성형을 한 의치상 연마면 형태, 포스트댐(post dam)의 위치 등을 확인한다. 적합 시험재를 상연부에 응용해서 검사하기도 한다.

2 인공치아 배열 위치

1. 교합평면

동공선과의 평행성과 후구치 삼각 융기와 설배 높이 등의 해부학적 랜드마크와의 관계로 설정한 교합평면의 적합도를 확인한다.

2. 편측성 균형(편측성 교합평형)

납의치를 장착한 상태에서 구치부 인공치아를 하나씩 손가락으로 누르거나 코튼롤을 물려서 납의치가 전복되지 않는지 확인한다. 이때 전복될 것 같으면 편측성 균형(편측성 교합평형)이 성립되지 않았다고 판단하여 인공치아 배열 위치를 설측으로 수정한다. 경우에 따라서는 구치부를 반대교합으로 하는 것도 재검토한다.

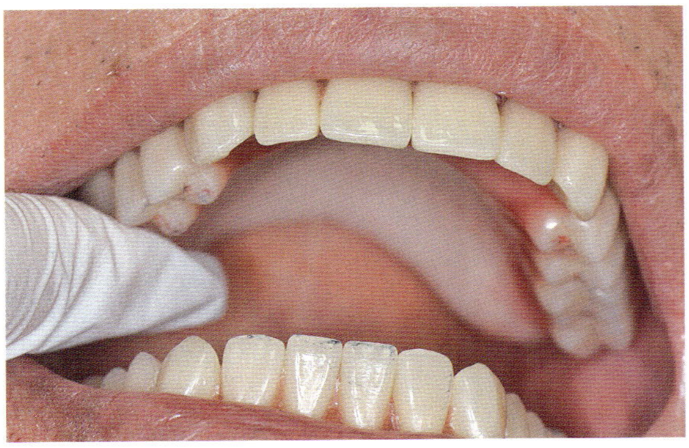

손가락으로 편측성 균형 확인

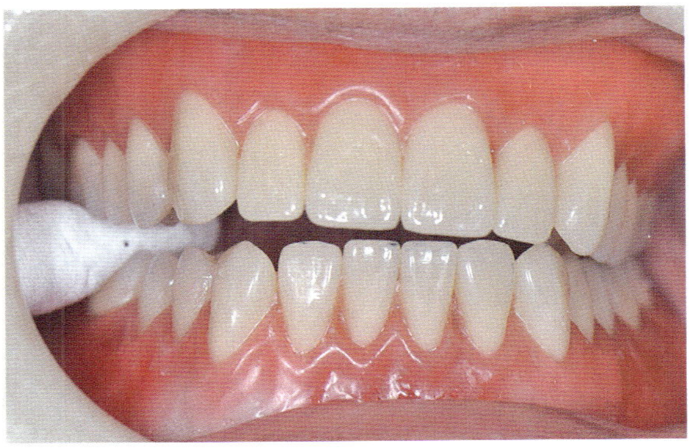

코튼롤로 편측성 균형 확인

3 교합관계

납의치이고 부적절한 교합 접촉에 의한 교합위 유도를 피하기 위해 살짝 교합시켜 검사를 실시하는 것이 중요하다.

1. 교합고경

안모의 자연관을 확인하는 동시에 적절한 안정 공극량(2~3mm)이 확보되어 있는지, 연하와 발음 등의 기능에 문제가 없는지 확인한다.

2. 중심교합위

중심교합위가 적정하게 채득되고 있는지 판단하기 위해 교두감합위가 습관성 개폐로의 종말위에 위치하는지, 또 교합기상과 구강 내에서 교두감합위가 일치하는지를 시진, 촉진, 교합지, 반복교합법, 전복시험 등으로 확인한다. 악간관계 설정에 오류가 인정되는 경우에는 올바른 중심교합위에서 체크바이트를 채득하여 하악 모형의 교합기에 다시 장착하고 인공치아 배열을 수정한다.

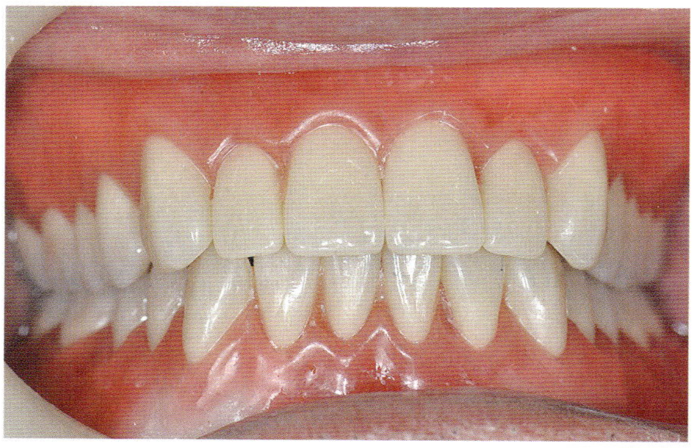

중심교합위에서의 교합관계 검사

3. 편심교합위

측방운동 및 전방운동 시의 교합접촉 상태를 확인한다. 양측성 균형(양측성 교합평형)이 성립된 것과 전방운동 시 전치부와 구치부의 인공치아가 동시에 접촉하는지를 얇은 코튼을 물리거나 교합지를 이용한 인발시험(pull-out test) 등으로 확인한다.

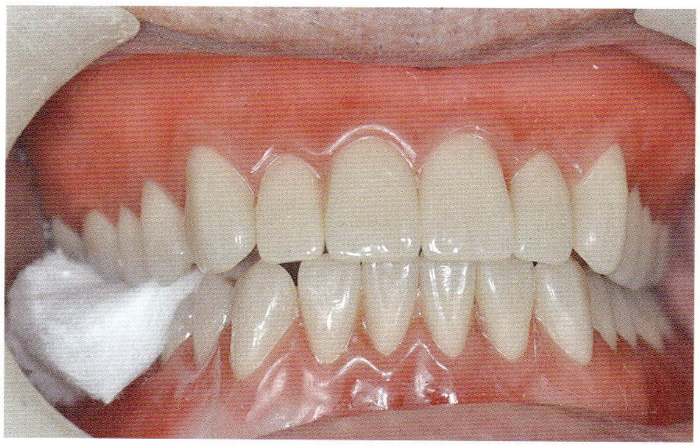

얇은 코튼을 이용한 양측성 균형 확인

4 심미성

인공치아의 선택과 배열, 치은형성술, 의치상 연마면 형태, 교합고경 등을 심미적 관점에서 확인한다. 시술자뿐만 아니라 환자에게 손거울을 보여 주면서 함께 확인하고 필요에 따라 수정한다.

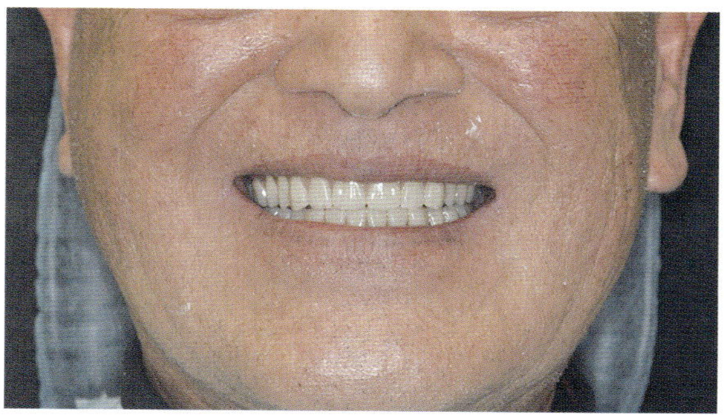

심미성 확인

5 발음

발어(발음)에 문제가 없는지를 자각적, 타각적으로 확인한다.

발음시험은 인공치아 배열 위치와 의치상 형태가 환자의 구음기능에 조화되어 있는지 여부를 검사하는 방법이다. 필요에 따라 palatogram 검사를 통해 발음 시 혀가 입천장이나 잇몸의 어느 범위에 접촉하는지 검사한다. 입천장에 얇게 바셀린을 도포하고, 알지네이트 인상재나 밀가루 등의 분말을 산포한 후에 발음시켜서 혀와의 접촉관계를 조사한다. 필요에 따라 인공치아 배열 위치와 구개부 치은성형을 수정한다.

이 방법은 치음, 치경음, 경구개음, 연구개음 검사에 효과적이다.

시행삽입 시 납의치를 넣어서 구음에 문제가 있다면

아래와 같은 이유를 생각할 수 있다.

① 교합고경이 높다.
② 인공치아 배열 위치가 나쁘다.
③ 구개측 치은형태가 나쁘다.

● Palatogram을 실시해 보자

- Palatogram을 이용한 분말: 전분가루, 밀가루, 알지네이트 인상재

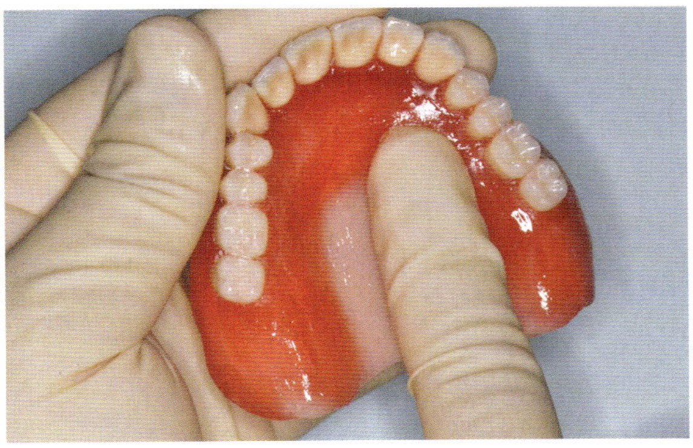

① 의치 구개면에 바세린을 한 겹 바른다.

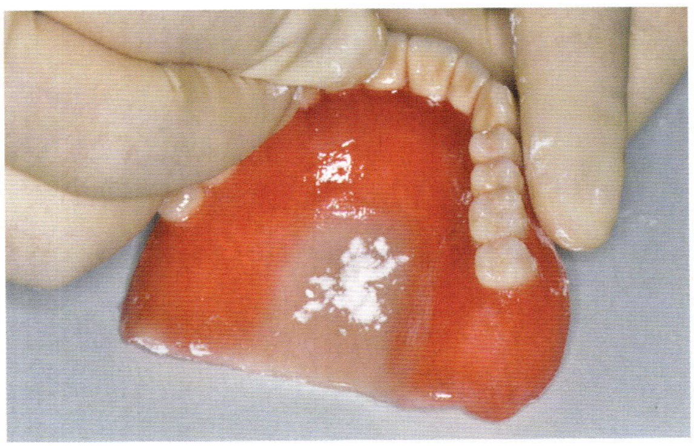

② 바세린을 도포한 부분에 전분가루를 산포한다.

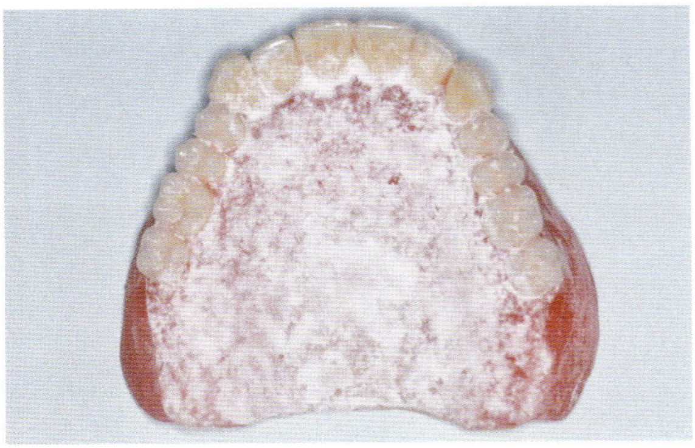

③ 전분가루 도포 후의 상태

Points !

발음을 시켜 본다.

- 혀의 접촉이 불충분한 경우 → 왁스 추가
- 과잉된 경우 → 왁스 제거

표준적인 Palatogram

● [사(sa)] 치음

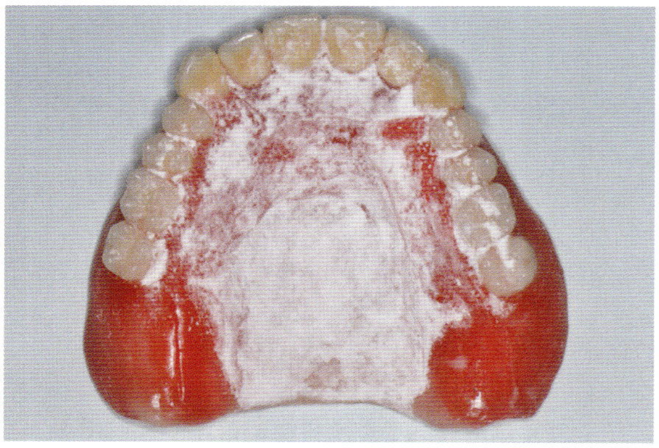

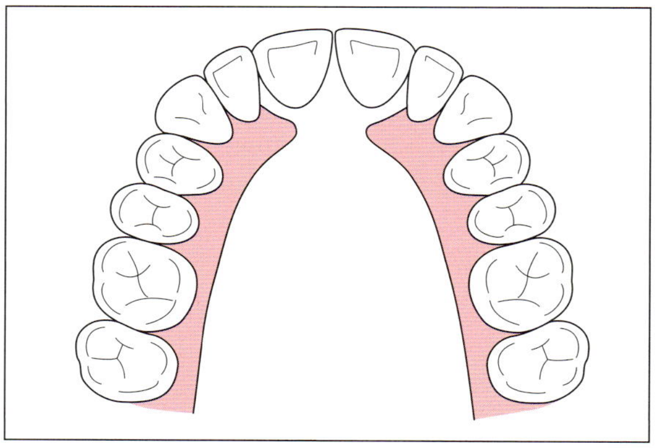

● [시(si)] 치경음

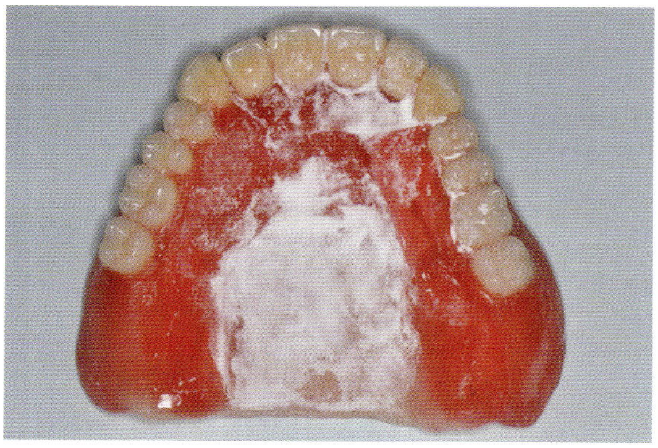

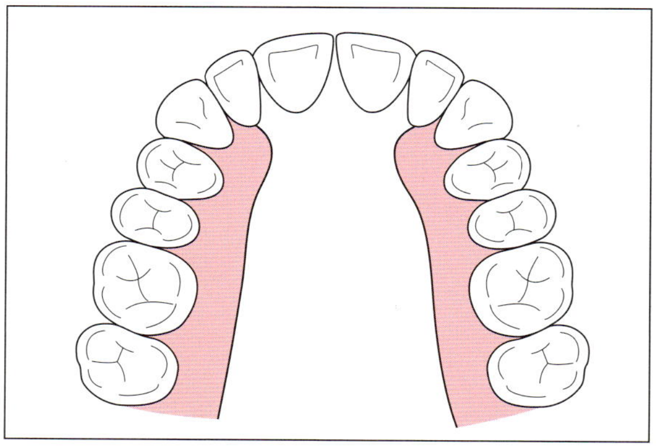

● [히(hi)] 경구개음

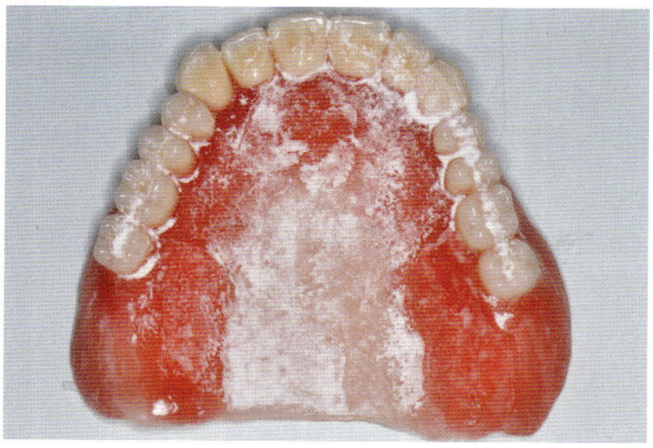

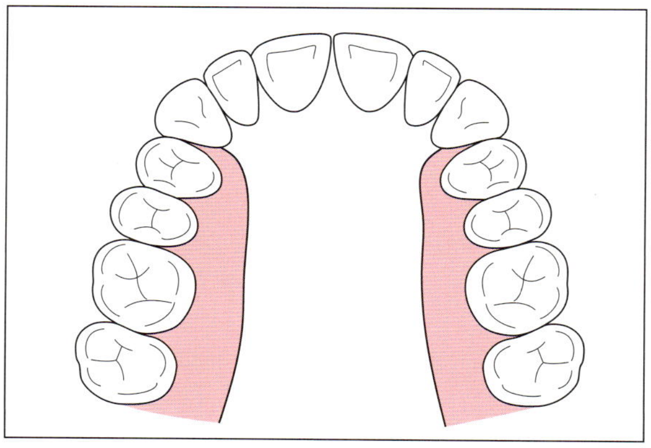

- [타(ta)] 치경음

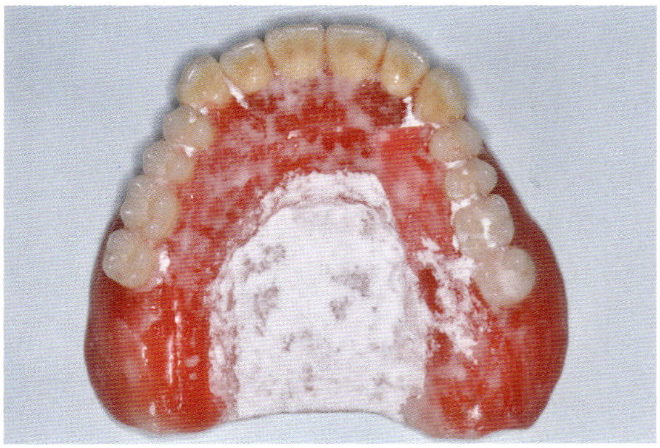
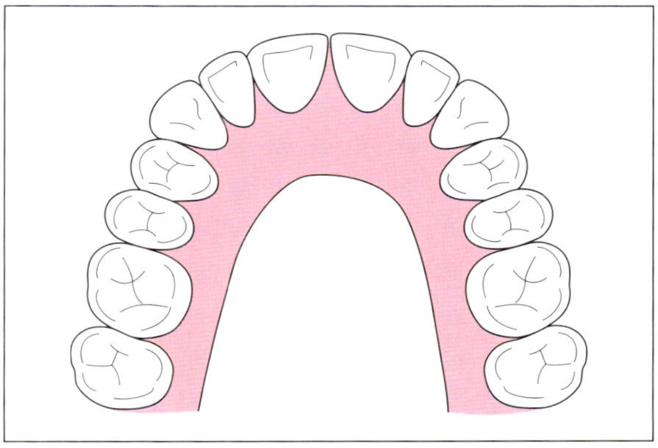

- [라(ra)] 치경음

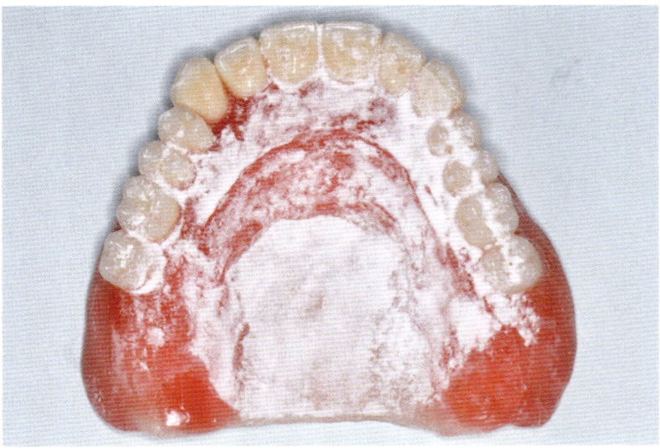
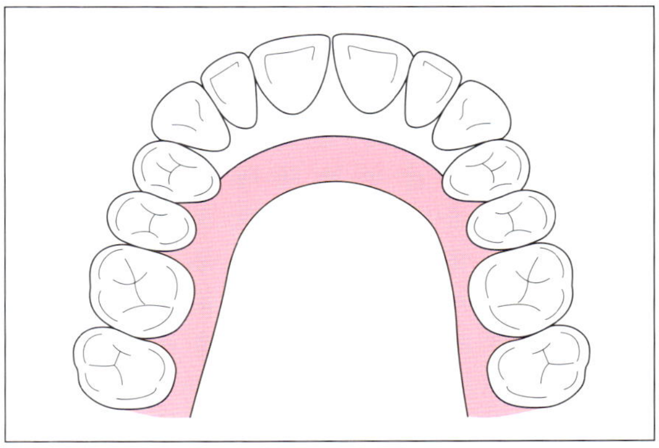

- [카(ca)] 연구개음

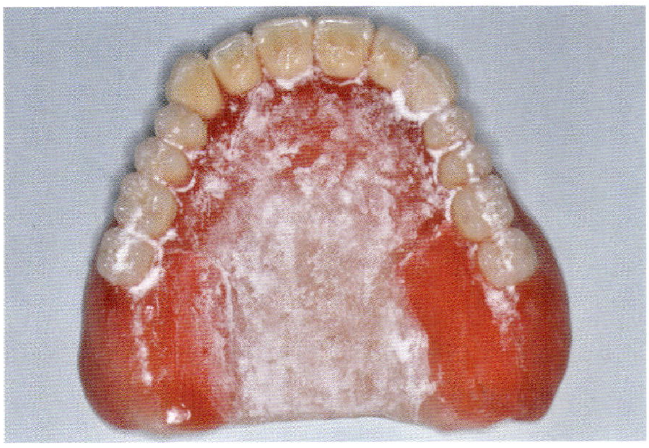
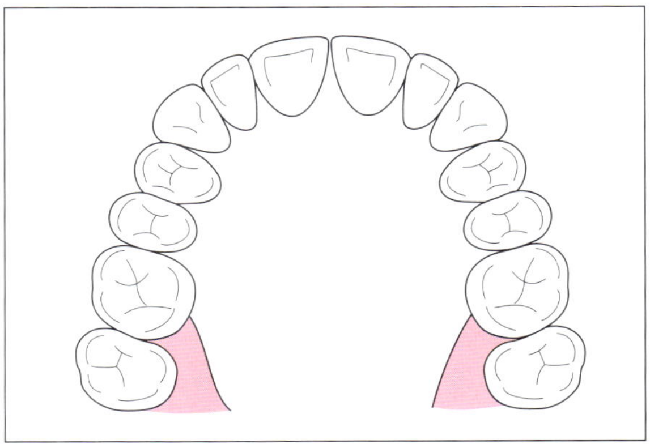

Points !

소리는 어떻게 만들어지는가?

구음이란 성문보다 위인 인두강, 구강, 비강 등의 공명강 형태를 변화시킴으로써 다양한 언어음을 만드는 것을 말한다.

[라행(ra, ri, ru, re, ro)]

상악 전치 설측의 치조부와 설첨 사이에서 탄음을 형성한다.

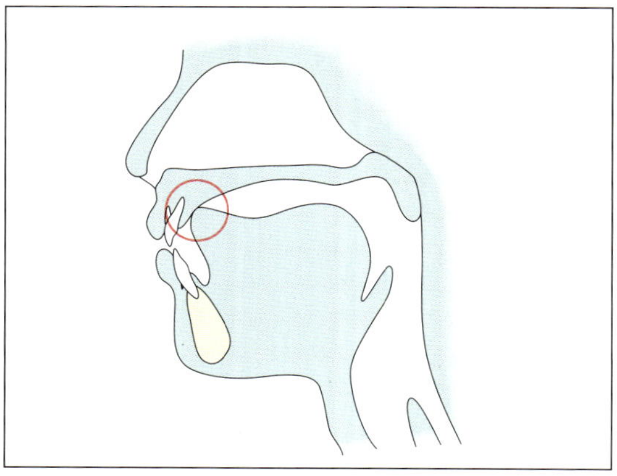

[사행(sa, si, su, se, so)]

구개와 혀 사이 공간에 호기를 통해서 마찰음을 형성한다.

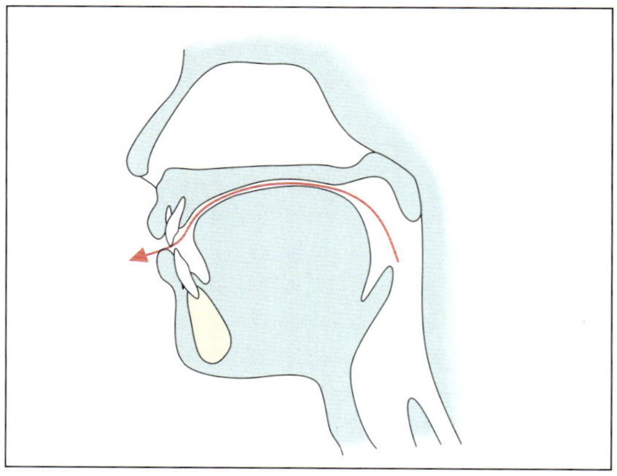

9 교합조정을 알아보자

교합조정

교합의 수정, 조정을 목적으로 삭제하는 행위를 교합조정이라고 한다. 총의치에서는 이 작업을 ① 인공치아 배열 시 ② 의치 중합 후의 교합기상 ③ 완성 의치의 구강 내 장착 시에 실시하지만, 주로 실시하는 것은 ②와 ③이다.

1 인공치아 삭제 종류

선택삭제(Selective Grinding)

교합지에 표시된 조절부위를 선택적으로 제거하는 것

① 중심교합 시의 삭제

상하악 인공치아가 다수점에서 균일하게 접촉하도록 하여 교합 시 의치의 안정을 도모한다.

→ 점 접촉으로 교두가 날렵해지도록 삭제한다.

② 편심운동 시의 삭제

의치 안정을 위해 실시한다. 일반적으로는 양측성 균형(양측성 교합평형)을 얻기 위해 실시한다.

a. 측방운동 시의 삭제

b. 전방운동 시의 삭제

자동삭제(Milling In)

선택삭제 후에 세세한 면을 카보런덤 글리세린 페이스트를 이용해서 미세조정하는 것

→ 자동삭제는 도치에만 응용한다(레진치아, 경질레진치아는 너무 깎여 버리기 때문에).

2 교합조정은 이렇게 실시한다

1. 중심교합 시의 삭제

삭제 전

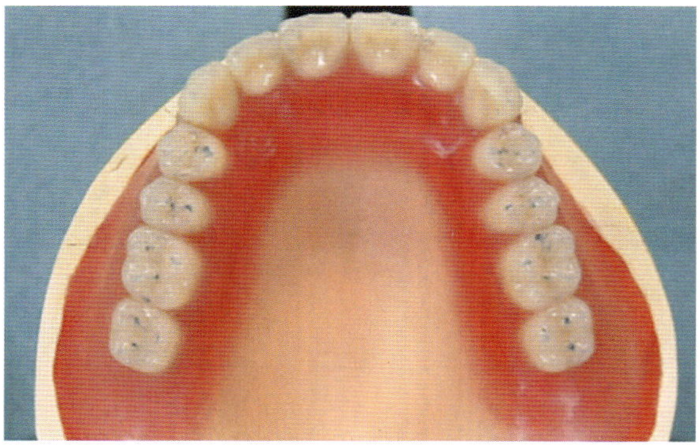

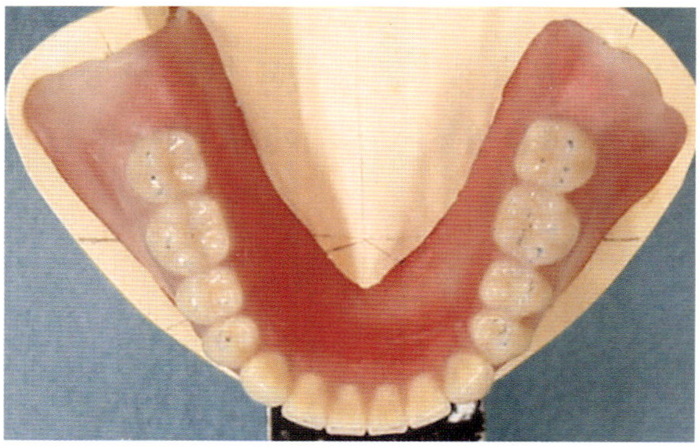

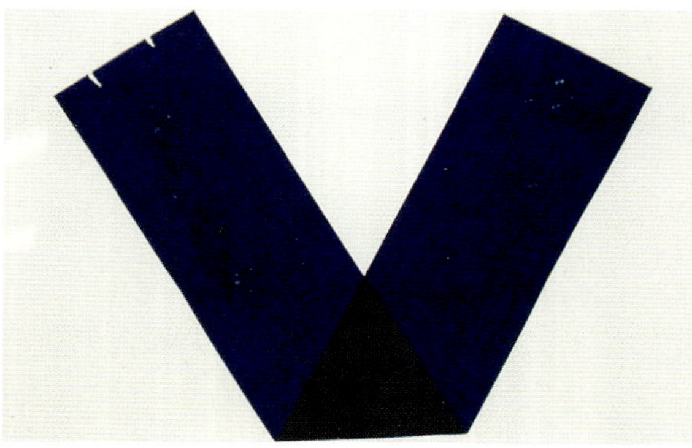

삭제 후

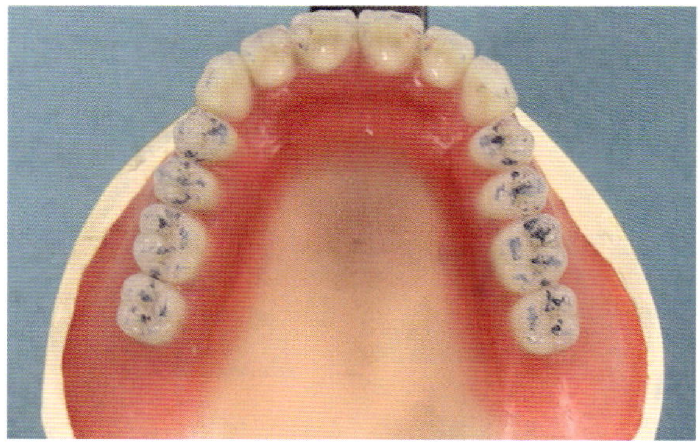

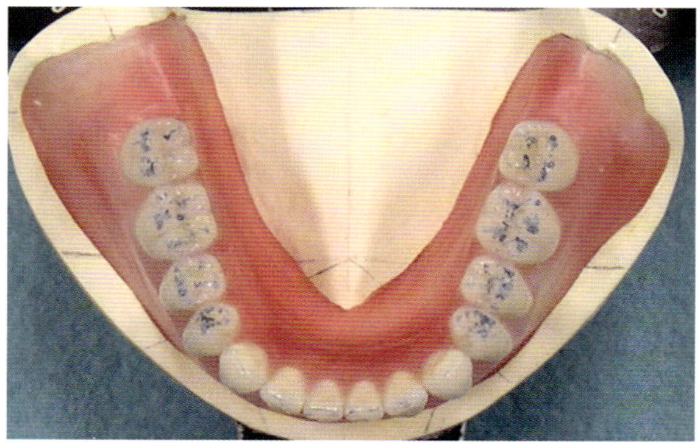

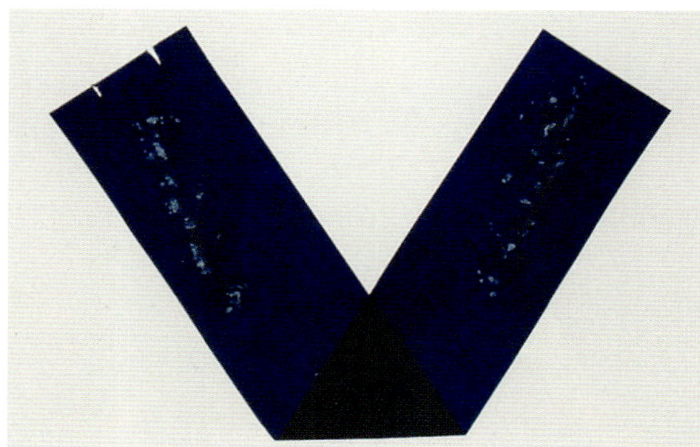

교합지

적색 교합지로 편심운동 시의 교합접촉 상태를 표시한 후, 청색 교합지로 중심교합 시의 교합접촉 상태를 표시한다.

인공치아의 착색부분뿐만 아니라 교합지의 색이 빠진 부분도 관찰한다.

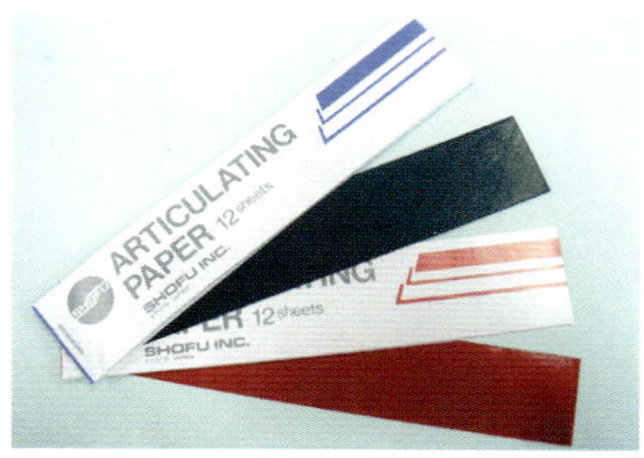

▶ 대합치와 강하게 맞닿은 부위와 단순히 교합지가 스친 부위를 판별해야 한다.

- 강하게 맞닿은 부위는 도넛 모양으로 표시되어 중앙이 빠져 있다.

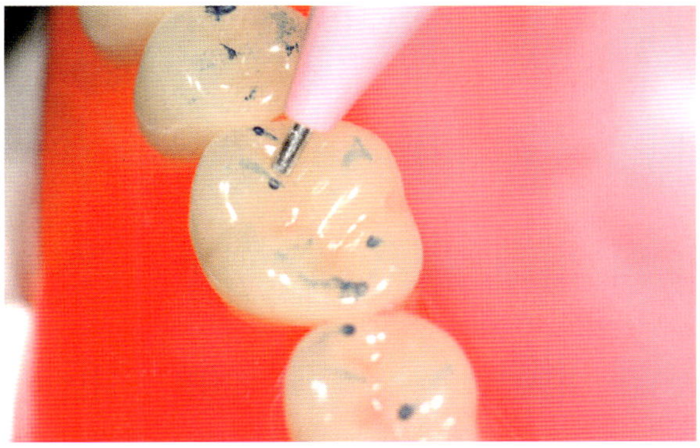

대합치와 강하게 접촉되어 있는 부위

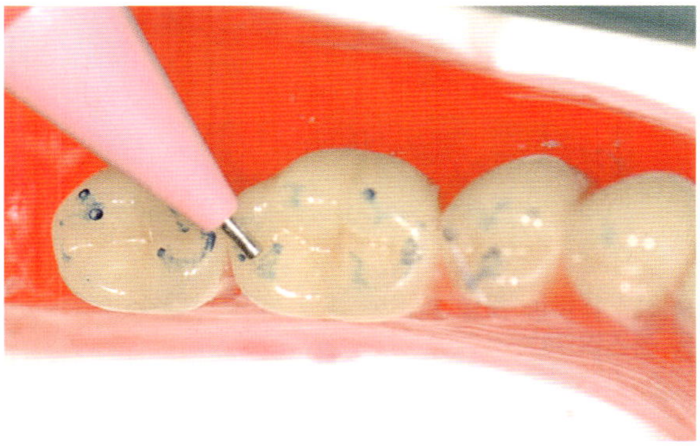

교합지의 색이 조금 묻어 있지만, 대합치와는 접촉되지 않은 부위

▶ 중심교합 시의 삭제부위는 아래 세 가지이다.

- 소와에 가까운 융선
- 열구에 가까운 융선
- 변연융선

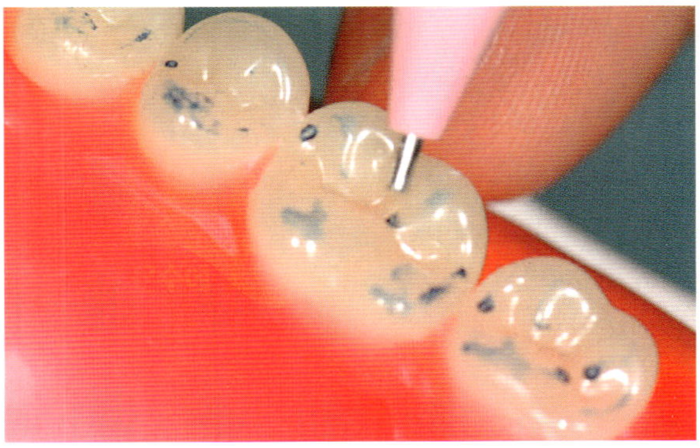

소와에 가까운 융선

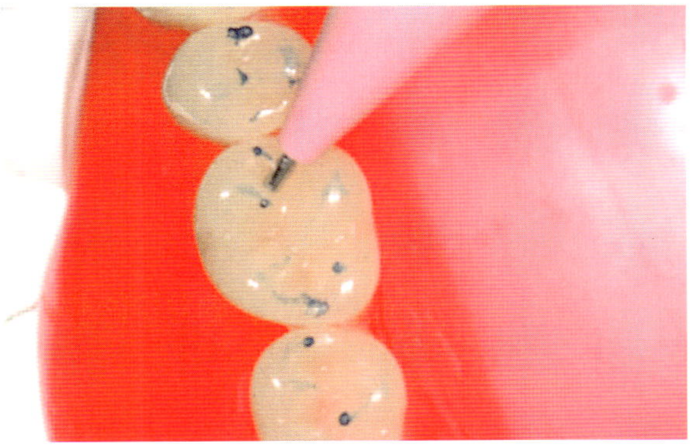

열구에 가까운 융선

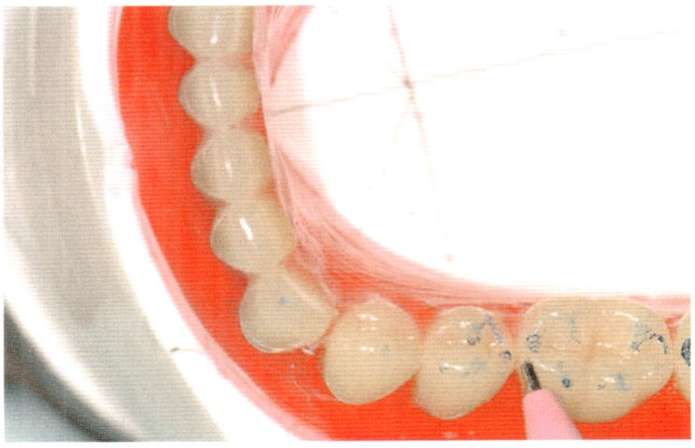

변연융선

▶ 교합지에 강하게 닿은 경우에는 카보런덤 포인트로 깎아 준다.

- 1대 2치 교합으로 배열된 경우, 교두정은 열구나 변연융선과 반드시 접촉한다.
- 상하악에 관계없이, 교두정 부근이 강하게 닿은 경우는 그에 대합하는 부위를 삭제한다.

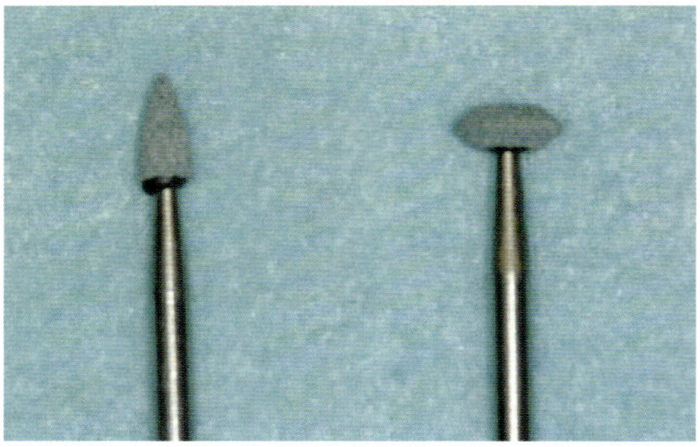
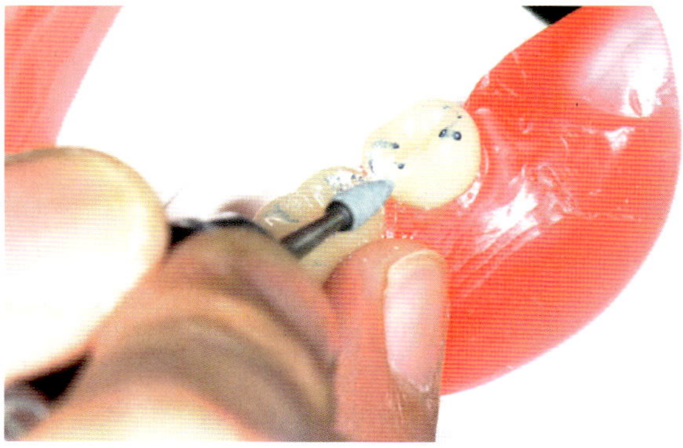

▶ 접촉 수

- 소구치부: 1~2곳
- 대구치부: 3~5곳

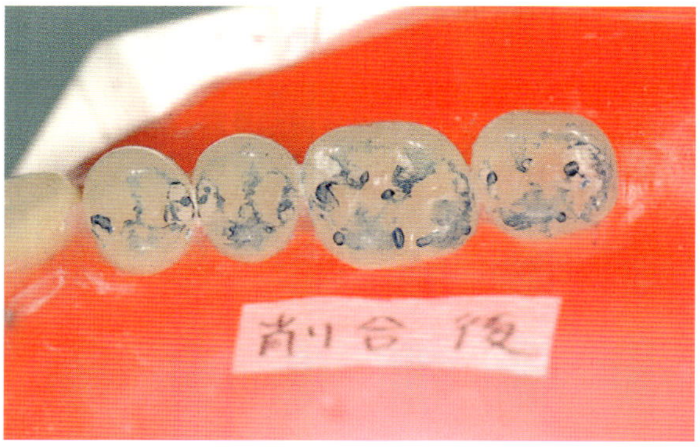

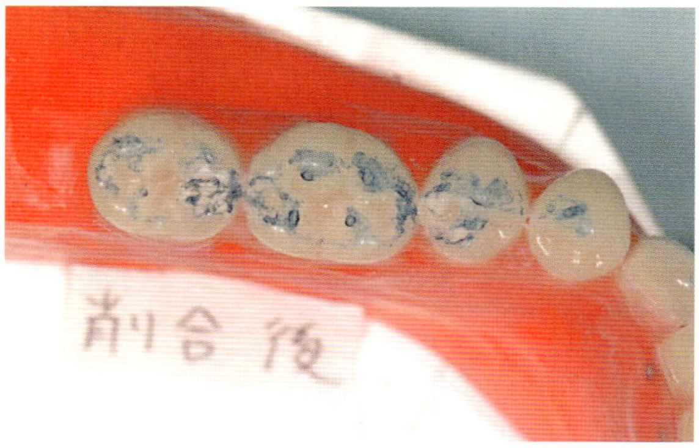

2. 측방운동에서의 삭제

▶ 양측성 균형(양측성 교합평형)을 성립시키기 위해 BULL 법칙에 따라 작업측에 균등한 유도면을 형성하고 균형측(평형측)에도 접촉이 발생하도록 삭제해 나간다.

- 균형측의 삭제는 의치 안정을 고려하여 하악 협측교두 내사면을 삭제한다.
- 이때 중심교합 시 교합접촉점을 제거하지 않도록 한다.

column BULL 법칙이란

작업측에서의 기능교두 유지를 위해 상악 구치는 협측교두 내사면, 하악구는 설측교두 내사면을 삭제하는 법칙이다.

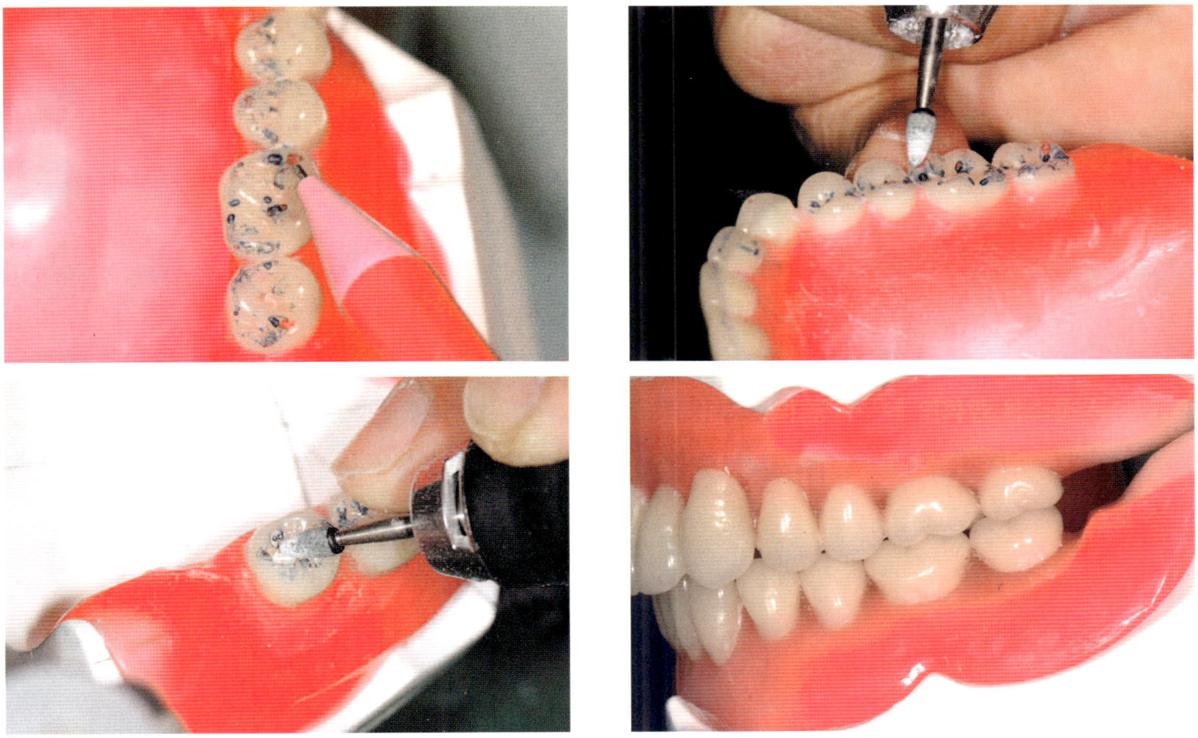

상악 협측교두 내사면에 강하게 접촉되어 있다. 유도하는 면을 형성하도록 삭제한다. 교합지 표시뿐만 아니라 상하악의 원활한 활주운동이 이루어지는 것을 눈으로 확인하면서 삭제한다.

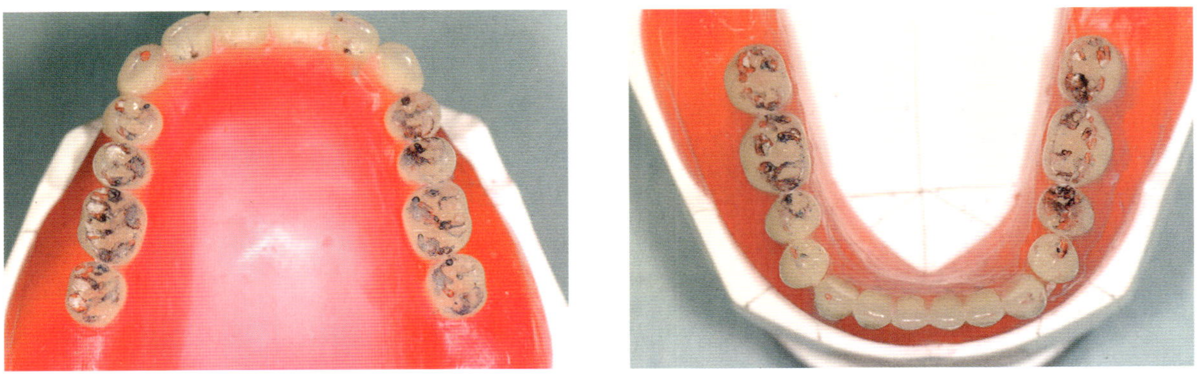

측방운동 시 삭제가 끝난 부분을 나타낸다.

3. 전방운동에서의 삭제

▶ 양측성 균형(양측성 교합평형)을 성립시키기 위해 전치부는 상악의 설면(또는 하악 절단), 구치부에서는 비기능교두의 전방교합 소면(상악 협측교두 원심내사면, 하악 설측교두 근심내사면)을 삭제한다.

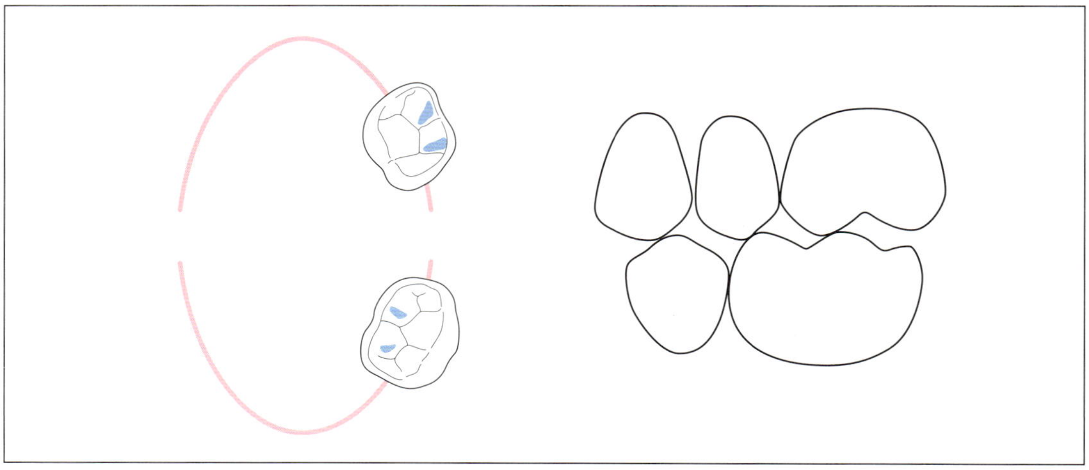

• **구치부의 교두간섭이 있는 경우**: 상악 협측교두의 원심사면 및 하악 설측교두의 근심사면을 삭제한다.

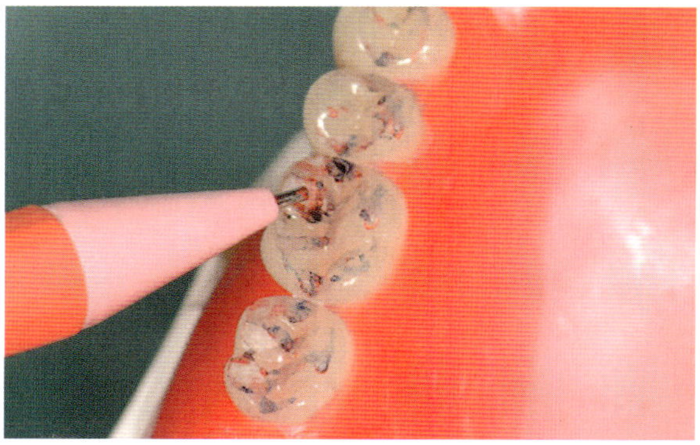

상악의 전방교합 상태

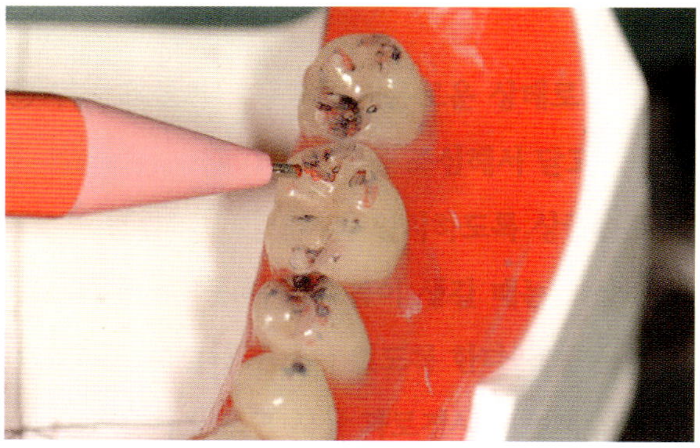

하악의 전방교합 상태

• **전치부에 강한 접촉이 보이는 경우:** 상악 설면을 삭제한다.

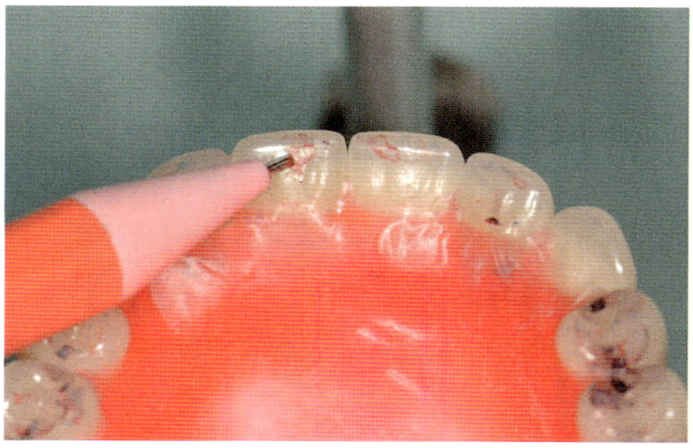

상악 설면

10 새 의치 장착 시의 순서를 알아보자

1 장착 전 준비

(1) 의치상 점막면의 예리한 요철 및 소돌기 제거

중합 직후의 의치상 점막면에는 구강 내의 작은 주름이나 석고 모형상의 기포 등에 의해 예리한 요철이나 소돌기가 존재한다. 이 예리한 요철이나 소돌기는 통증의 원인이 되므로 장착하기 전에 삭제해 둔다.

(2) 장착을 방해하는 언더컷 부분 정리

총의치에서는 치조제 언더컷을 유지하는 데 이용하는 경우가 있지만, 상악 결절부나 악설골근선부의 언더컷이 양측성으로 존재할 경우, 장착이 어려울 수 있다. 이런 경우에는 언더컷 부분의 의치상 점막면을 장착할 수 있을 때까지 삭제, 조정한다.

단, 삭제부위는 의치 상연부이므로 삭제량이 너무 많으면 유지력이 급격히 저하될 수 있으므로 신중하게 실시해야 한다.

2 새 의치 장착 시 조절 순서를 이해하자

새 의치 장착 시의 조정은 아래 순서로 실시한다.

① 수압하에서의 상점막 적합 시험 및 조정(원칙적으로 장착 첫 회에 한해서)

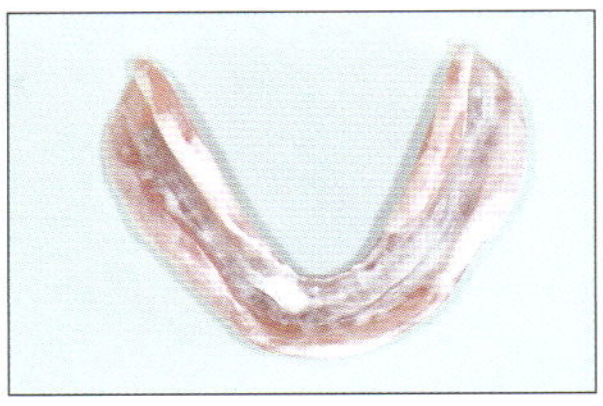

② 교합조정

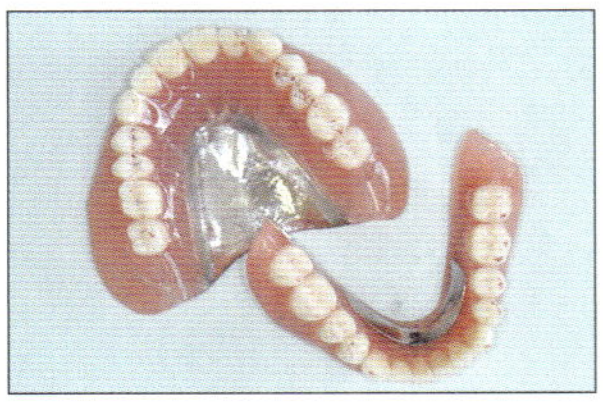

③ 교합압하에서의 상점막 적합시험 및 조정

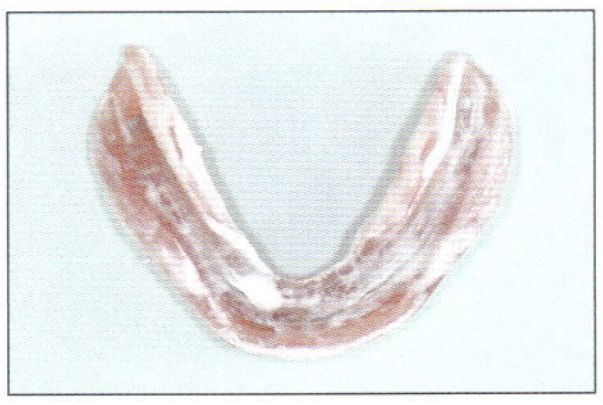

3 새 의치 장착 시 조절 술식

1. 수압(手压)하에서의 의치상 점막면의 적합상태

목적

의치 장착 시에는 이후 실시하는 교합조정에 지장이 되지 않도록 우선 수압하에서의 상점막 적합 시험을 실시한다. 또한 이러한 목적을 위해서 필요하지 않을 때는 본 과정은 생략할 수 있다.

점막 적합 시험재를 의치상 내면에 담아 구강 내로 삽입하여 손가락으로 힘을 가한 상태에서 의치상과 점막과의 적합상태를 확인한다. 그리고 상연 및 상점막면을 조정한다.

상악

상면적이 넓기 때문에 한 번에 모든 적합을 볼 수 없다.

- ▶ 상연과 상점막면으로 나누어 조정한다.

하악

설측 상연의 조정은 수압하의 경우에만 가능하다.

- ▶ 수압하일 때 혀 운동을 하게 하여 설측 상연을 조정한다.

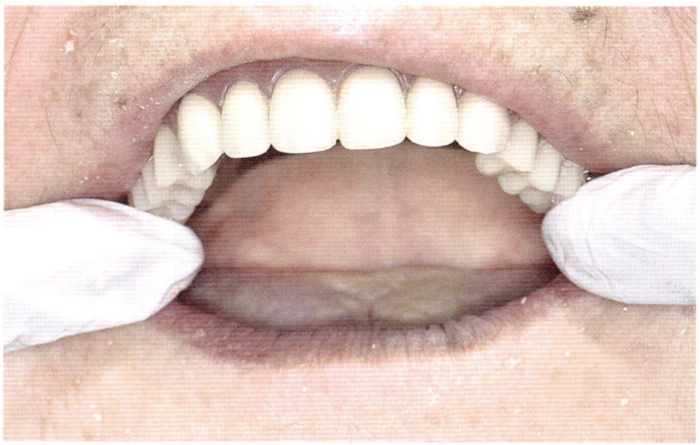

수압하에서의 상점막 적합 시험

Points !

수압하에서의 상점막 적합 시험과 교합압하에서의 상점막 적합 시험 결과를 비교함으로써 교합접촉으로 인해 의치의 편위가 있는지 확인할 수 있다.

점막 적합 시험재

적합 시험재로는 실리콘계 재료 외에 페이스트계 재료로 PIP(pressure indicating paste), disclosing wax, denture adjusting cream 등이 이용된다.

페이스트계와 실리콘계의 적합 시험재의 특징

	페이스트계	실리콘계
강접촉 · 상연의 과장	○	○
공극 · 상연의 부족	△	○
탈착 시 접촉	◎	○
경화시간	○	△
비용	○	△

● 실리콘계 상점막 적합 시험재

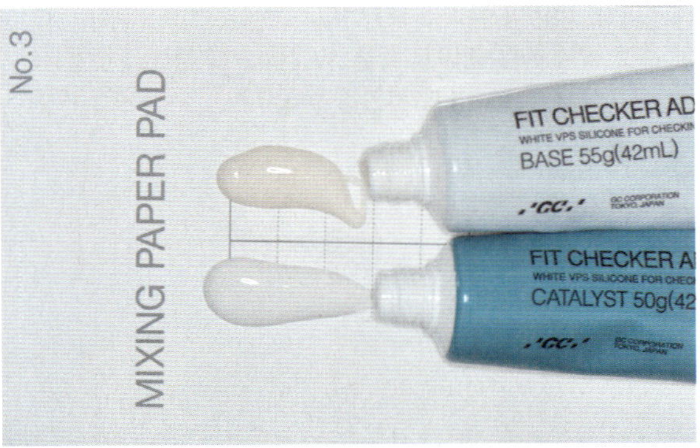

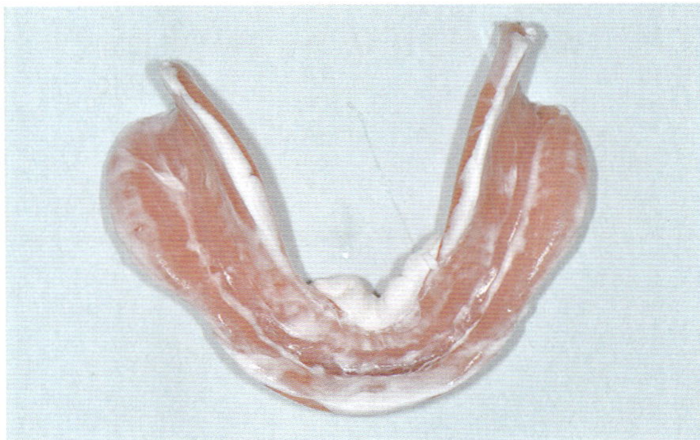

실리콘계 상점막 적합 시험재에 의한 상점막 적합 시험 예시. 적합상태는 양호하다.

● 페이스트계 상점막 적합 시험재

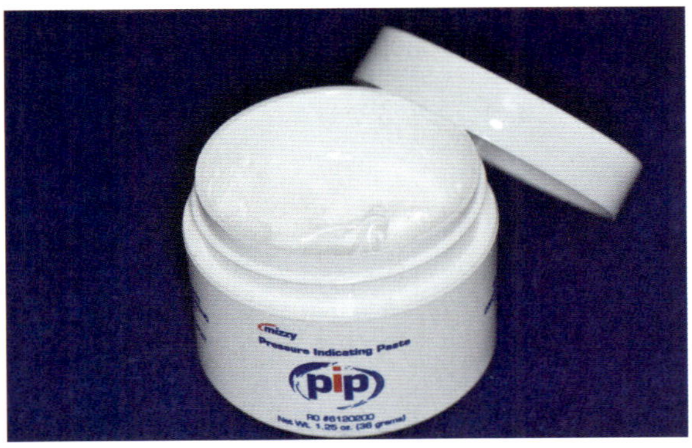

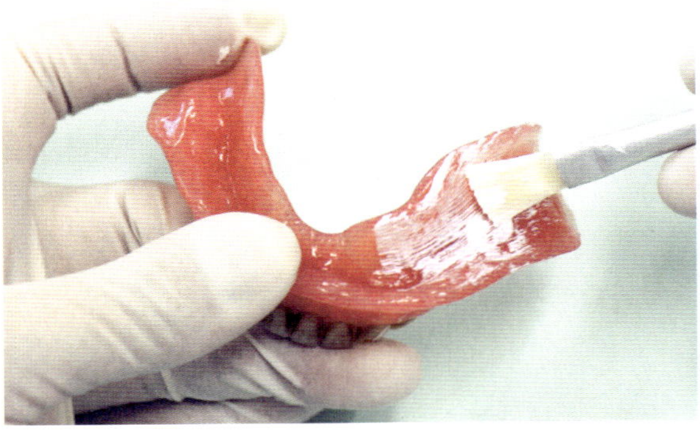

페이스트계 상점막 적합 시험재는 솔을 사용하여 바른다.

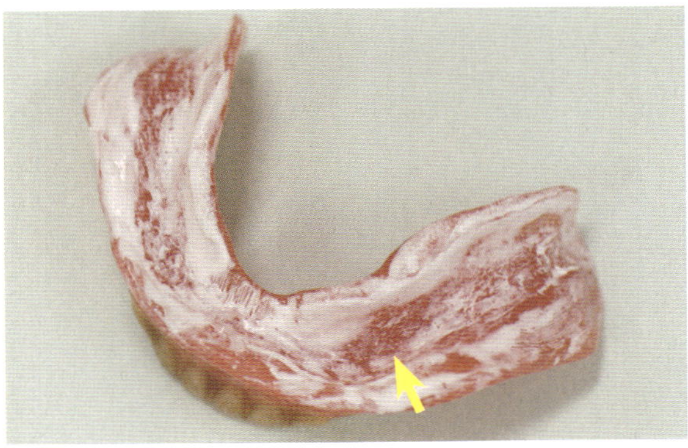

페이스트계 상점막 적합 시험재에 의한 적합 시험 예시. 화살표 부분이 접촉하고 있기 때문에 삭제가 필요하다.

(1) 상악

상연 및 의치상 연막면에 적합 시험재를 사이에 넣어서 구강 내에 삽입하고 손가락으로 가압한다.

● 상연

Check !

- 적합 시험재가 부분적으로 두꺼운 부분은 상연이 짧고, 부분적으로 얇아진 부위는 상연이 너무 길다고 짐작된다.
- 소대를 충분히 피하지 않으면, 통증이나 궤양이 생기기 쉽다.

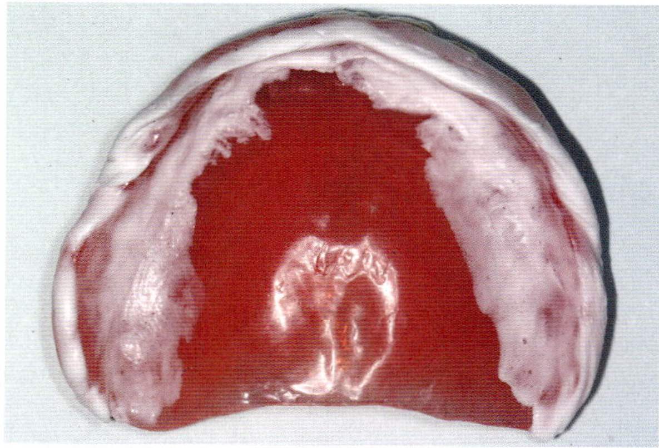

● 후연

Check !

- 익돌하악주름은 개구 시에 긴장해서 튀어나오기 때문에, 충분히 피하지 않으면 통증이나 궤양이 발생하기 쉽다.
- 후연의 적합성은 의치 유지에 큰 영향을 미친다.

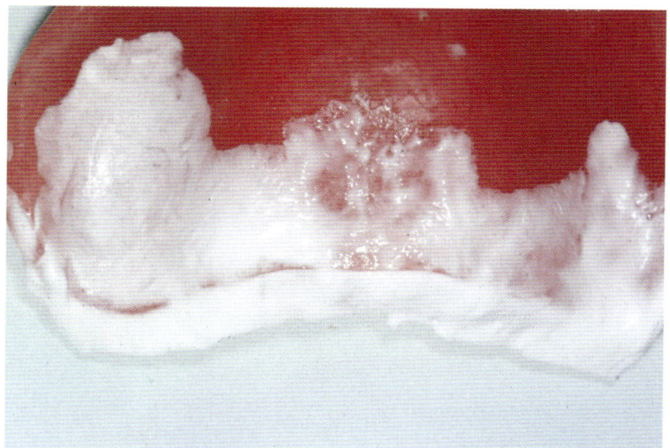

● 상점막면

Check !

- 부분적으로 적합 시험재가 얇은 부위나 배제되어 있는 부위는 과압부이다.
- 확인된 과압부는 너무 깎이지 않도록 주의하고 수차례 나누어 삭제, 조정한다.

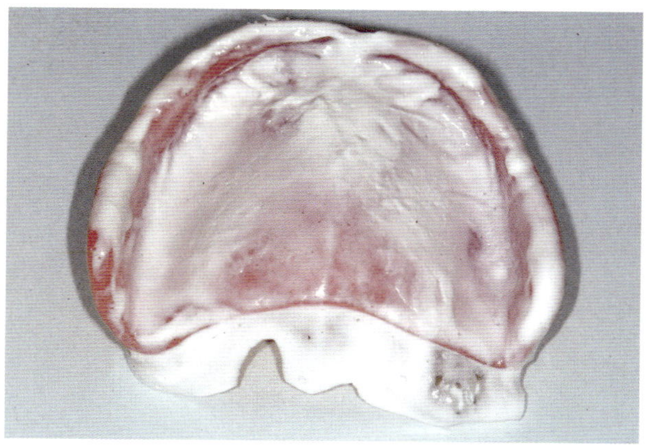

(2) 하악

순 · 협측 변연

Check !

- 상악과 마찬가지로 적합 시험재가 부분적으로 두꺼운 부분은 상연이 짧고, 부분적으로 얇아진 부위는 상연이 너무 길다고 짐작된다.
- 소대를 충분히 피하지 않으면, 통증이나 궤양이 생기기 쉽다.

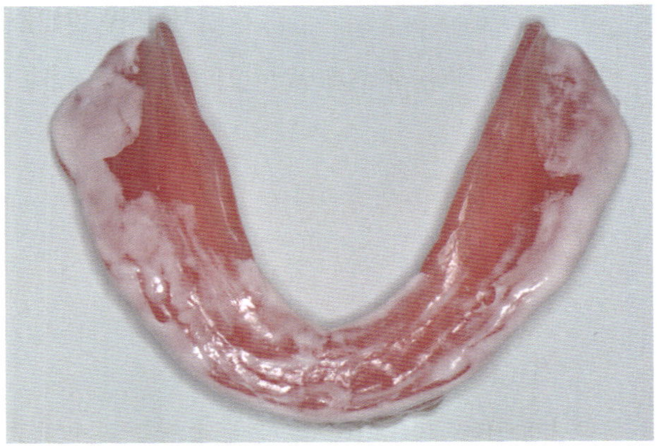

설측 상연

Check !

- 상악과 마찬가지로 적합 시험재가 부분적으로 두꺼운 부분은 상연이 짧고, 부분적으로 얇아진 부위는 상연이 너무 길다고 짐작된다.
- 설측 상연이 너무 길면 악설골근과 혀 등 가동조직의 운동에 의해 하악 의치가 이탈된다.

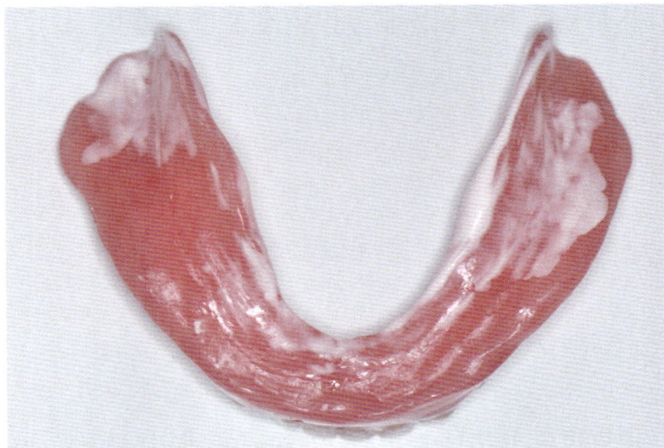

Points !

전치 설측 상연이 짧아지므로 혀의 돌출은 생리적인 범위에 머무른다.

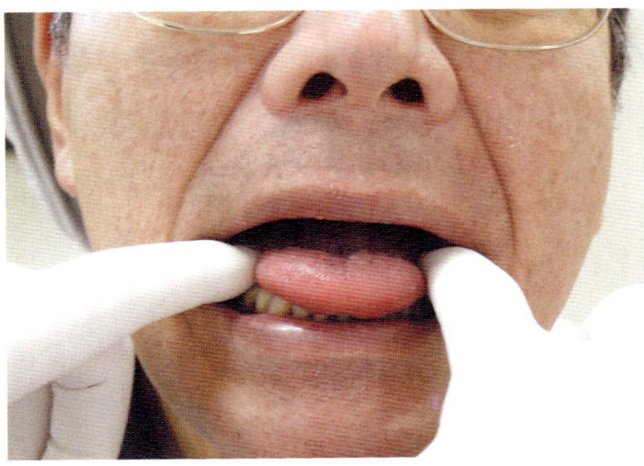

좋은 예

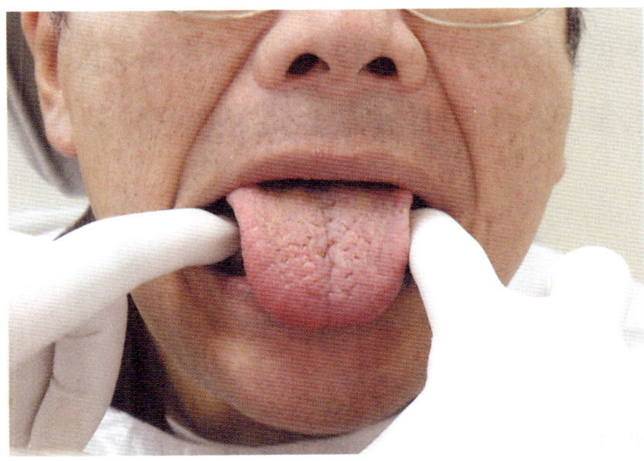

나쁜 예(혀가 너무 돌출됨)

2. 교합조정(중심교합 시, 측방운동 시, 전방운동 시)

교합상태 검사에 사용하는 재료

- 교합지
- 교합검사용 왁스(Occlusal indicator wax)
- 교합검사용 실리콘고무 인상재(실리콘계 상점막 적합 시험재)

교합지

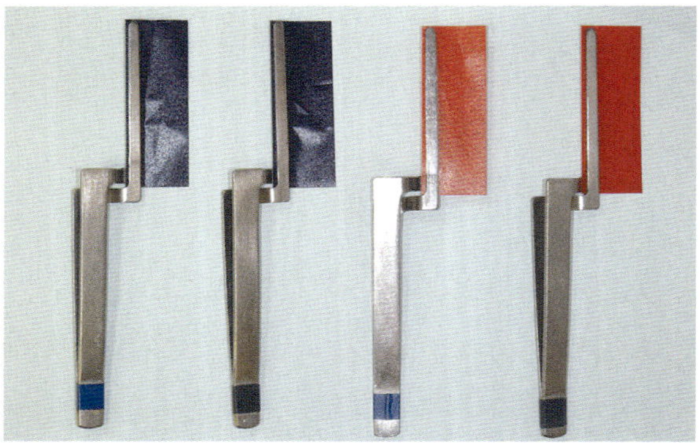

중심교합위와 편심운동 시에 다른 색의 교합지를 사용한다.

교합검사용 왁스(Occlusal indicator wax)

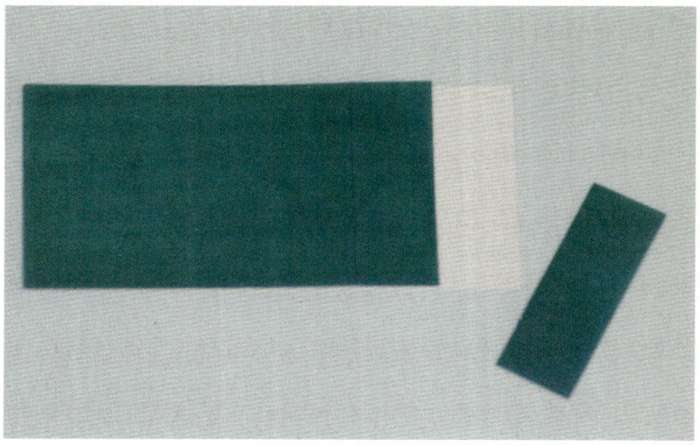

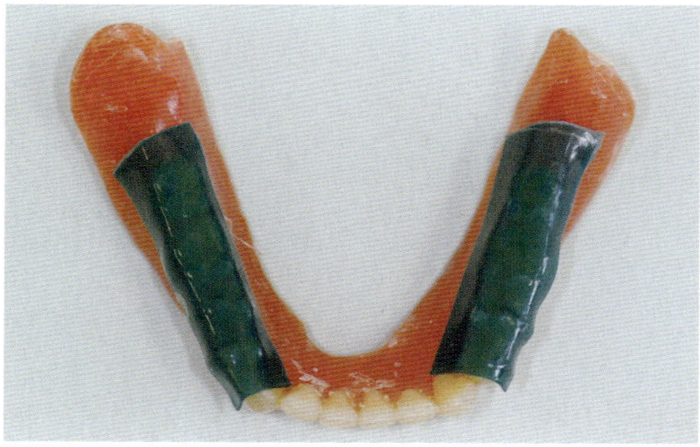

Occlusal indicator wax의 접착면을 치아면을 향해서 하악 좌우 인공치아부에 한 장씩 압접한다.

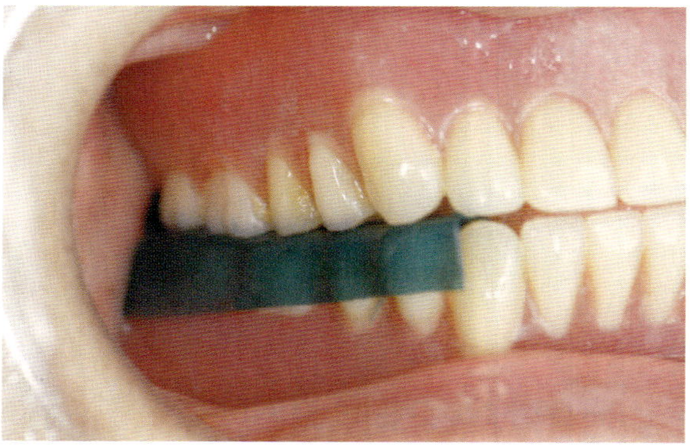

구강 내에 장착하고 가볍게 접합시킴으로써 교두간섭 검출이 가능하다.

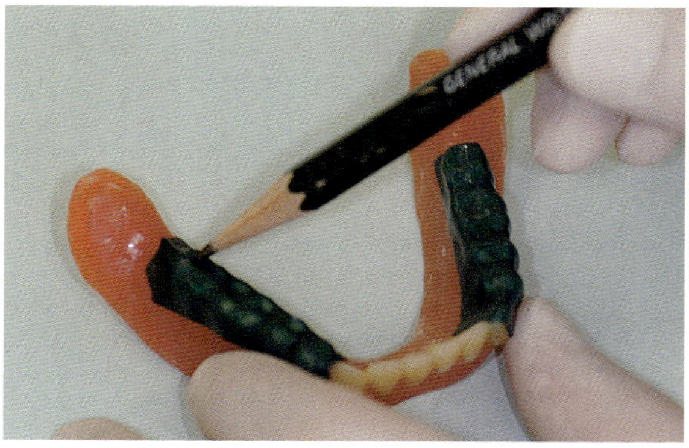

왁스에 구멍이 난 부분을 연필로 표시하여 삭합한다.

교합검사용 실리콘고무 인상재(실리콘계 상점막 적합 시험재)

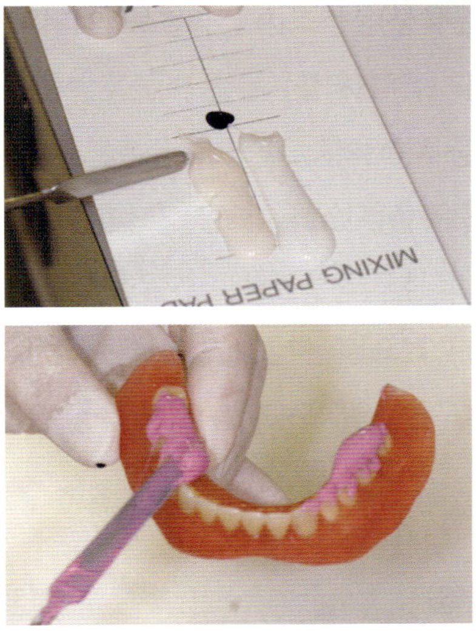

전용 교합검사용 실리콘고무 인상재 또는 실리콘계 상점막 적합 시험재에 착색제를 넣고 연화하여 교합면에 쌓아 올린다.

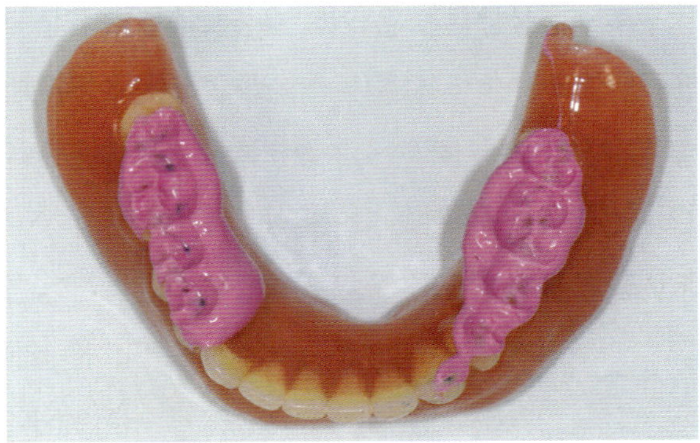

약한 힘으로 처음에 인공치아가 접촉하는 곳까지(최소압 감각) 교합시킴으로써 조기접촉 검출이 가능해진다. 인상재에 구멍이 난 부분을 연필로 표시하여 삭합한다.

① 중심교합 시의 교합조정

수압하에서의 의치상과 의치 상하점막과의 접촉관계를 수정한 후에 중심교합 시의 교합을 확인한다.

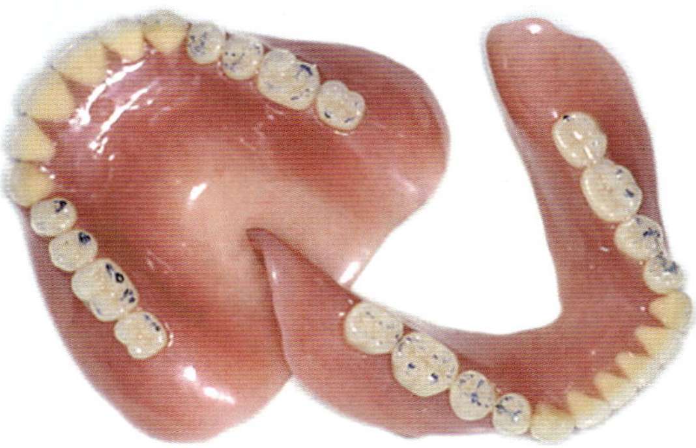

조정 전

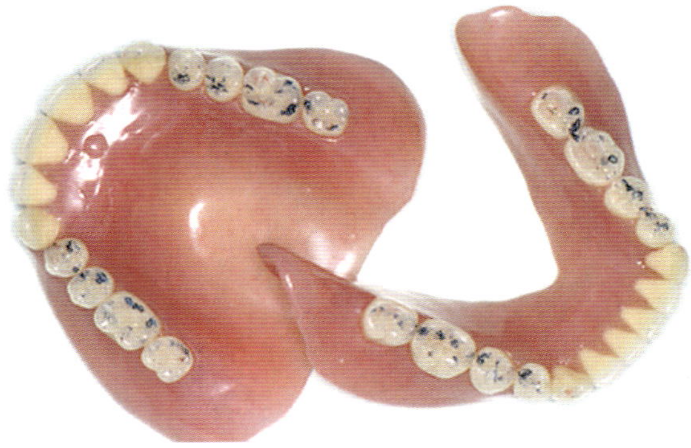

조정 후 조기접촉이 확인되지 않고, 전후좌우에 교등한 교합접촉이 확인되는 상태

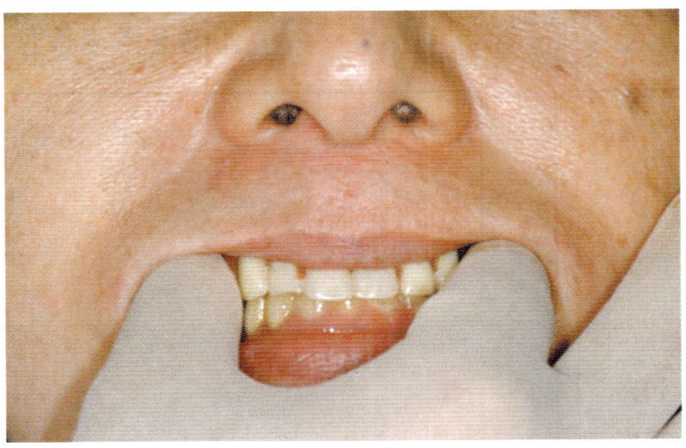

교합상태를 확인할 때는 손가락으로 확실히 의치를 눌러서 실시한다.

② 측방운동 시의 교합조정

다음으로 측방운동 시의 교합상태를 확인한다. 좌우 측방운동을 하게 하여 양측성 균형(양측성 교합평형)이 성립되도록 BULL 법칙에 따라 작업측과 균형측(평형측)의 간섭부를 삭합하여 좌우 균등하게 접촉 활주시킨다.

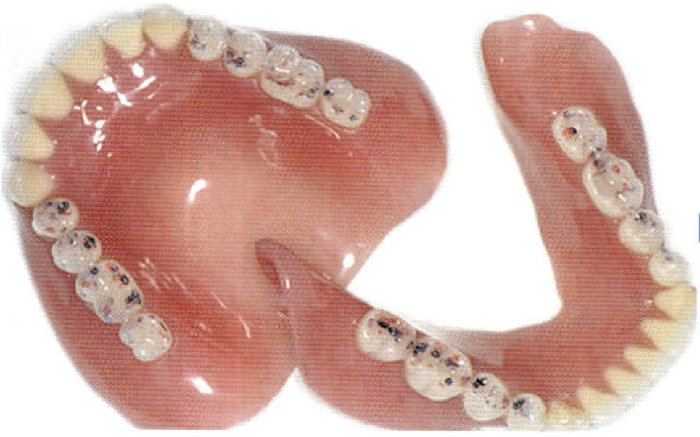
조정 전

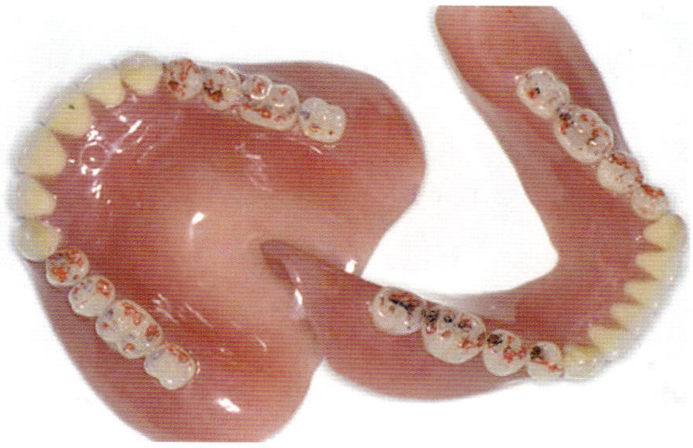
조정 후. 구강 내에서 양측성 균형을 이루고 있으며, 의치의 전복 · 이동이 확인되지 않는 상태

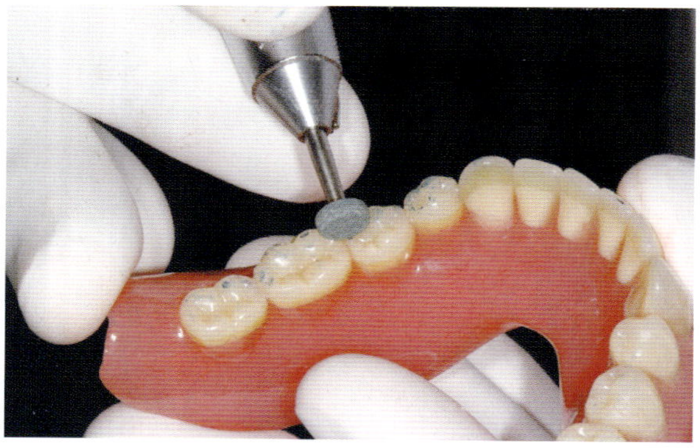
카보런덤 포인트에서 인공치아를 삭합한다.

또한 전방운동 시의 교합상태를 확인한다. 측방운동 시의 조정과 마찬가지로 양측성 균형이 성립하도록 간섭부를 조정하고 전후적으로도 균등하게 접촉 활주시킨다.

3. 교합압하에서의 의치상 점막면의 적합상태

마지막으로 교합압하에서의 의치상 점막면의 적합상태를 확인한다. 수압할 때와 마찬가지로 상점막면에 적합 시험재를 넣어서 부적절한 강접촉부를 조정한다.

Points !

교합조정을 하지 않고 교합압하에서 상점막 적합 시험을 실시한 경우

교합조정을 하지 않고 교합압하에서 상점막면의 적합상태를 확인하려고 하면, 조기접촉 부위가 존재하는 경우 의치는 소정의 위치에서 어긋나기 때문에 어긋난 위치에서의 적합상태를 확인한 것이 되어 버린다.

4 환자 지도 방법을 배우자

의치를 올바르게 사용하고 청결한 구강위생 상태를 유지하기 위해서 환자에게는 다음 사항을 지도하고 충분히 이해시킨다.

1. 의치 세정 방법

항상 의치를 청결하게 유지하려면 매 식사 후 의치를 의치용 브러시로 세정하고 취침 전에는 의치 브러시로 세정하며 의치 세정제로도 세정해야 한다. 이때 아래 사항에 주의한다.

- 일반적인 치약에는 연마제가 들어 있어 의치 표면을 거칠게 만들기 때문에 사용하지 않는다.
- 잘못하여 의치를 파손시키지 않도록 물을 넣은 세면기 등에서 세정하고 손바닥으로 확실히 잡는다.
- 의치 세정제는 매일 밤 사용하게 한다.

의치용 브러시

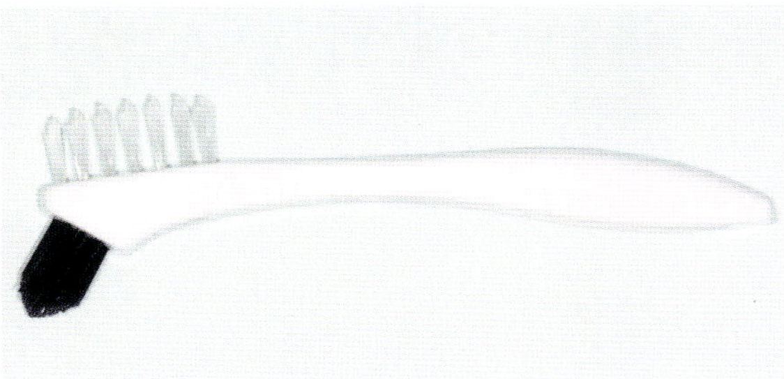

의치용 브러시

초음파 세정기

가정용 의치 세정기는 손이 불편한 고령자 등에게 특히 유용하다. 브러시로 의치를 청소한 후에 사용하면 보다 효과적이다.

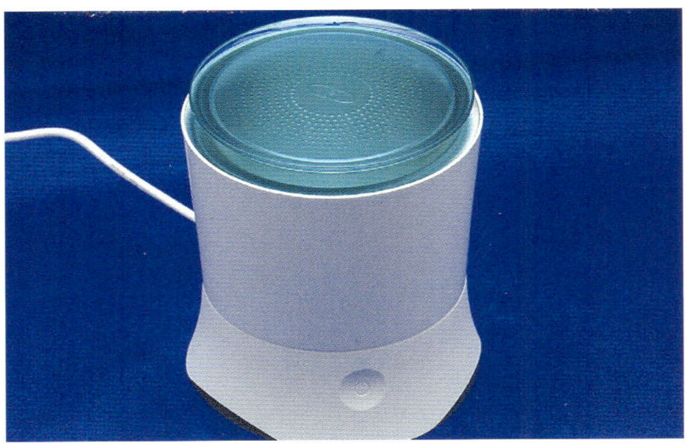

가정용 초음파 세정기

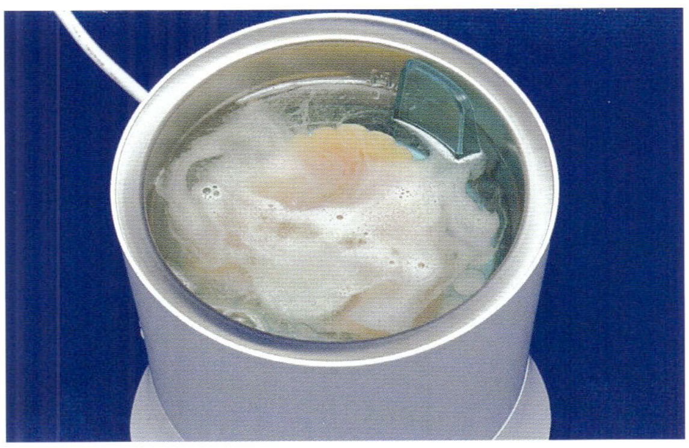

물과 의치 세정제를 넣어서 사용한다.

의치용 브러시 사용 방법

● 큰 직모 부분

의치상 점막면 이외 부분을 닦는 데 사용한다.

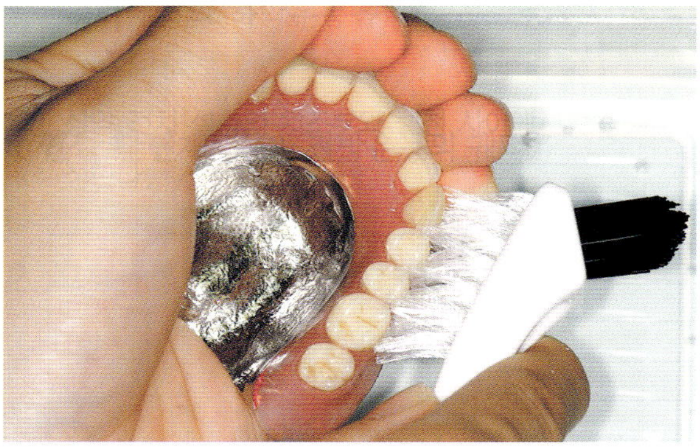

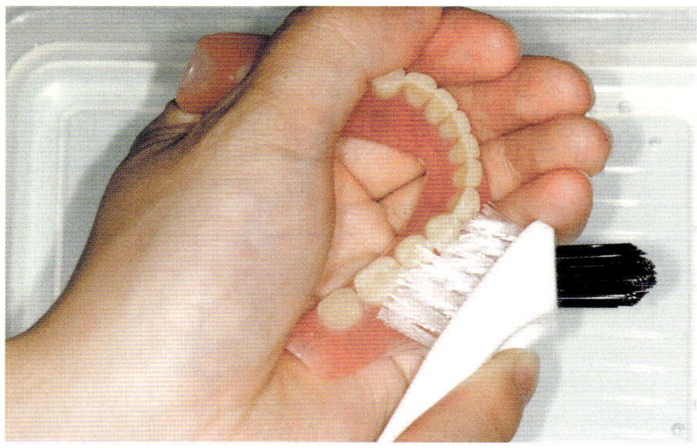

● 작은 직모 부분

의치상 점막면을 닦는 데 사용한다.

모가 단단하므로 일반 칫솔로 닦이지 않는 오염을 제거할 수 있다.

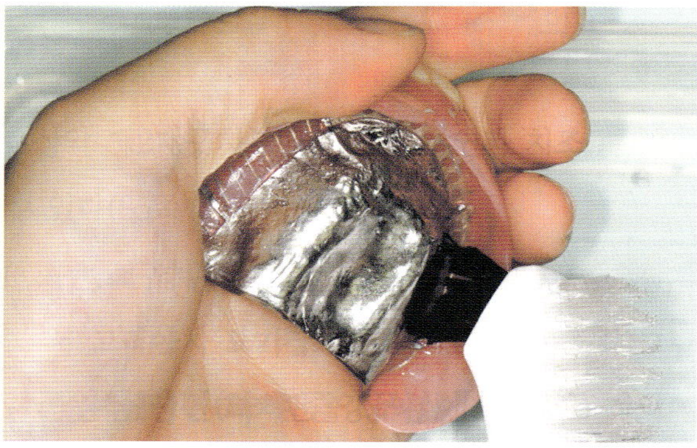

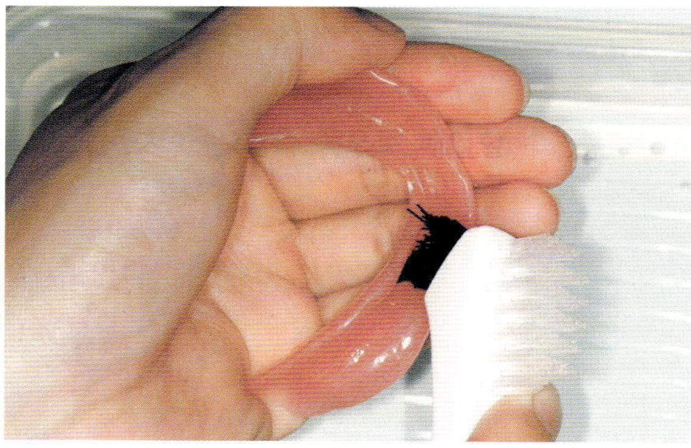

● 의치 세정제(브러시 세정용)

브러시로 의치를 세정할 때 사용하는 거품 타입의 의치 세정제. 치약과 달리 연마제가 들어 있지 않아 의치 세정에 사용할 수 있다.

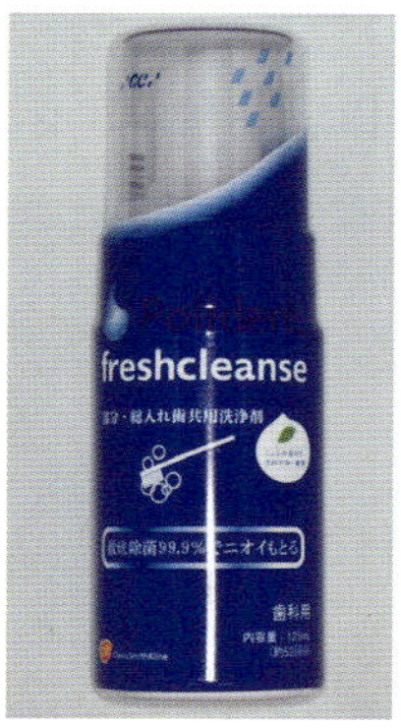

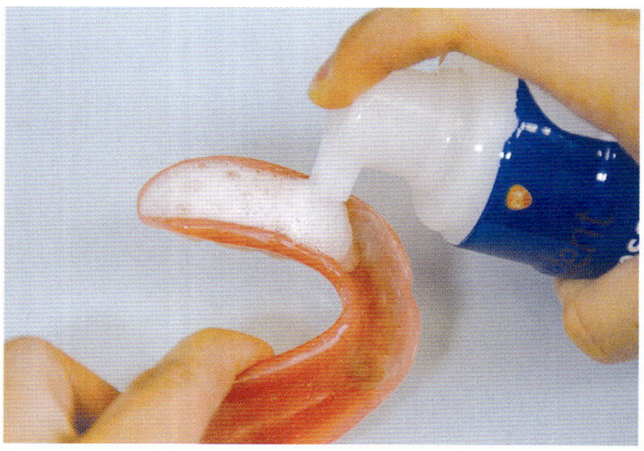

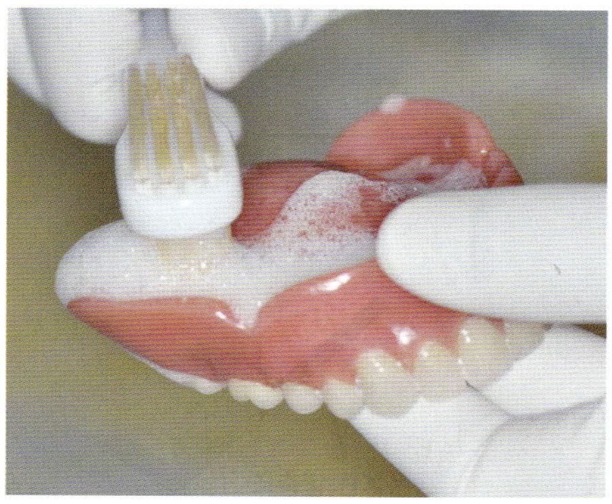

2. 의치 보관 방법

의치용 케이스나 컵 등에 물과 의치 세정제를 넣고 그 안에 의치를 침지시켜 세정하고 건조로 인한 변형을 막는다.

의치는 취침 전에 빼고 의치용 브러시를 이용하여 세정한 다음 의치 세정제에 하룻밤 침지시키도록 지도한다.

의치 세정제는 매일 사용하도록 한다. 의치를 재장착할 때도 의치를 잘 세정한다.

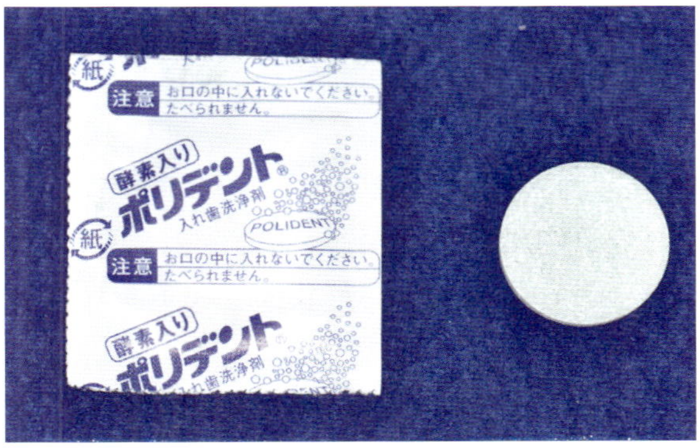

의치세정제

3. 구강 내 세정 방법

무치악자에서는 구강 내 세정에 대해 간과하는 경우가 많으며 환자의 동기부여도 낮으므로 주의가 필요하다.

구강 내 세정 방법에는 다음과 같은 방법이 있다.

- 의치를 떼어 내서 양치질
- 부드러운 브러시를 이용한 점막 브러싱
- 혀에 설태가 확인되는 경우는 혀 브러시를 이용한 세정

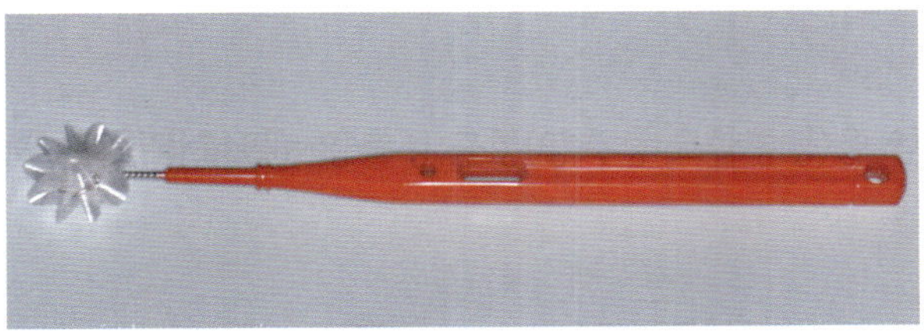

점막 브러시

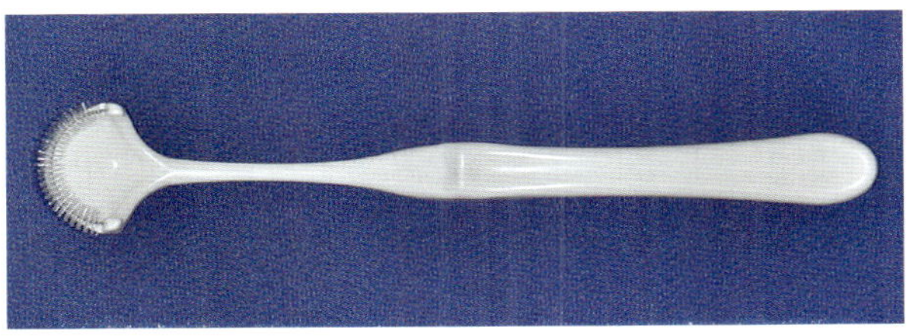

혀 브러시

4. 식사 지도(섭식 방법 지도)

새 의치 장착 후 다음 사항에 대해 지도 · 설명하고 이해를 구해야 한다.

- 처음에는 작고 부드러운 것부터 한쪽에서만 씹지 않도록 천천히 시간을 들여 섭취하도록 한다.
- 처음부터 딱딱한 식품, 접착성이 있는 것, 큰 덩어리의 식품을 섭취하는 것은 쉽지 않다.
- 전치절단은 의치의 안정을 안 좋게 하고, 상악 전치부의 치조제 흡수를 초래할 수 있으므로 피하도록 한다.
- 의치에 익숙해지면서 서서히 섭식해 나간다.

5 통증이 발현하기 쉬운 부위를 알아보자

통증이 발현되기 쉬운 부위는 아래와 같다.

(1) 치조제의 큰 언더컷

상악 전치부

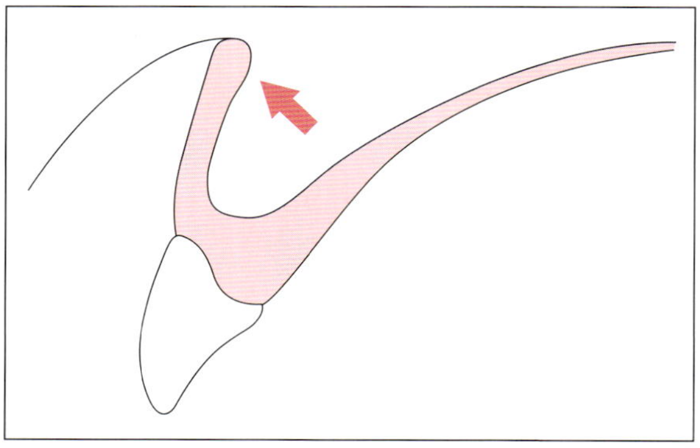

상악 결절 협측부

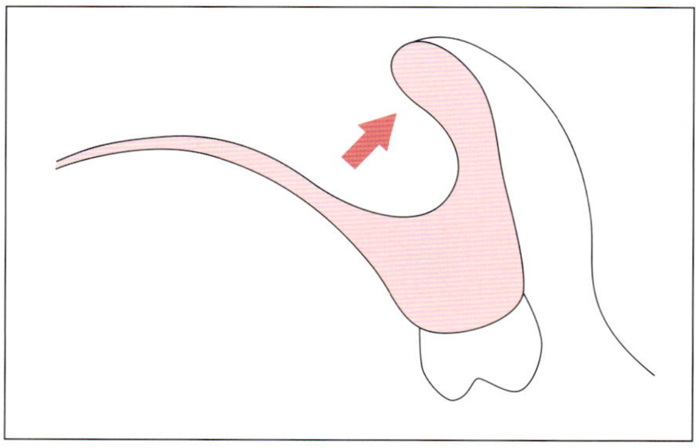

큰 언더컷 부위는 의치 장착 후 조기에 통증을 호소하기 쉬운 부위이다.

▶ 의치 장착 시 통증이나 궤양 발현이 예상되는 부위의 언더컷 부분은 미리 제거한다.

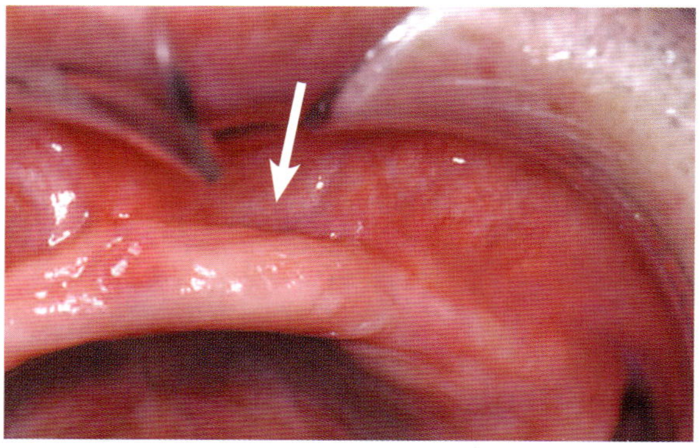

예: 상악 전치부의 언더컷

(2) 골융기

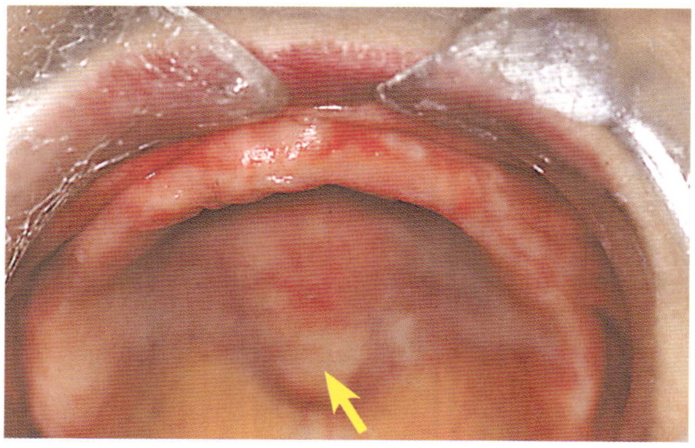

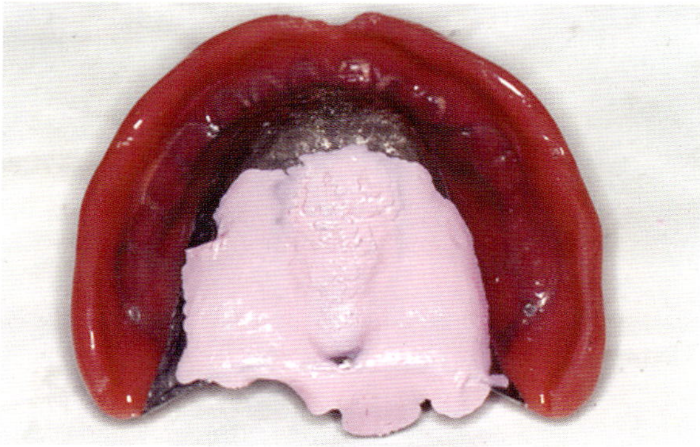

골융기는 상악 정중부에 있는 것을 구개융기, 하악 소구치에 있는 것을 하악융기라고 한다.

▶ 의치 조정으로는 릴리프를 하지만, 의치를 만들 때는 이 부분을 피해서 의치가 제작되기도 한다.

(3) 익돌하악주름

익돌하악주름은 크게 입을 벌리면 긴장하여 아래쪽으로 당겨진다.

▶ 따라서 이 부분의 변연 형성이 불충분하면 의치 상후연의 과장에 의해 익돌하악주름을 손상시킬 수 있다.

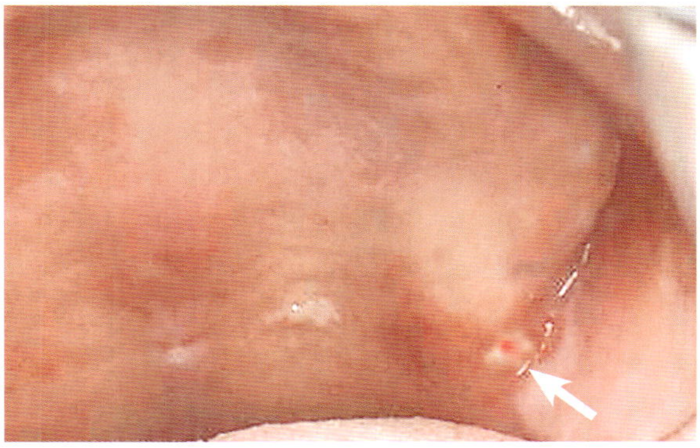

(4) 상순소대 · 협소대

상순소대와 협소대 등의 소대부는 변연 형성이 부적절하면 통증이나 궤양을 일으키기 쉬운 부위이다. 장착 시에는 기능운동을 하게 하고, 소대부분을 충분히 피했는지 체크한다.

● 상순소대

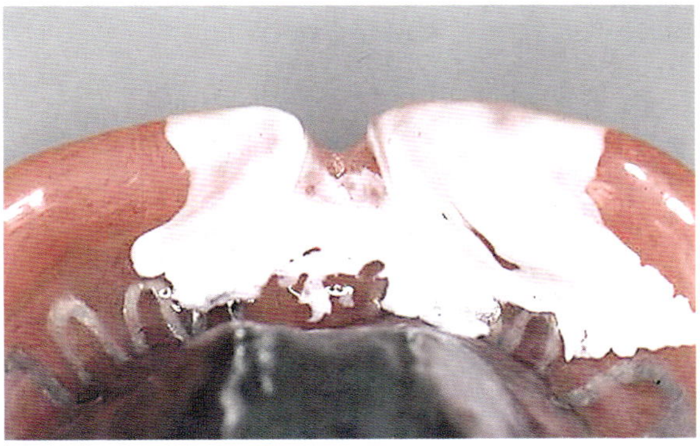

이 증례는 상순소대를 빗겨가지 않아서 통증이 발생했다.

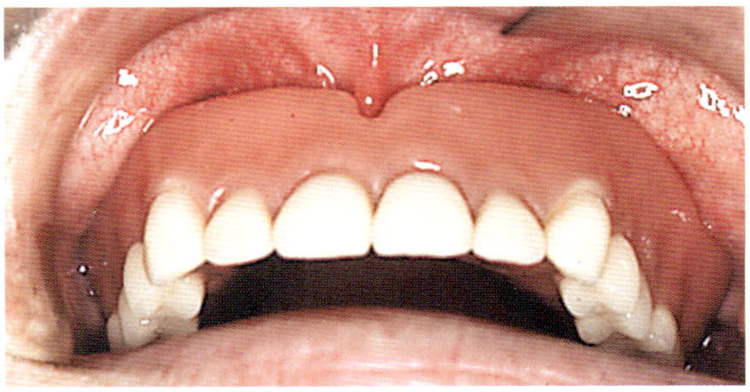

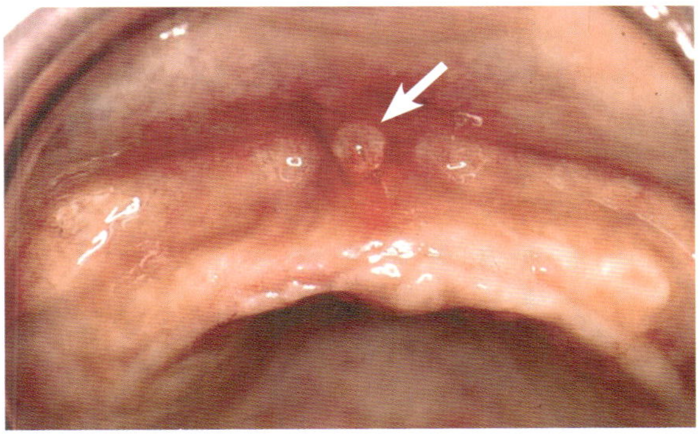

● 협소대

가동조직상에 의치 상연을 위치시켜서는 안 된다.

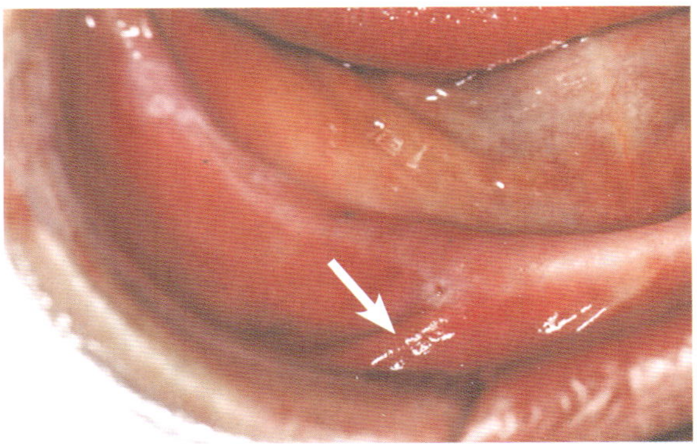

(5) 골예연

주로 기능 시 통증 원인이 된다.

▶ 릴리프 또는 보철 전 처치로 외과적 처치인 치조골 성형을 실시하기도 한다.

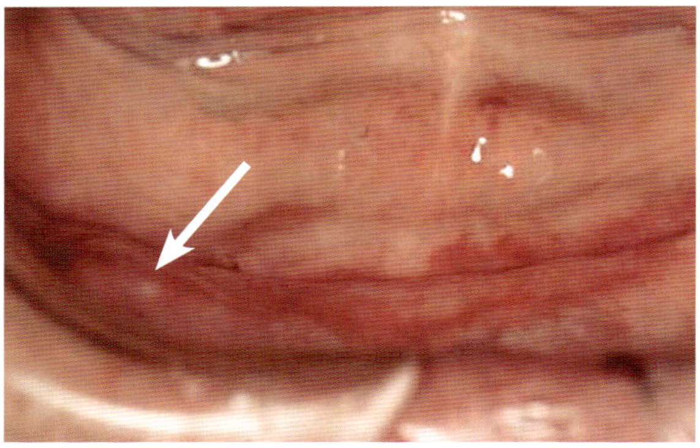

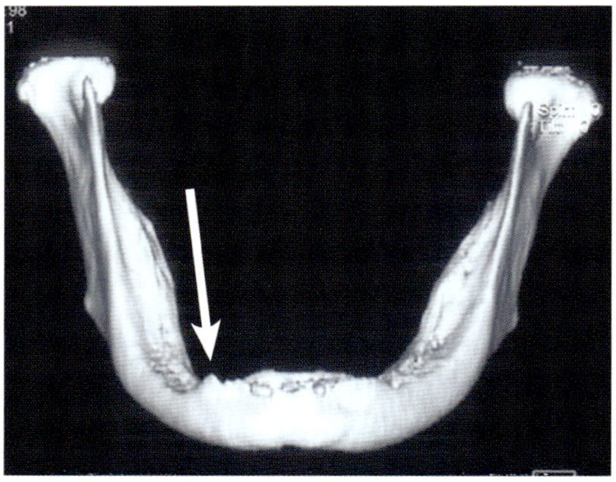

6 의치 안정제

증례에 따라서 의치 안정제를 사용하는 경우도 있다.

의치 안정제에는 다음과 같은 분류가 있다.

① 홈 리라이너(쿠션 타입)

② 점착제

- 파우더 타입(분말 타입)
- 크림 타입
- 시트 타입(테이프 타입)

① 홈 리라이너(쿠션 타입)

치조제 흡수로 의치상이 부적합하게 되었을 때, 그 공극을 메우기 위해서 이용된다. 그러나 환자가 균일하게 뒷면에 도포하는 것이 어렵기 때문에 의치의 편위나 치조제 흡수를 초래할 수 있다. 따라서 치과에 가서 진찰을 받을 때까지의 응급처치로 단기적으로만 사용하고 장기 사용은 피해야 한다.

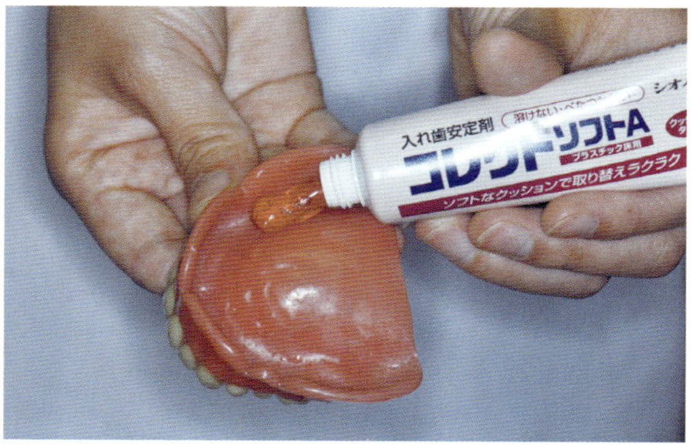

② **점착제**

피막 두께가 얇기 때문에 유해작용이 적고 증례에 따라 유효한 경우도 많다. 특히 치조제 흡수가 현저한 증례, 운동 장애로 인해 구강 주위근의 현저한 근력 저하가 있는 증례 등에 응용된다. 무치악 환자에게 연구개 거상장치를 사용하기 위해서도 이용된다. 또한 총의치 장착이 처음인 환자의 불안감 경감을 위해 의치 장착 초기에 이용되기도 한다.

점착제를 장기간 사용해도 문제는 없지만 의치나 구강 내 세정불량을 초래하기 쉬우므로 주의가 필요하다. 의치 세정은 물론, 스펀지 브러시 등으로 의치 상하점막 세정도 해야 한다.

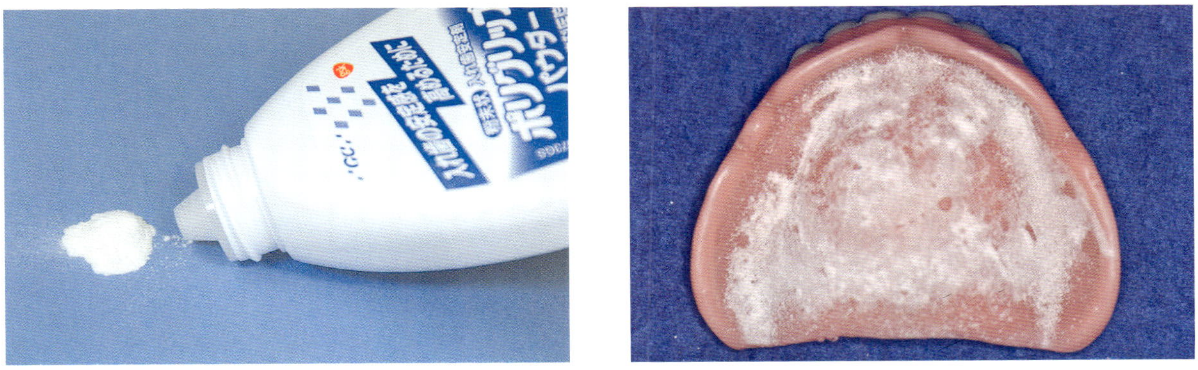

파우더 타입(분말 타입)

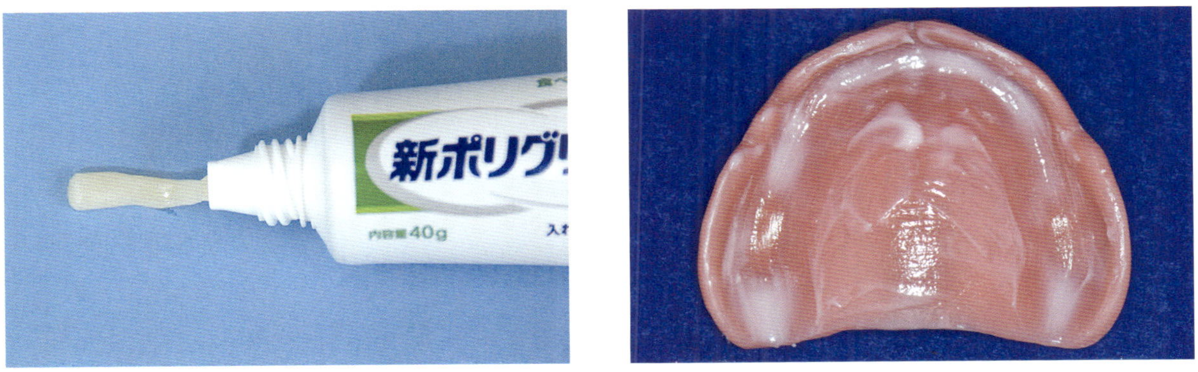

크림 타입

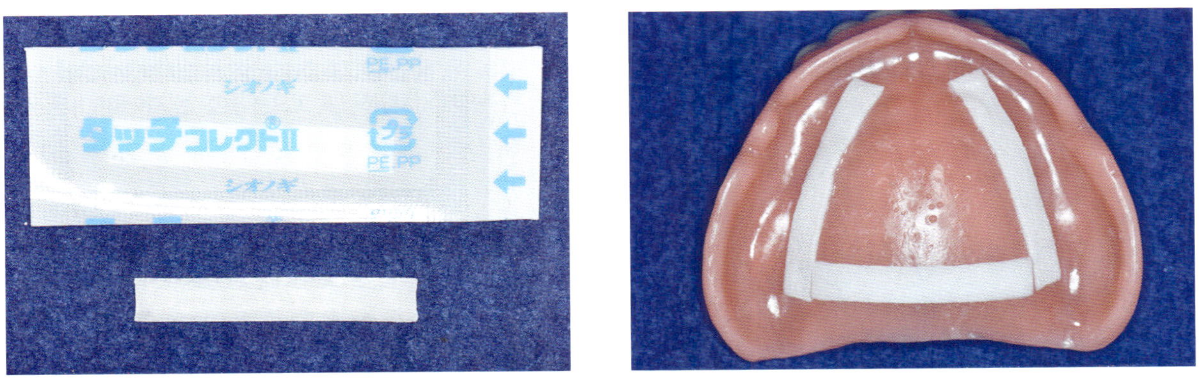

시트 타입(테이프 타입)

7 구강 습윤제(구강 보습제)

고령자에게서 많이 나타나는 구강건조는 의치 장착으로 인한 통증이나 의치 유지 저하를 초래한다. 그럴 경우, 구강건조 환자에게 이용되는 구강 습윤제(구강 보습제)가 효과적이다.

구강 습윤제를 구강점막뿐 아니라 의치상 점막면에 도포함으로써 의치상과 점막이 달라붙는 것을 막거나 바닥과 점막의 마찰을 줄여 통증을 막을 수 있다.

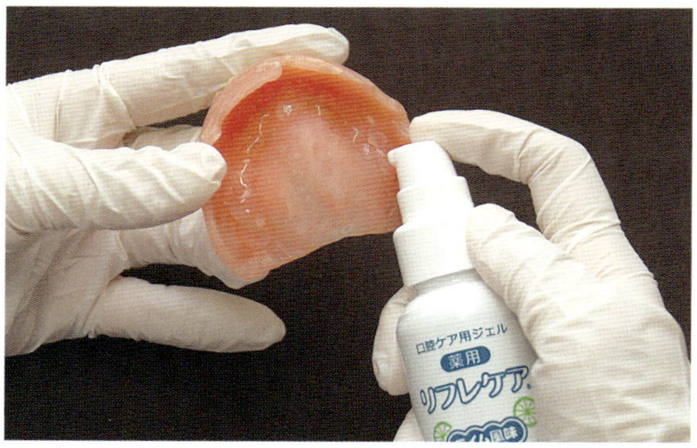

8 장착 직후 조절

장착된 새 의치로 저작 등의 기능이 수행되면 기능압에 의해 치조제 점막에는 변화가 생겨 의치 주위조직의 기능 시 동태(움직임)가 의치 상연을 비롯한 의치상 및 인공치아의 교합접촉 관계에 영향을 미치게 된다. 따라서 의치 장착 직후의 조정이 불가피하다.

의치 장착 직후의 조정 시기는 다음날, 1주일 후, 2주일 후 등으로 조금씩 간격을 늘려 가는 것이 기본이며, 의치 상하점막에 큰 장애가 생기기 전에 조정하는 것이 중요하다.

9 리콜

보철치료 완료 후 의치 상하조직을 장기적으로 보전하기 위해서는 리콜(치과의사의 정기적인 진찰)이 필요하다.

치조제 흡수나 인공치아의 교모는 의치를 사용하는 데 있어서 불가피한 경시적 변화이다. 이러한 변화에 따라 의치에 부적합이 생겨 곤약상악제, 의치성섬유증, 의치성구내염 등이 발병된다. 이러한 증상은 환자가 자각하지 못하고 서서히 진행되는 경우가 많기 때문에 증상이 없더라도 정기적인 리콜과 조정이 필요하다는 것을 이해시켜야 한다.

장착 직후 조정을 종료한 후, 6개월마다 리콜해야 한다. 생체(환자의 구강상태)나 의치에 문제가 생기기 전에 대처해야 한다.

11 의치 리라이닝을 알아보자

1 리라이닝의 목적

리라이닝이란 의치상 점막면이 부적합한 경우에 의치상 점막면을 새로운 상용재료로 대체하여 의치 상하 점막과의 적합성을 개선하는 것이다. 교합관계가 적절하다는 것이 전제이다.

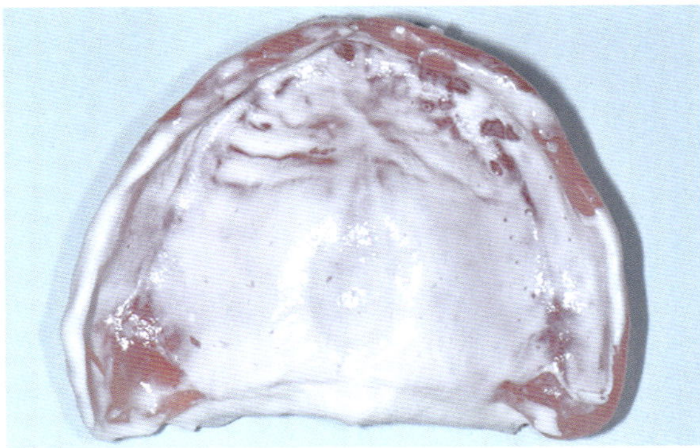

상점막면이 부적합한 의치

2 리라이닝재의 종류

- 리라이닝재
  - 경질 리라이닝재
    - 상온중합협, 광중합형
    - (가열중합형 등의 의치상용 레진)
  - 연질 리라이닝재
    - 아크릴계
      - 상온중합형, 광중합형
      - 가열중합형
    - 실리콘계
      - 상온중합형
      - 가열중합형

3 리라이닝법 술식

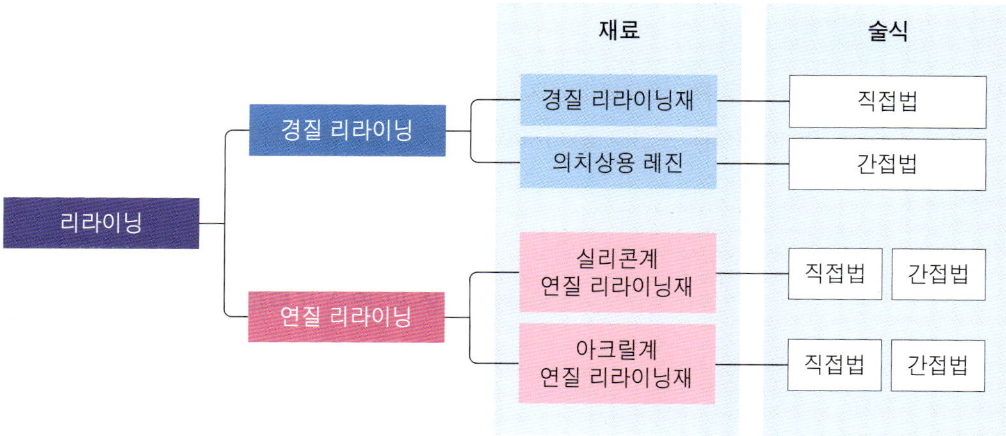

(1) 직접법(직접 리라이닝)

사용 중인 의치 내면에 상용재료를 쌓아서 직접 구강 내에 삽입하여 중합시킨다.

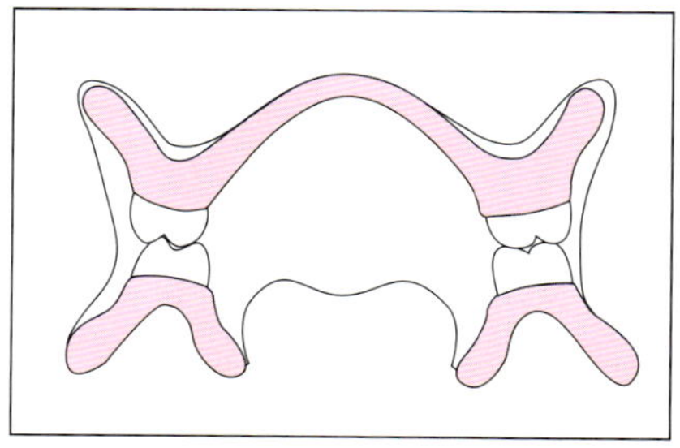
의치상이 부적합한 상악 총의치

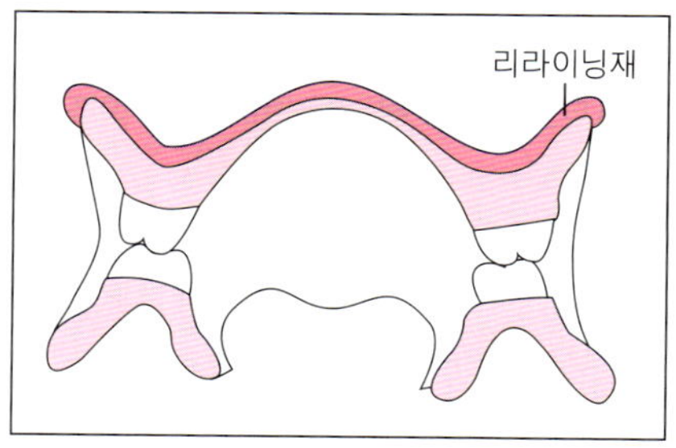

리라이닝재 / 구강 내에서 리라이닝재를 경화

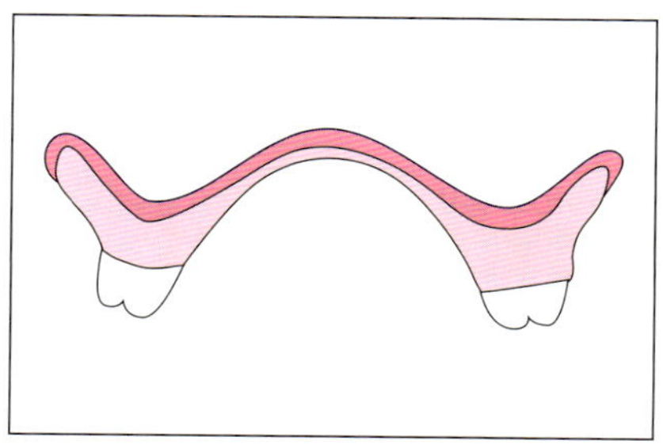
형태 수정, 연마

직접법은 모든 작업을 체어사이드에서 하기 때문에 환자가 의치를 맡기는 불편함이 없다.

그러나 구강 내에서 리라이닝재를 응용하기 위해 재료에 따라서는 모노머나 중합반응열 등으로 점막을 자극해 환자에게 불쾌감을 줄 수 있다.

또한 치조제에 큰 언더컷이 있는 증례에서는 잘못 조작하면 구강 내에서 의치를 빼내기 어려워질 수 있으므로 주의가 필요하다.

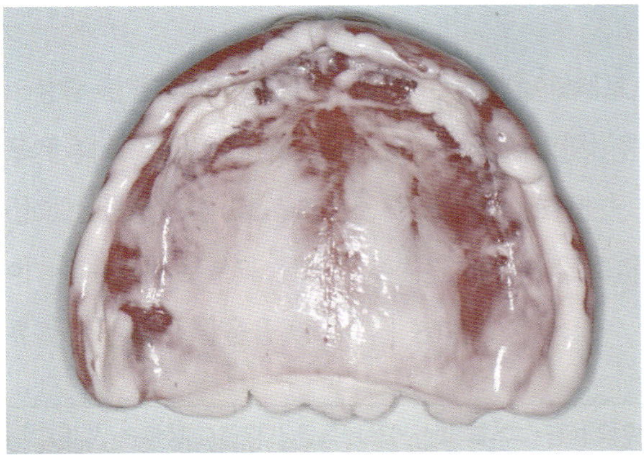

① **진찰**

상점막 적합 시험을 실시하고, 적합상태를 확인한다. 교합접촉상태를 확인하고, 필요하면 교합조정을 한다. 교합관계가 적정한 것이 리라이닝에 적응된다. 또한 치조제 점막에 궤양 혹은 압흔 등의 이상이 있는 경우에는 사전에 점막 조정을 해야 한다.

왼쪽 그림은 리라이닝 전에 상점막 적합상태를 확인한 것이다. 적합상태가 좋지 않았으며 의치 유지가 불량했다.

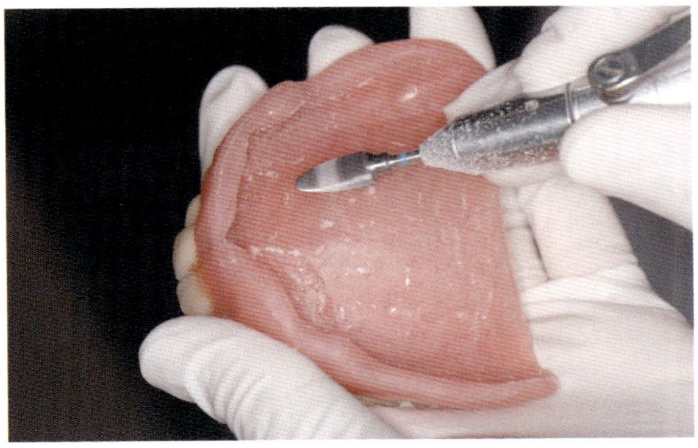

② 상점막면과 상연을 한 겹 삭제하여 레진 신선면을 노출시킨다.

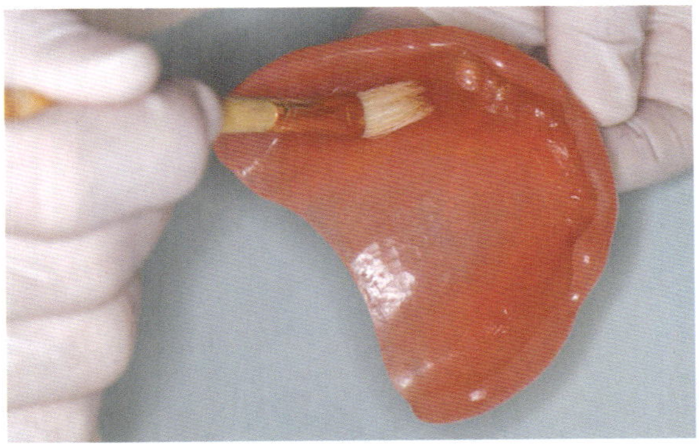

③ 레진 신선면에 레진 프라이머를 도포한다.

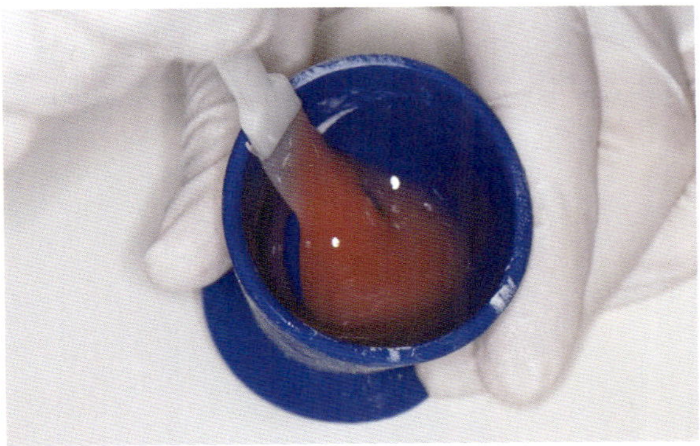

④ 먼저 러버컵에 액체를 넣고, 다음에 가루를 넣어 기포가 생기지 않도록 혼화한다.

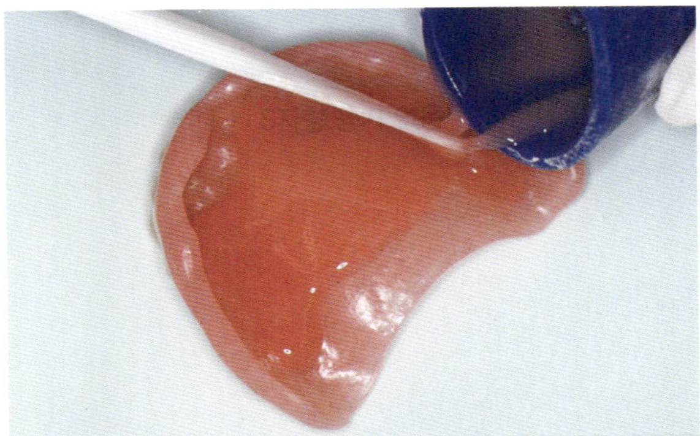

⑤ 리라이닝재의 유동성이 저하되어 크림 상태가 된 시점에서 상점막면에 적당량을 쌓는다.

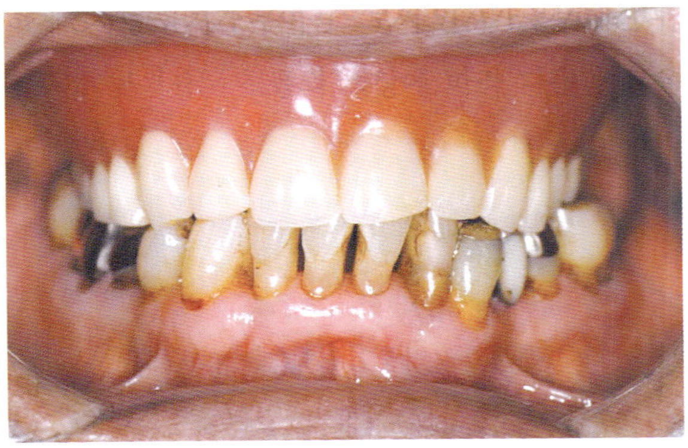

⑥ 리라이닝재 표면의 활택이 없어진 점조도 상태에서 구강 내 의치를 삽입하고 중심교합위로 교합시킨 다음 변연 형성을 위해 기능운동을 하게 한다.

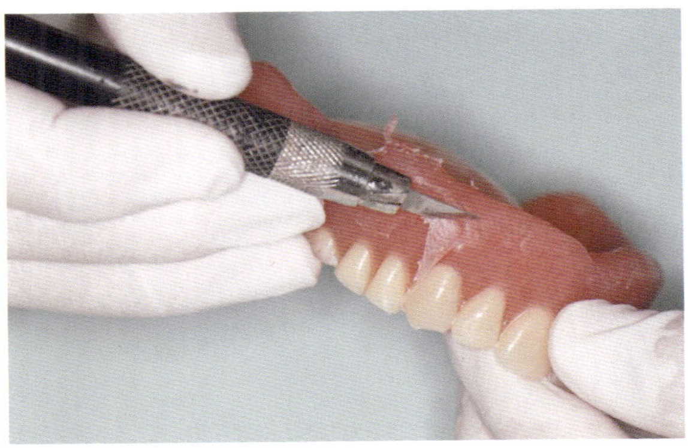

⑦ 완전히 경화되기 전에 구강 밖으로 꺼낸다. 남는 리라이닝재를 제거하고 다시 구강 내에 장착하여 경화되기를 기다린다.

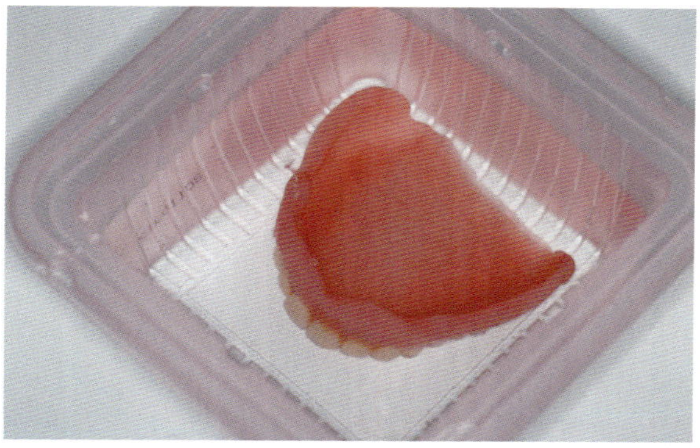

⑧ 경화촉진제를 넣은 온수 안에서 리라이닝재를 경화시키는 방법도 있다.

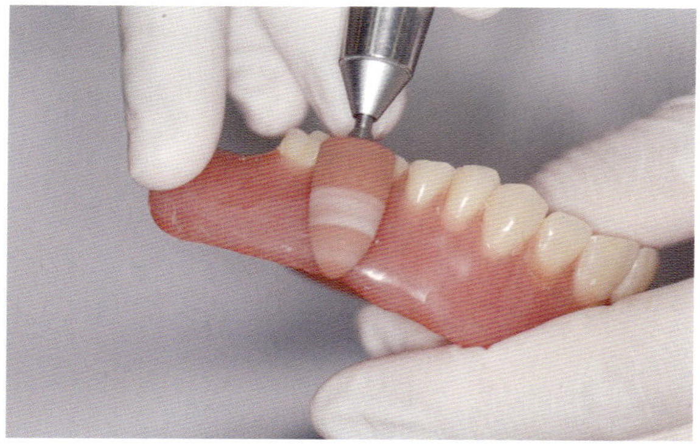

⑨ 경화 후 형태 수정, 연마를 한다.

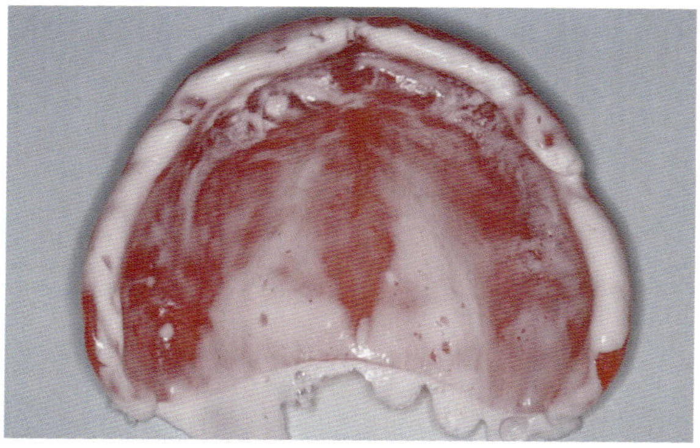

⑩ 리라이닝 후 상점막 적합 시험을 실시했다. 적합상태는 개선되었으며 의치 유지는 양호해졌다.

(2) 간접법(간접 리라이닝)

사용 중인 의치를 사용하여 인상채득을 하고 작업용 모형을 제작하여 플라스크 또는 리라이닝 지그를 사용하여 레진을 주입, 중합시킨다.

일반적으로 간접법은 의치상용 레진으로 대체하기 때문에 직접법에 사용되는 리라이닝재와 비교해 잔류 모노머가 적다. 점막면은 기포가 적고 활택하며 내구성이 뛰어나다.

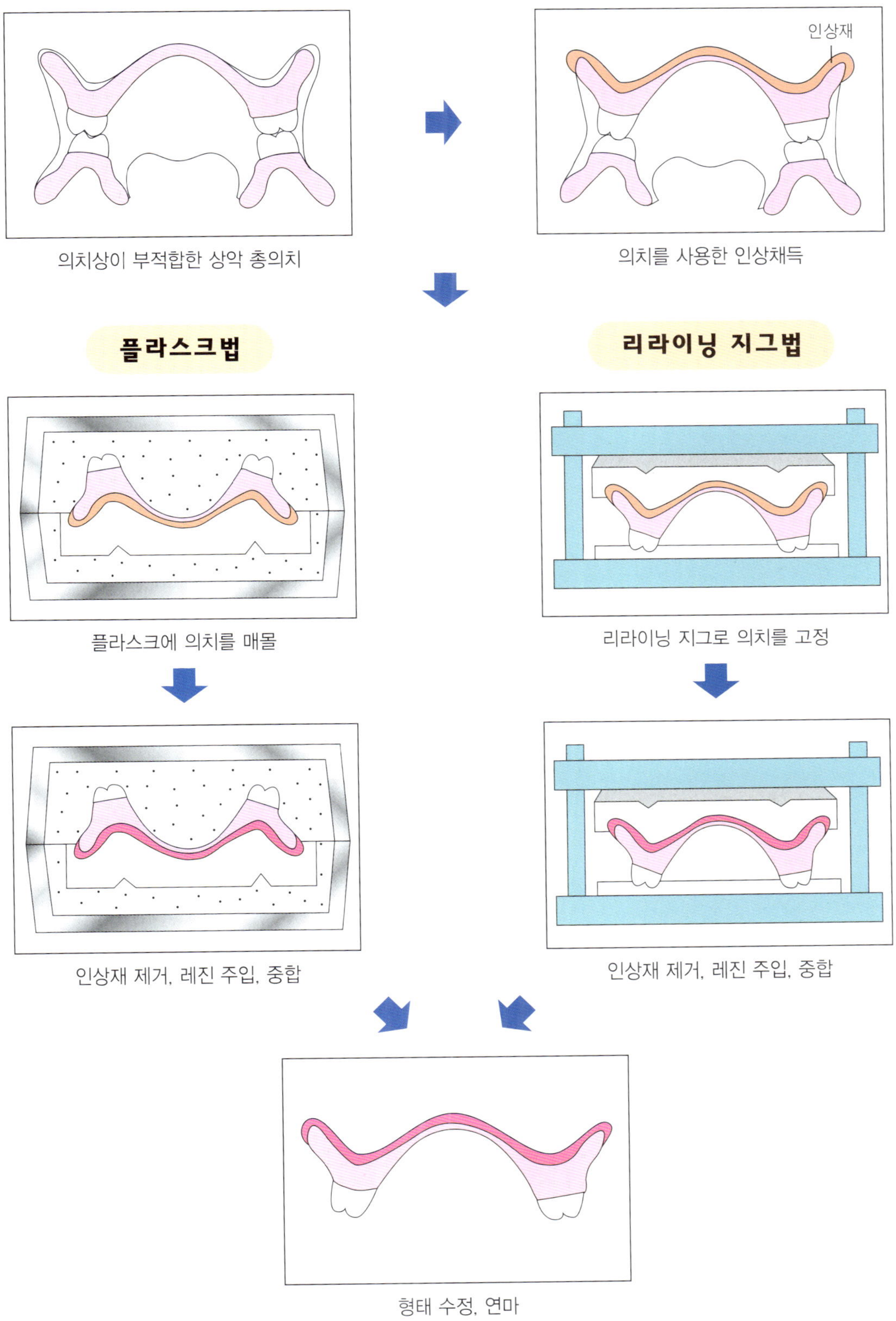

① 플라스크법

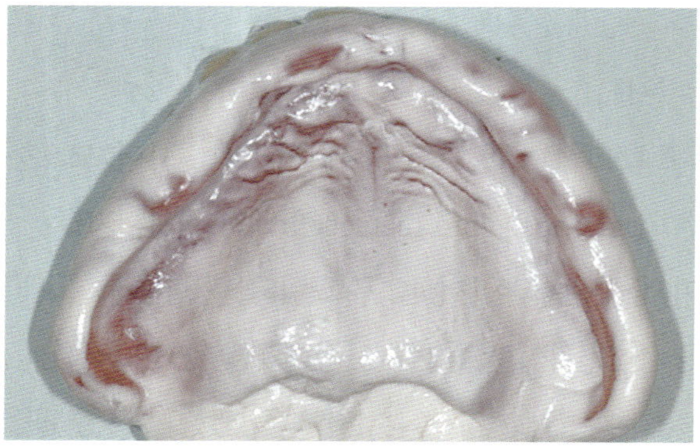

① 직접 리라이닝과 마찬가지로 교합상태에 문제가 없고 의치 점막 적합성이 나쁜 것이 적응이 된다.

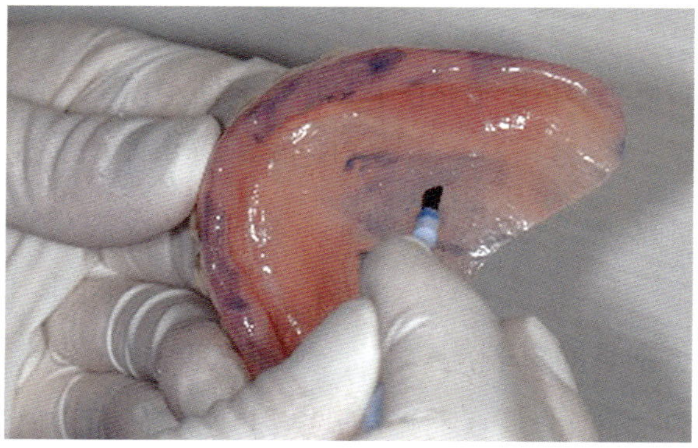

② 의치 점막면과 변연에 인상재를 접착시키기 위한 접착제를 도포해야 한다.

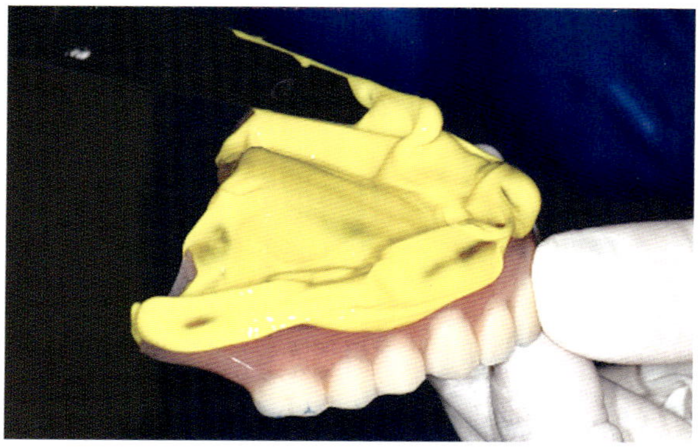

③ 잘 흐르는 인상재를 사용하여 인상을 채득한다.

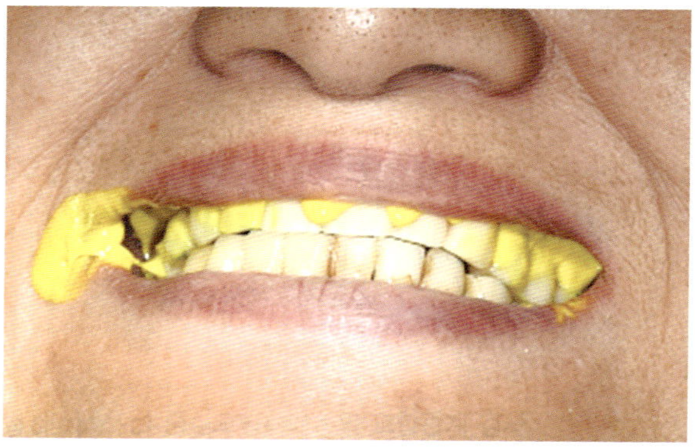

④ 교합압하에서 인상을 채득한다.

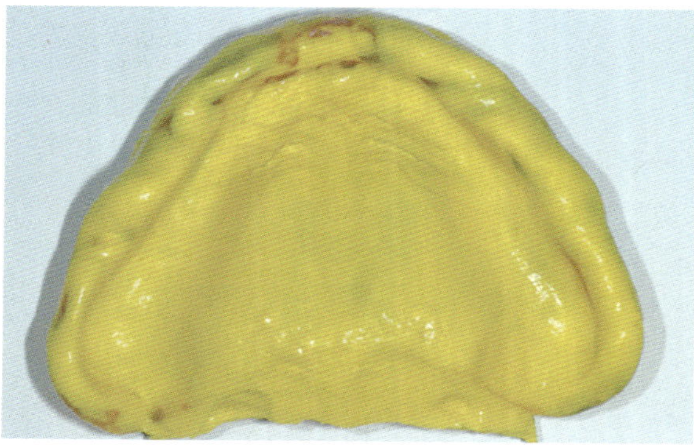

⑤ 인상을 표시한다.

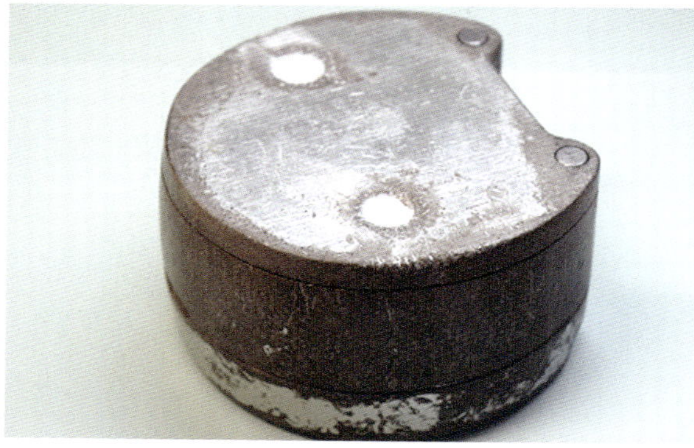

⑥ 플라스크에 매몰한다.

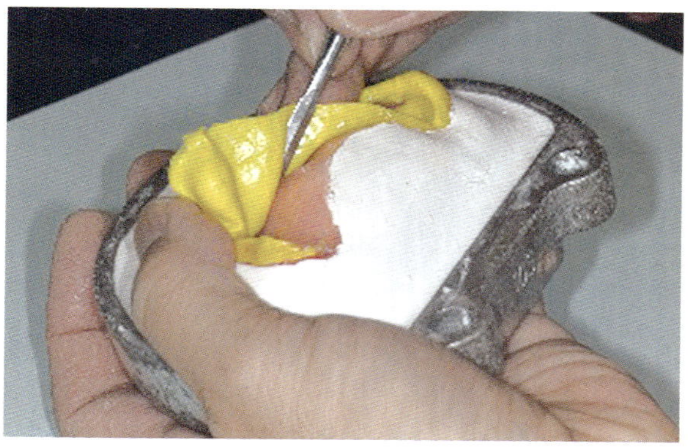

⑦ 인상재를 제거한다.

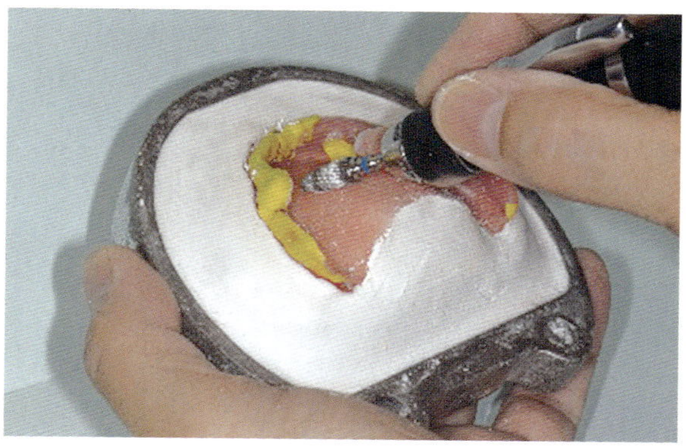

⑧ 의치 점막면과 변연을 한 겹 삭제하여 레진 신선면을 노출시킨다.

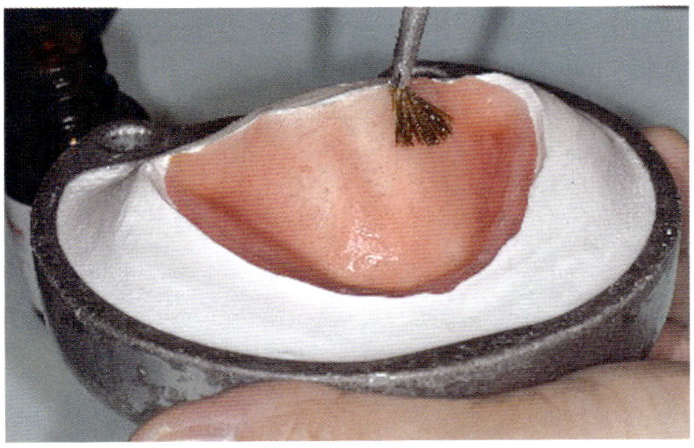

⑨ 레진 신선면에 레진 프라이머를 도포한다.

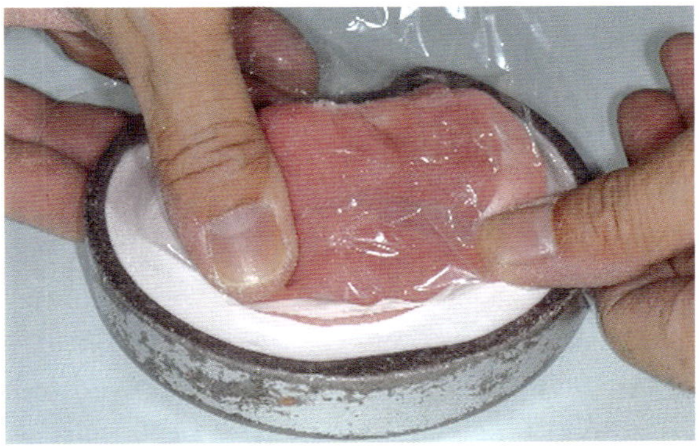

⑩ 말랑말랑해진 의치상용 레진을 주입한다.

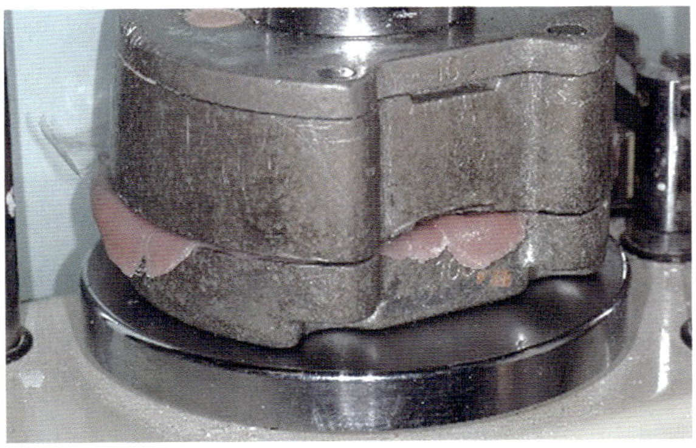

⑪ 가압한다.

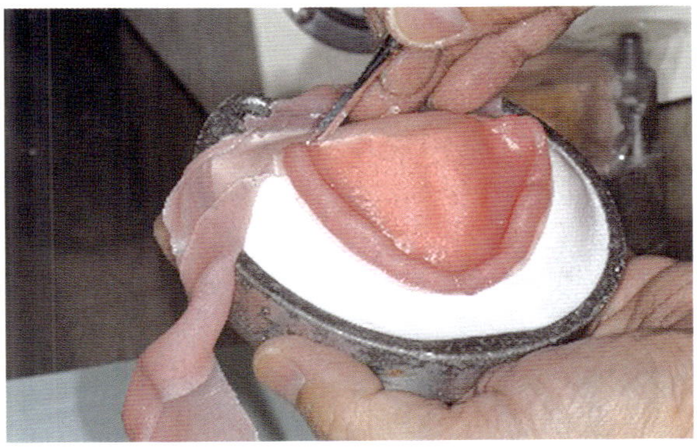

⑫ 잉여 레진을 제거한다.

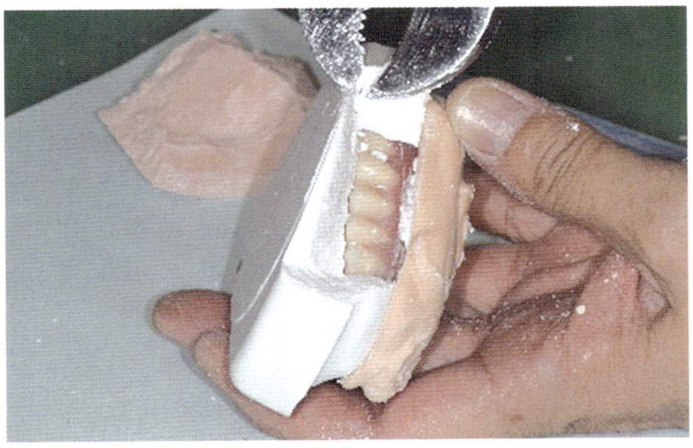

⑬ 가열중합 후 (모양대로) 파낸다.

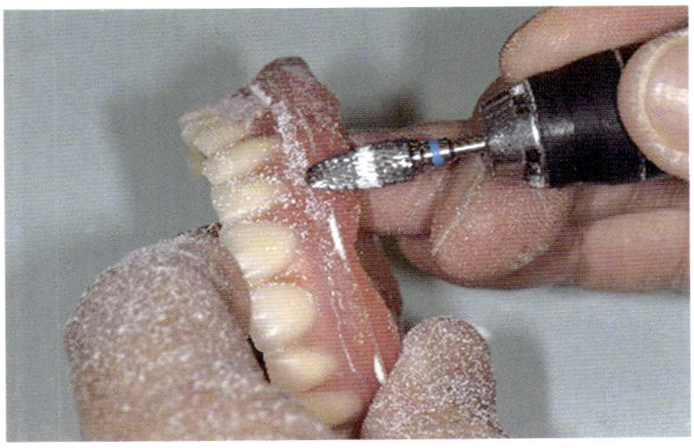

⑭ 의치의 형태 수정과 연마를 한다.

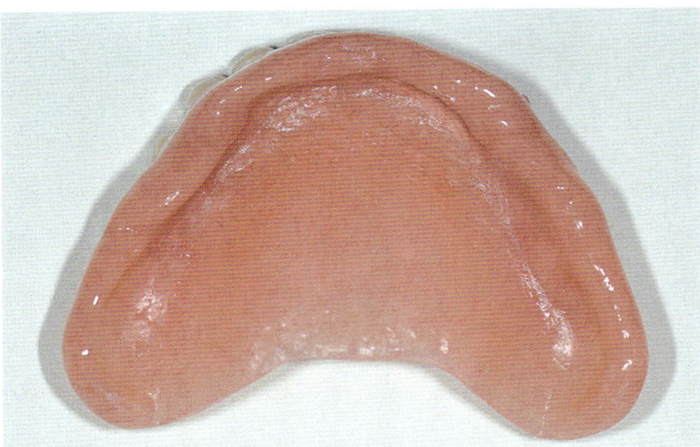

⑮ 리라이닝이 완성된 의치

② **리라이닝 지그법**

간접 리라이닝에는 리라이닝 지그를 이용하는 방법도 있다.

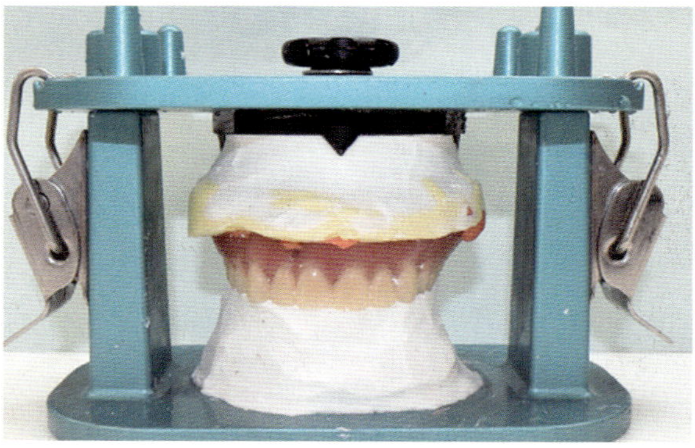

4 연질 리라이닝

연질 리라이닝의 적응증

① 일본 보철치과학회 가이드라인에 의한 적응증

경질 재료로는 저작 시 통증을 피할 수 없으며, 아래 중 하나에 해당하는 경우

- 제1대구치부의 치조정이 협측전정보다 저위
- 치조제 면의 단면형태가 평탄 혹은 오목형
- 치조제 점막이 극히 얇음
- 구순운동장애(oral dyskinesia)

② 기타 적응증

- 의치로 더 편안하게 씹고 싶은 경우
- 무의식적으로 식품을 제한해 버린 경우
- 통증이 나타날 것 같아서 마음껏 씹을 수 없는 경우
- 스포츠를 하면서 이를 악 물어 버리는 경우

▶ (경시적인) 내구성이 높은 실리콘계 연질 리라이닝재를 우선 선택하고, 개선되지 않는 경우는 아크릴계 연질 리라이닝재를 사용한다.

▶ 연질 리라이닝은 앞서 설명한 경질 의치상용재료를 사용한 리라이닝과 마찬가지로 직접법과 간접법으로 실시할 수 있다.

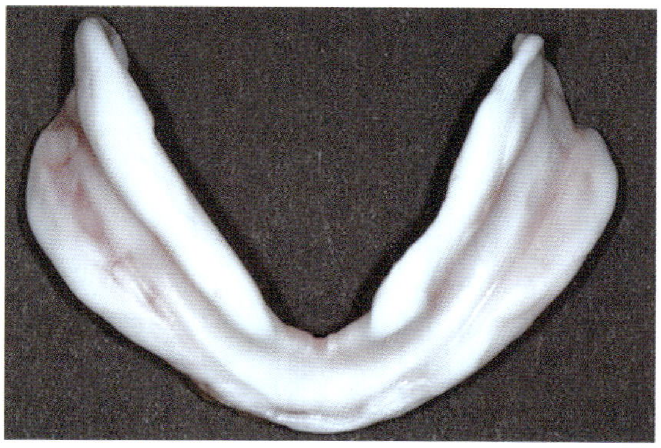

간접법으로 경질 리라이닝을 실시하기 위해 동적 인상채득을 한 상태

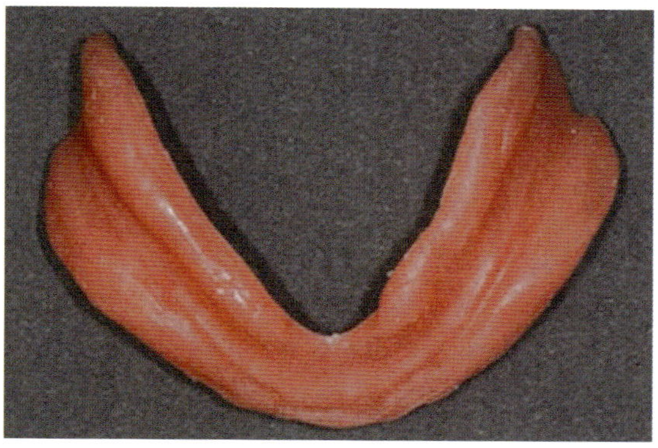

연질 리라이닝을 한 의치

12 금속 상의치를 알아보자

1 금속 상의치의 이점 · 결점

● **이점**: 강도가 있다.
얇게 할 수 있다(이물감이 적다).
열전도성이 높다.
흡수성이 아니므로 위생적이다.

● **결점**: 조정이나 수리가 어렵다.
(리라이닝을 하면 두꺼워진다)
제작 시 통원 횟수가 늘어난다.
제작과정이 번잡하다.
금속 알레르기 환자에게 사용 불가이다.
가격이 비싸다.

2 금속 상의치의 제작과정

① 작업용 모형

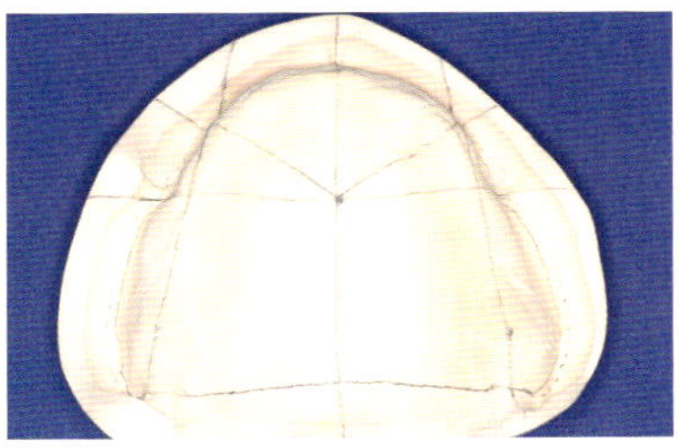

② 교합상 제작

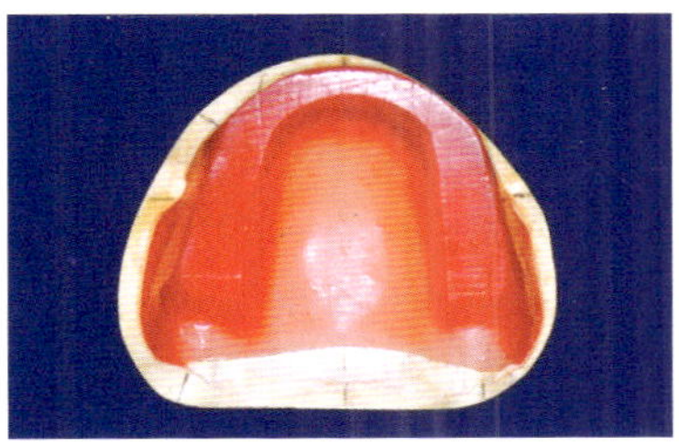

③ 교합채득, 교합기 장착

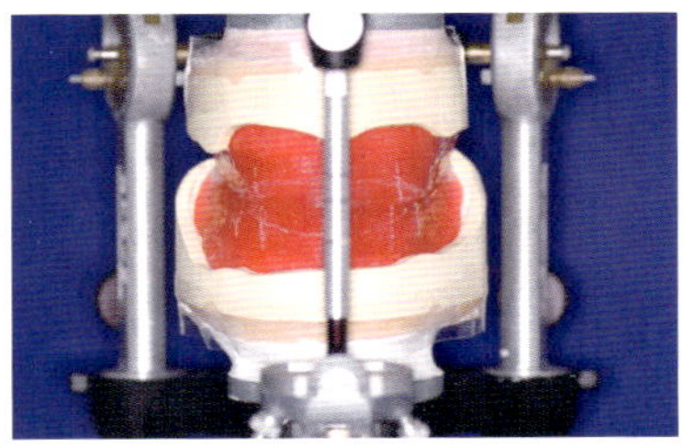

④ 인공치아 배열

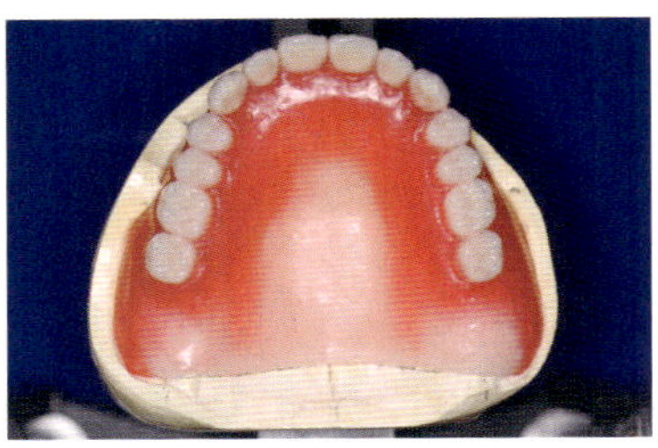

⑤ 삭합(교합조정)

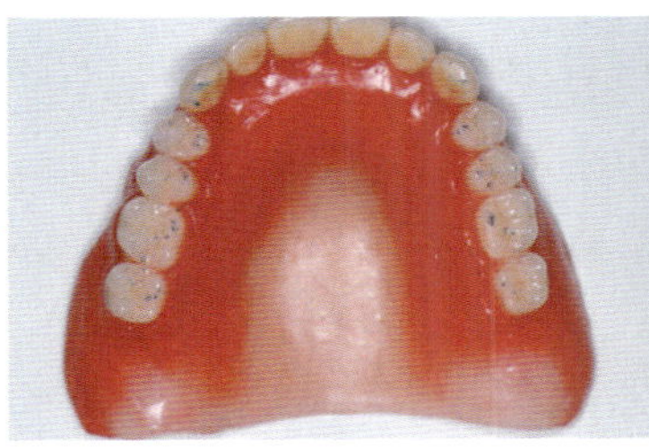

⑥ 치은성형

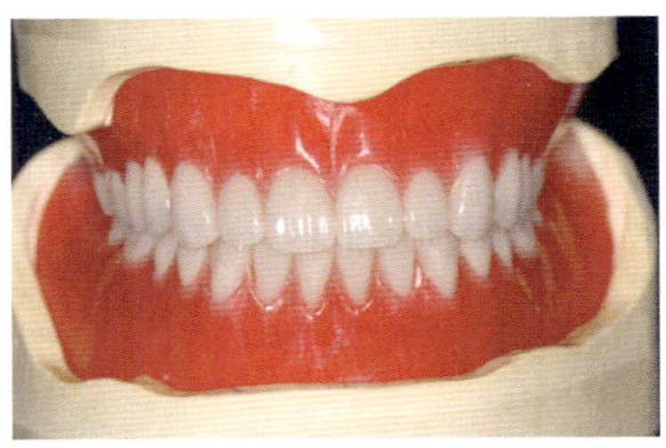

⑦ 시행삽입

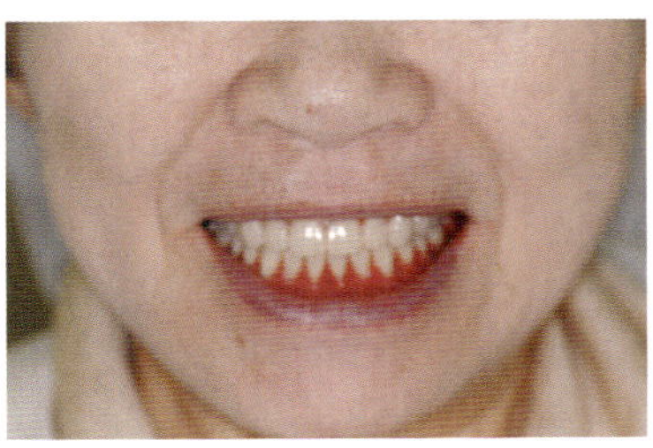

⑧ 코어 채득

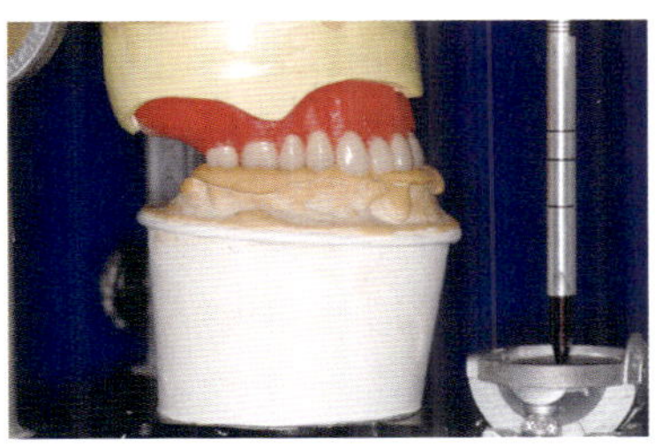

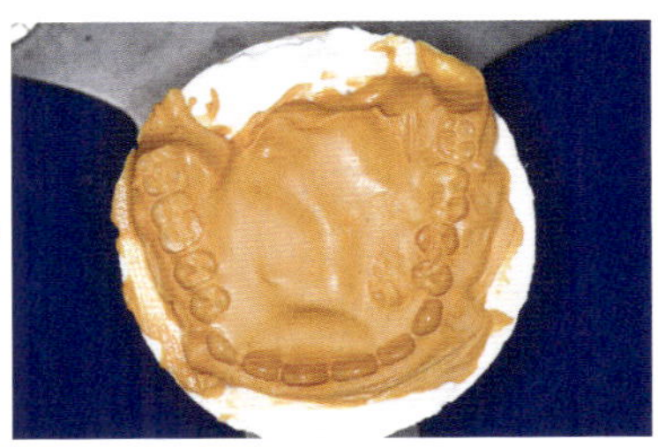

⑨ 프레임워크 설계 및 제작

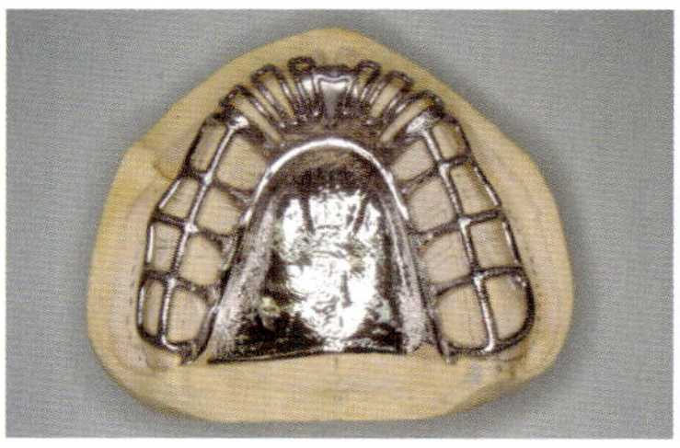

※ 137쪽 세부 설명 참조

⑩ 프레임워크 조합과 납의치 시행삽입

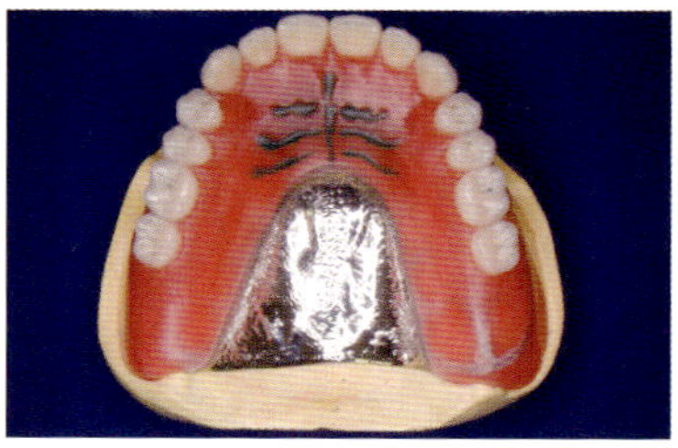

※ 시적은 생략되는 경우가 있음

⑪ 매몰, 중합

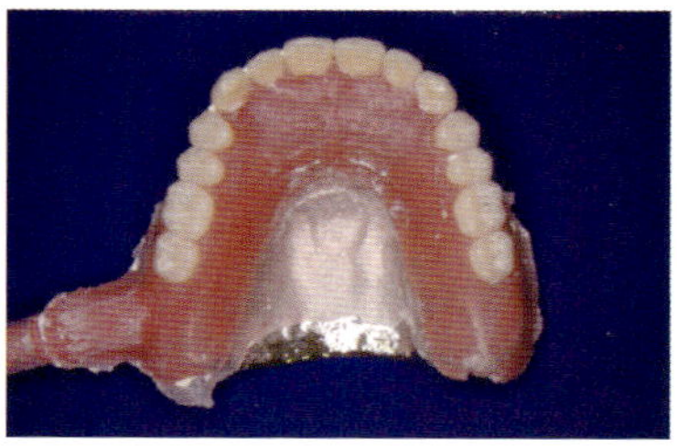

⑫ 교합기 재장착(리마운팅) 후 삭합

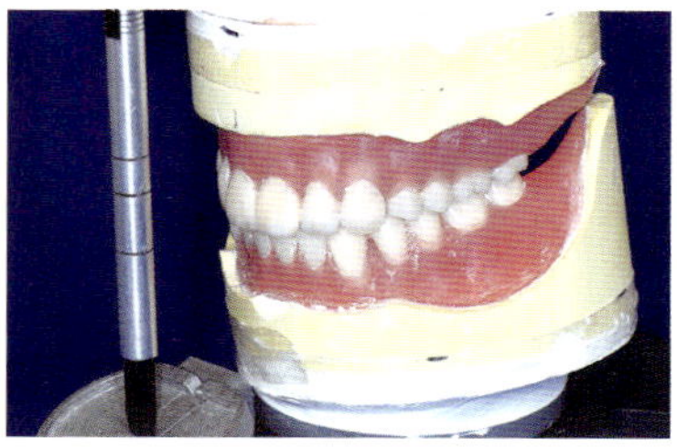

⑬ 금속 상의치 완성

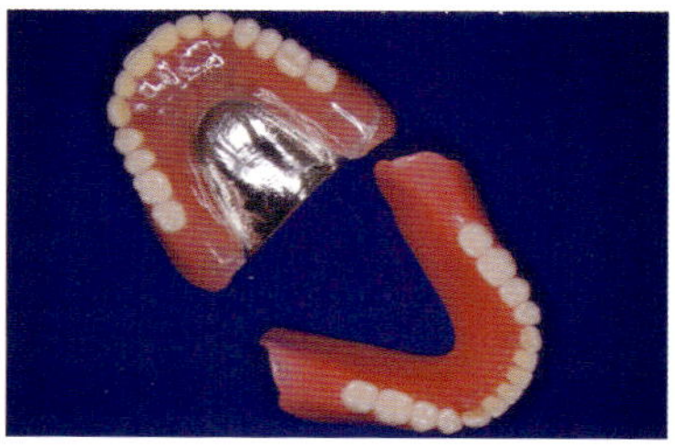

Points !

코어 채득이란

시행삽입이 끝난 인공치아 배열 위치나 연마면 형태를 보존하여 완성한 프레임워크를 납의치에 넣기 위한 기록을 코어라고 부른다. 코어를 채득한 후에 모형을 교합기에서 분리하여 조작한다.

- 교합면 코어(치아형)
  초경석고 두께: 5mm 이상
  초경석고 범위: 모형 변연에서 인공치아 협측교두정 및 전치절단
- 순협측면 코어: 상악 의치의 순협측면 코어
  (경석고를 이용하여 전치부, 좌우 구치부의 30%)

3 프레임워크 제작 순서

(1) 제작 흐름

① 작업용 모형으로 프레임워크 설계

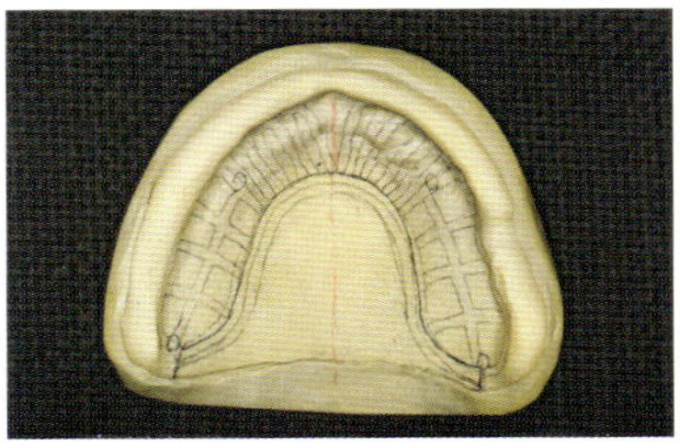

② 작업용 모형 처치

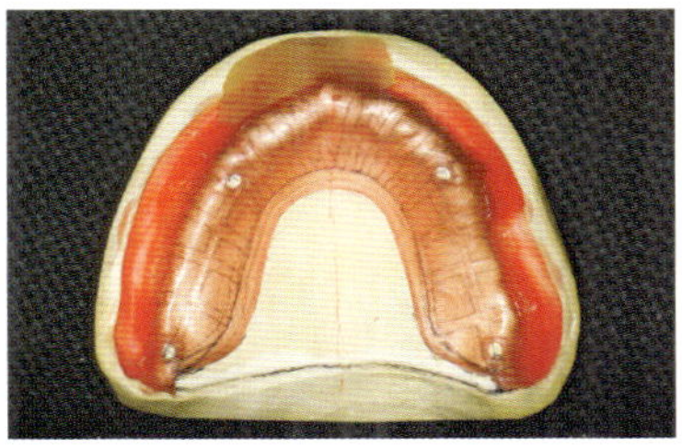

③ 내화모형 제작을 위한 인상(복제인상)

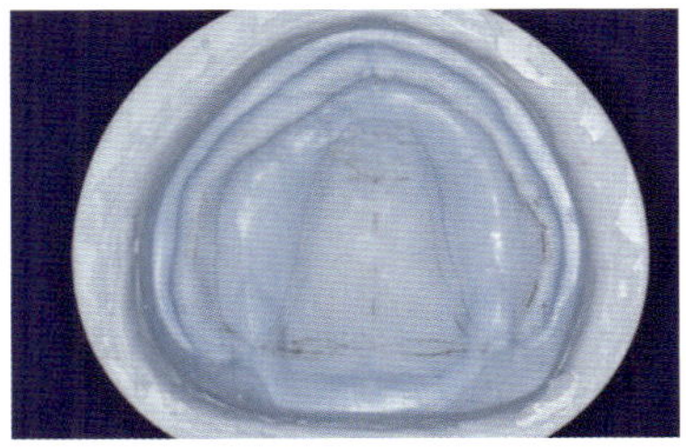

④ 내화모형으로 프레임워크의 왁스업

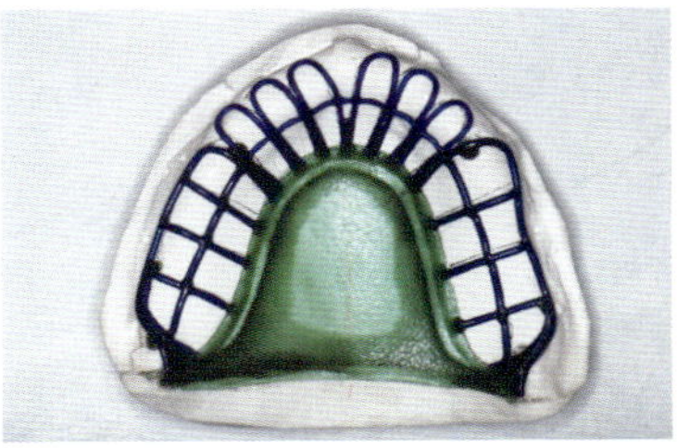

⑤ 왁스업한 내화모형 매몰

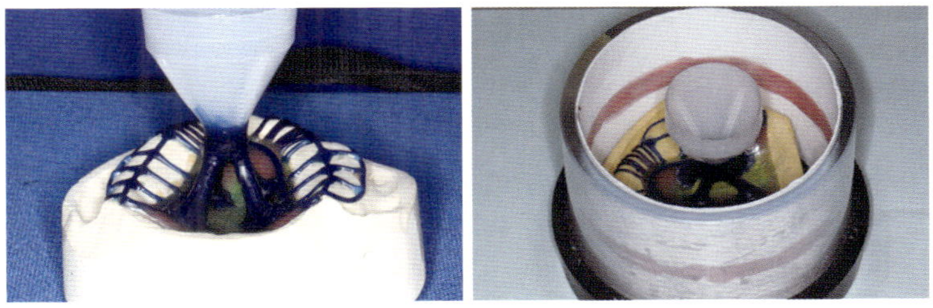

⑥ 주조한 프레임워크

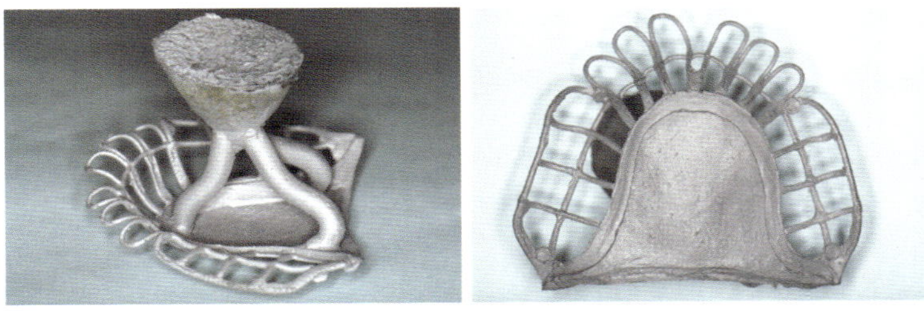

⑦ 연마한 프레임워크

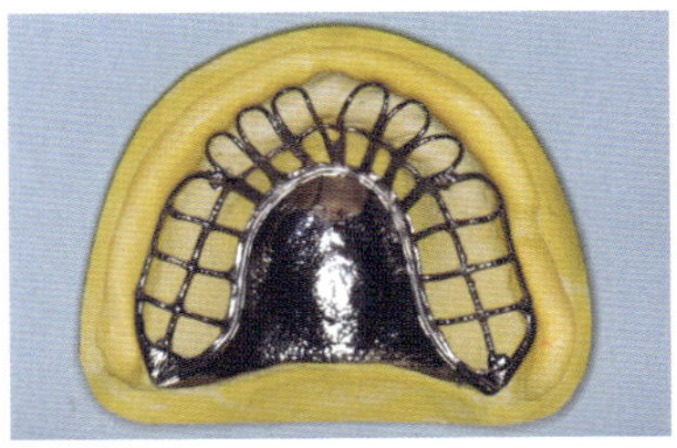

⑧ 채득해 둔 코어를 이용한 조합

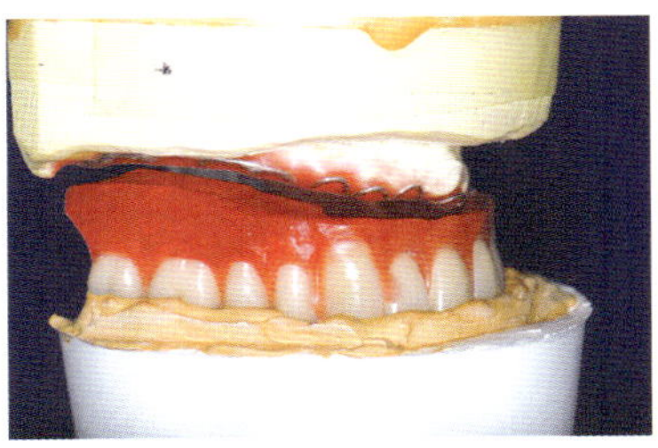

⑨ 프레임워크 조합 종료 후의 납의치

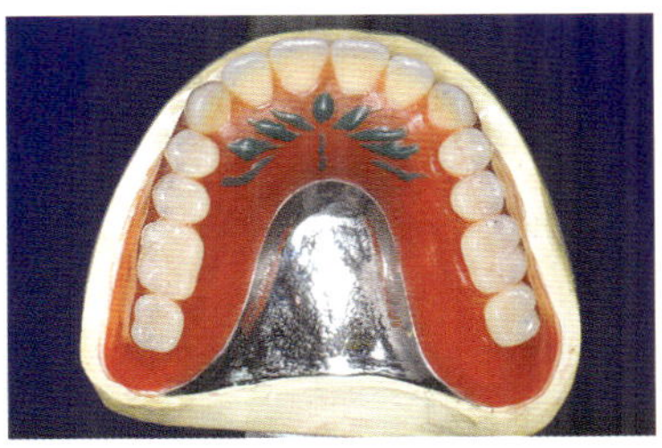

⑩ 완성된 금속상 총의치

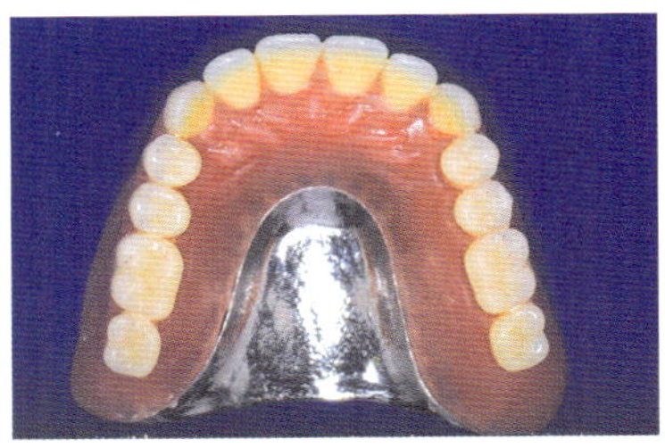

(2) 제작 과정

① 작업용 모형으로 프레임워크 설계

구개부의 금속과 레진 경계부는 피니시라인(finish line)이라 하며, 점막면측을 내측 피니시라인(internal finish line), 연마면측을 외측 피니시라인(external finish line)이라 한다.

내측 피니시라인은 치조제의 변화가 일어날 수 있는 범위를 충분히 커버하는 위치로 설정하고, 외측 피니시라인은 개구측의 치은형성과 조화를 이루는 위치로 설정한다. 원칙적으로 배열하고 치은형성 완료 후 위치를 결정하는데, 그 위치는 치은형성의 기초상을 왁스로 바꾼 위치와 거의 같다.

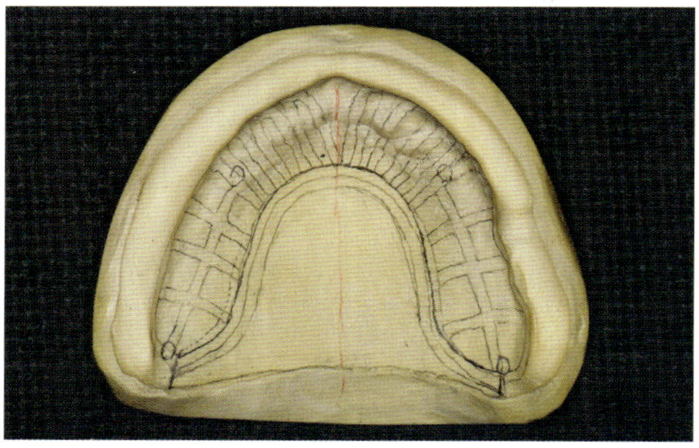

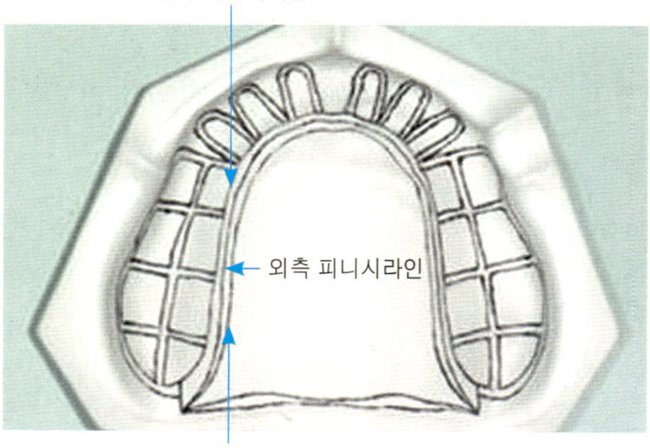

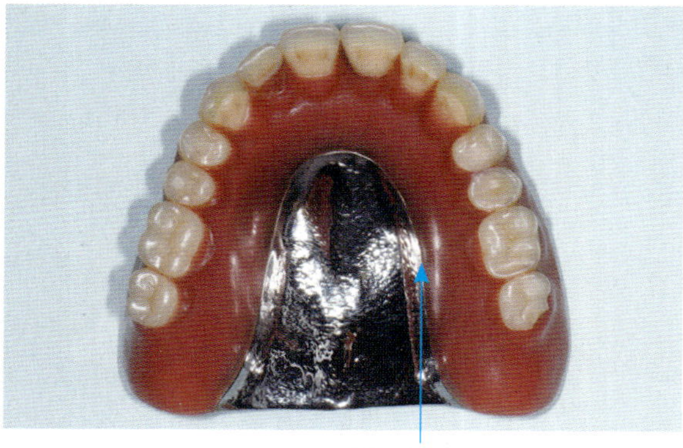

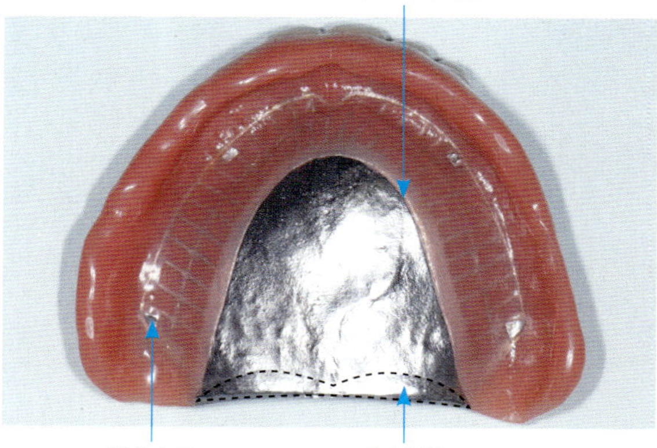

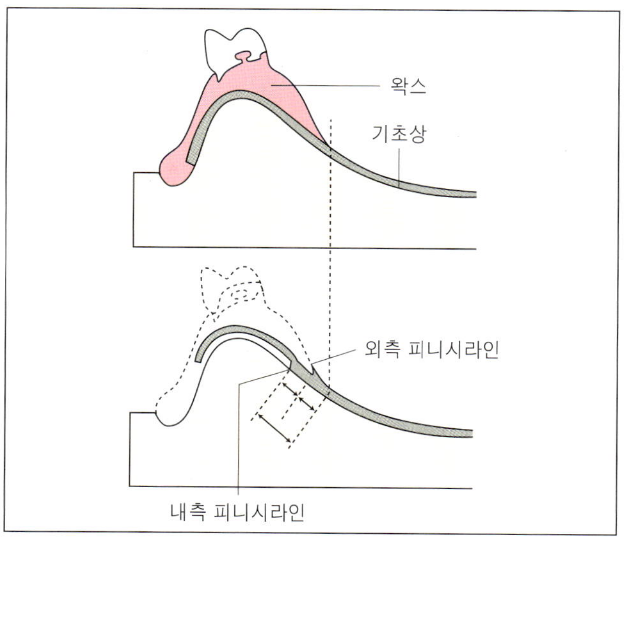

② 작업용 모형 처치

• 포스트댐

상악 총의치 후연부의 점막을 생리적인 범위 내에서 가압하여 상점막 접촉을 높여 확실히 봉쇄함으로써 총의치의 유지 향상을 도모하는 것을 포스트댐(post dam, posterior palatal seal)이라고 한다. 결과적으로 상후연과 점막의 이행성도 높아지므로 설감이 상승하는 등 이물감 감소에도 효과가 있다.

작업용 모형의 상후연에 해당하는 부위를 파서 상후연부 점막면에 돌기를 형성하는 방법과 인상 시에 점막을 가압하는 방법이 있다.

금속 상의치의 경우, 장착 후 조정이 곤란하므로 작업용 모형을 파서 부여하는 경우가 많다.

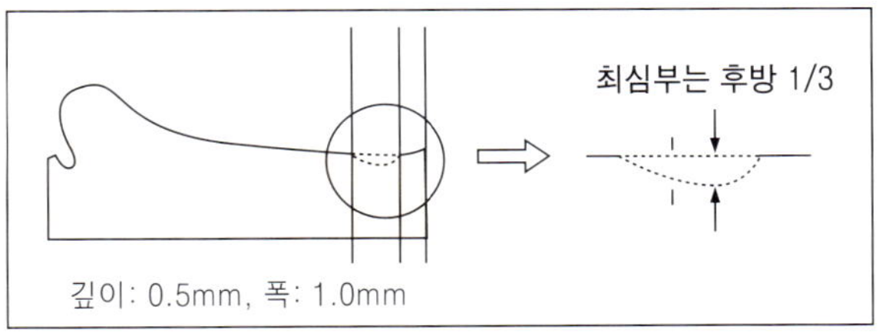

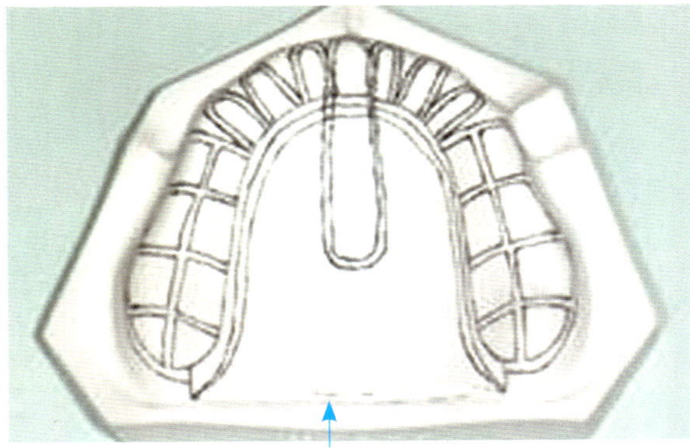

• 릴리프

치조제 점막에 가해지는 교합력을 완화하기 위해 피압변위량(조직변위량)이 작은 골융기부 등은 작업용 모형 위에서 릴리프를 실시한다. 릴리프된 부위는 프레임워크의 완충강이 된다.

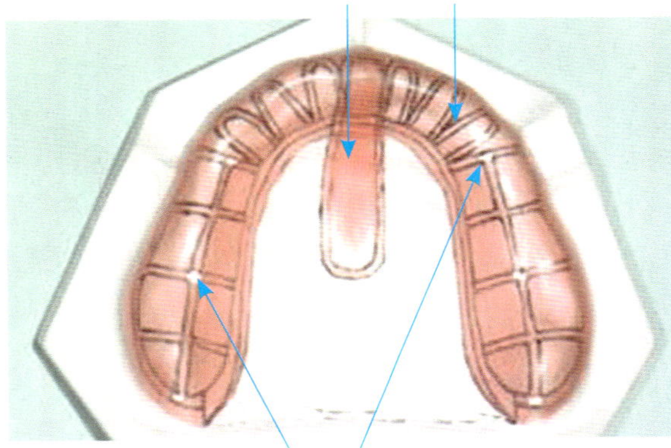

• 스페이서

프레임워크부에 스페이서를 설정하면 유지 격자와 치조제 점막 사이에 레진이 들어가며 치조제 점막에는 레진이 접촉된다.

• 티슈스톱

스페이서 설정 시 시트왁스에 구멍을 뚫어서 티슈스톱이 설정되며, 모형 점막면에 프레임워크가 접촉된다. 이에 따라 의치 제작 시, 특히 레진 주입 시에 프레임워크가 어긋나지 않게 한다.

③ 내화모형 제작을 위한 인상(복제인상)

인상재는 한천 인상재, 실리콘고무 인상재를 사용하는 경우가 많다. 프레임워크에 코발트 크롬 합금을 사용하는 경우, 인산염계 매몰재를 내화모형재로 사용한다. 모형의 두께는 최소 10mm 이상 필요하다.

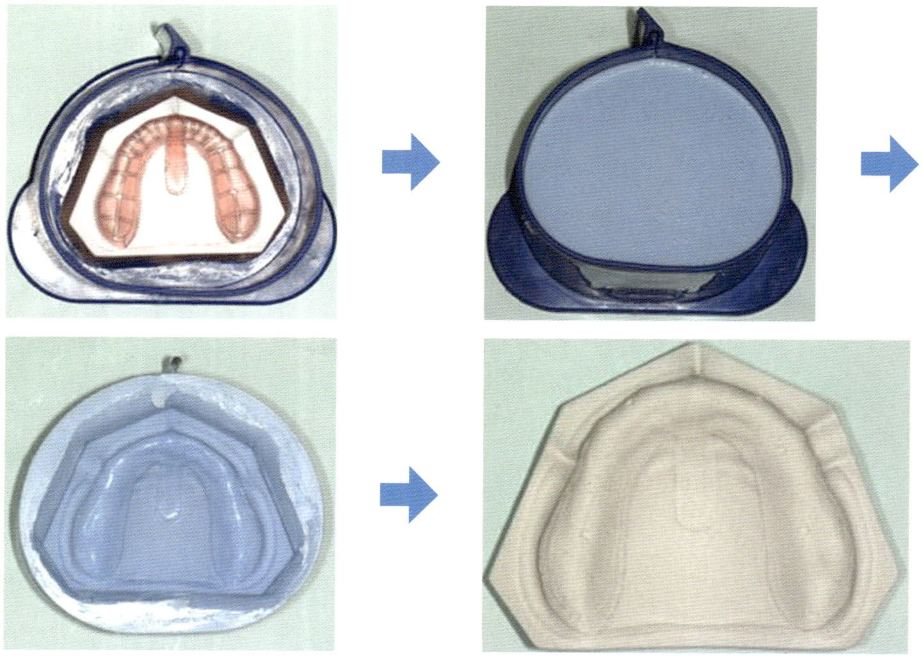

완성된 내화모형

④ 내화모형으로 프레임워크의 왁스업

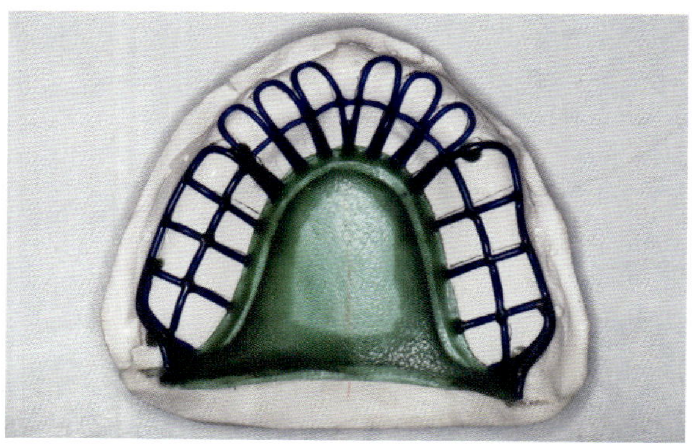

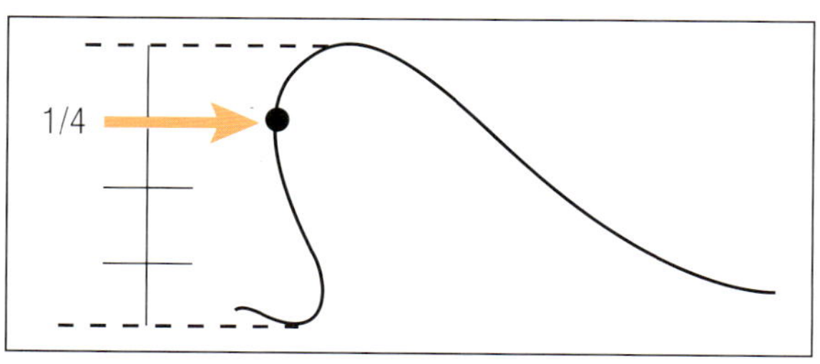

• 전치의 유지 격자

치조정에서 치은이행부의 최하점까지 1/4 위치로 한다. 또한 치간유두부에서 프레임워크가 보이지 않도록 하기 위해 인공치아의 배열 위치를 참고하여 루프 형태로 설계한다. 루프는 치간유두부 등 프레임이 비쳐 보이지 않도록 인공치아의 위치와 일치시킨다.

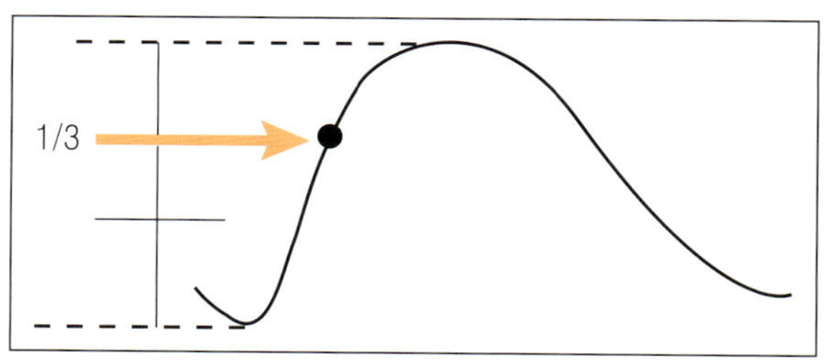

• 구치부의 유지 격자

치조정에서 치은이행부의 최하점까지 1/3 위치로 한다. 구치부의 프레임워크는 인공치아 배열에 방해가 되지 않도록 인공치아 사이에 일치시킨다. 또한 소대에서 약 2mm 피해서 설계한다.

⑤ 왁스업한 내화모형 매몰

• 스프루잉

스프루와 왁스 패턴의 접합부는 금속의 흐름을 고려하여 뾰족한 부분이 생기지 않도록 한다. 원추부는 구개 중앙부가 되도록 심고 높이는 링 높이에 맞추어 조정한다.

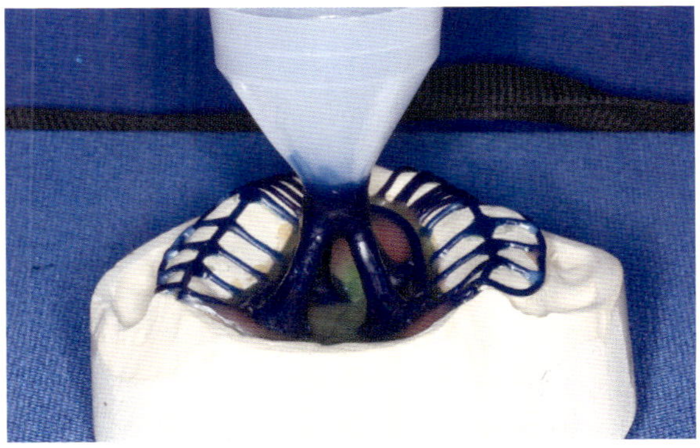

• 매몰

전체 팽창량이 많아지므로 리라이닝재는 2매를 사용한다. 프레임워크를 코발트 크롬 합금으로 제작할 경우, 인산염계 매몰재를 사용한다. 주조 시 금속이 모형과 매몰재 사이로 빠지는 경우가 있으므로 매몰재의 두께를 확보하기 위해 매몰 시에 모형을 바닥면에서 10mm 정도 띄운다.

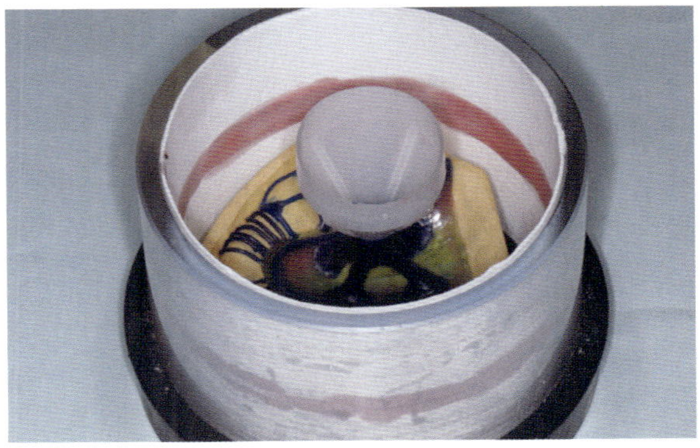

• 퍼니스의 온도 설정(코발트 크롬 합금의 경우)

실온 → (180분간) → 400℃ → (90분간) → 1000℃ → (계류 45분간) → 주조

⑥ 주조한 프레임워크

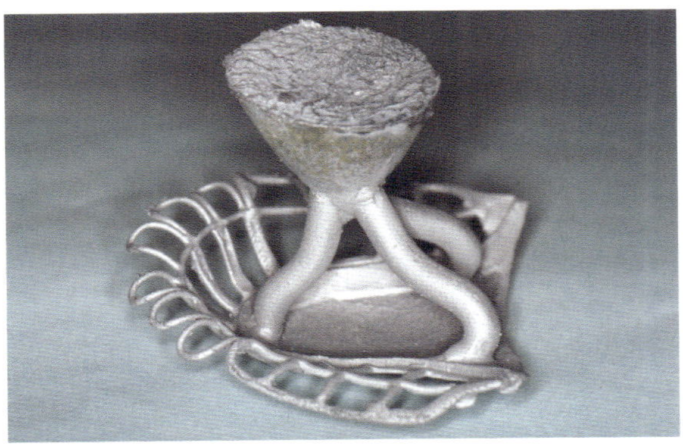

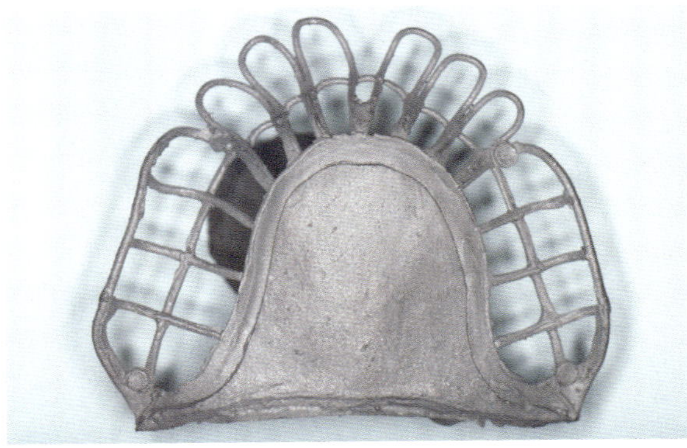

⑦ 연마한 프레임워크

- **연마순서**
  ① 쇼트 블라스트
  ② 히트레스 휠로 스프루 절단
  ③ 카보런덤 포인트에서 형태 수정
  ④ 사포로 연마
  ⑤ 실리콘 포인트 등으로 연마
  ⑥ 금속 루즈 광내기 연마

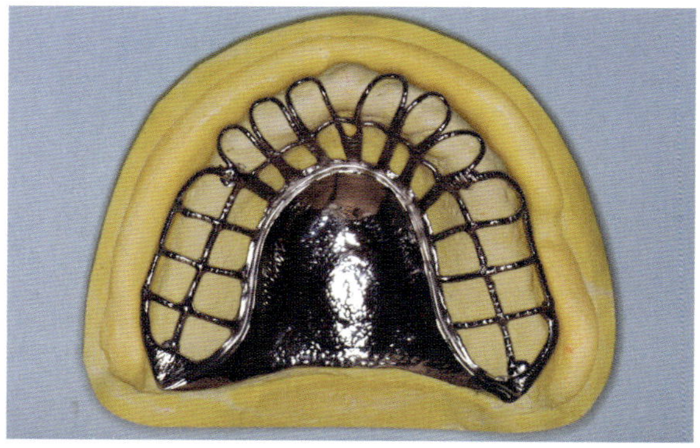

⑧ 채득해 둔 코어를 이용한 조합

프레임워크를 작업용 모형으로 되돌려 뜨지 않았는지 확인하고 프레임워크와 모형을 파라핀 왁스로 고정한다. 그 후 교합면 코어 및 순측면 코어를 사용하여 인공치아를 원위치로 돌려 놓는다.

구개측 치은형성을 프레임워크와 완전히 이행적으로 해 버리면 중합 수축 및 연마에 의해 레진이 줄어들기 때문에 금속과 레진에 단차가 생겨 버린다. 그래서 프레임워크를 약간 덮을 수 있도록 왁스를 쌓아야 한다.

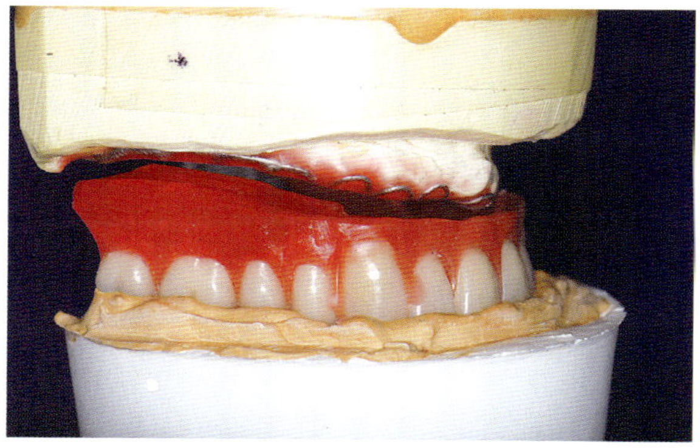

⑨ 프레임워크 조합 종료 후의 납의치

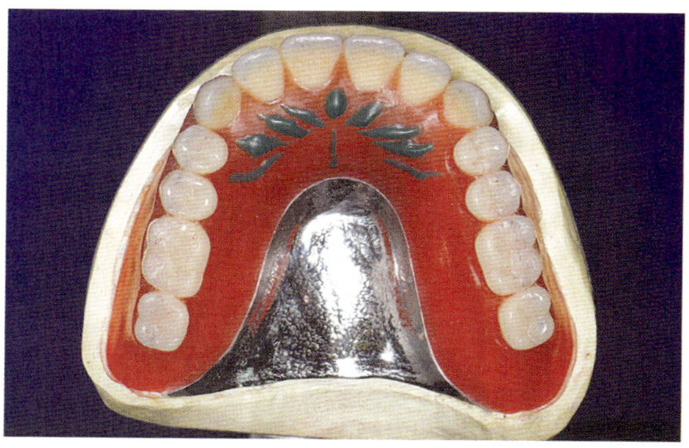

⑩ 완성된 금속상 총의치

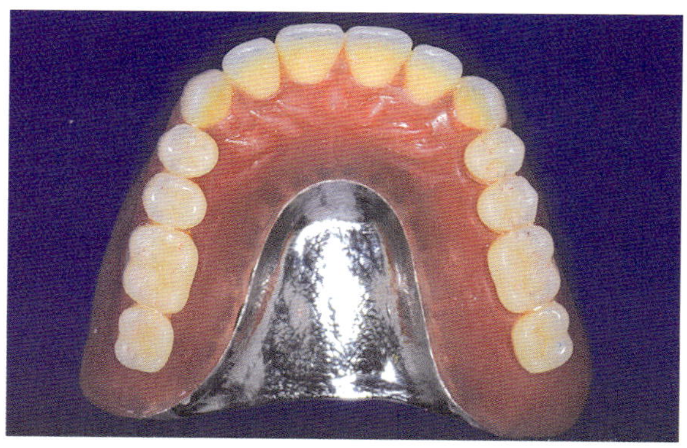

13 연하와 의치 형태의 관계를 알아보자

1 섭식 · 저작 · 연하의 흐름

식품을 구강 내에 넣어 연하하기까지는 아래와 같은 처리가 이루어진다.

● 5기 모델

음식물을 먹고 나서 연하하기 쉽도록 식괴를 형성하여 구강, 인두, 식도를 통과해 갈 때까지의 동태(움직임)를 설명한 모델

① 선행기(인지기)

식품을 구강에 넣기 전에 시각, 후각, 촉각 등의 감각으로 식품의 물성, 맛, 온도 등을 인지하고 그에 따라 입으로 운반하는 양이나 구강 내에서의 처리를 예측한다.

▼

② 준비기

구강에 넣은 음식물은 저작되어 연하에 적절한 경도와 크기의 식괴로 형성된다.

▼

③ 구강기

식괴가 형성되면 혀는 전방, 후방과 측연을 구개에 접촉시키고 구개로 식괴를 감싸 구강에 유지시킨다. 식괴를 연하할 수 있는 상태가 되면 혀는 전방부에서 후방을 향해 식괴를 구개로 밀어냄으로써 인두로 이송한다.

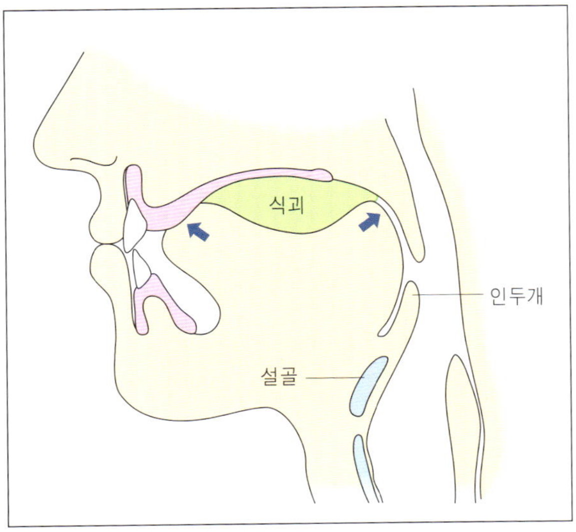

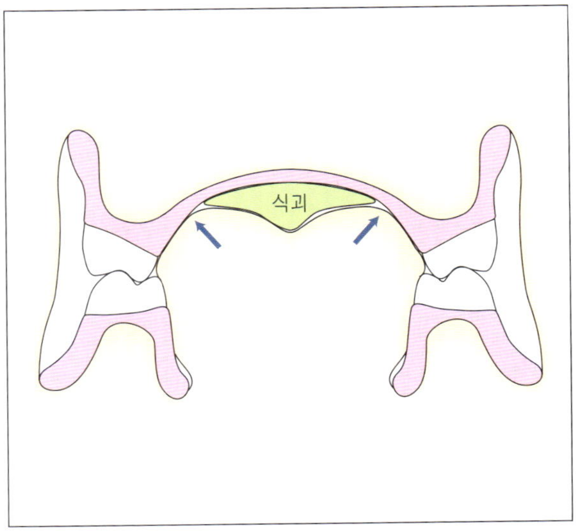

▼

④ **인두기**

식괴가 인두로 운반되면 연하반사가 일어난다. 연구개는 중인두와 상인두를 차단하도록 거상한다.

설골과 후두는 앞쪽으로 이동하며 후두개가 넘어가고 기도 입구가 폐쇄된다. 또한 설근부가 뒤쪽으로 이동하고 인두가 수축되면서 식괴는 식도로 보내진다.

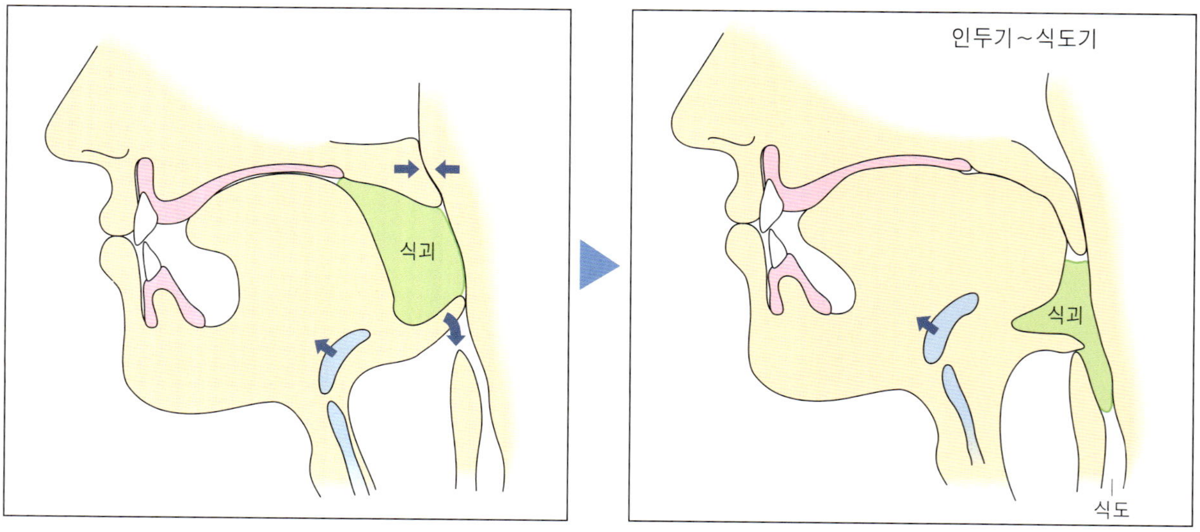

⑤ **식도기**

식괴는 인두에서 식도로 밀려 들어간다.

이때 연구개나 후두개는 하악안정위로 되돌아감으로써 기도가 다시 열리고, 하악의 위치도 하악안정위를 취하기 때문에 다시 Donders 공간이 나타난다.

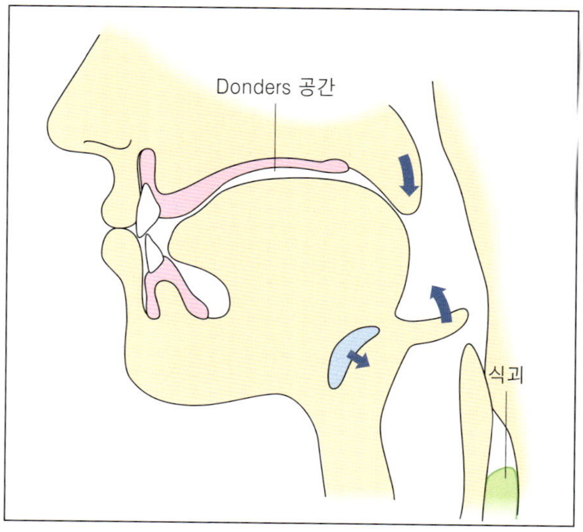

● 프로세스 모델

임상에서 연하의 동태를 설명할 때는 위와 같은 5기 모델이 일반적으로 이용된다.

그러나 저작을 필요로 하는 고형물을 섭식연하하는 경우는 '프로세스 모델'이라는 동태로 설명한다.

즉, 구강 내에 들어온 음식물은 먼저 구치부로 보내지고(Stage I transport), 이후 저작운동으로 식괴가 형성된다. 형성된 식괴는 한 덩어리로 구강에서 인두로 운반되는 것이 아니라 저작된 식괴에서 차례대로 인두로 보내진다. 이 전송을 Stage Ⅱ transport라고 한다.

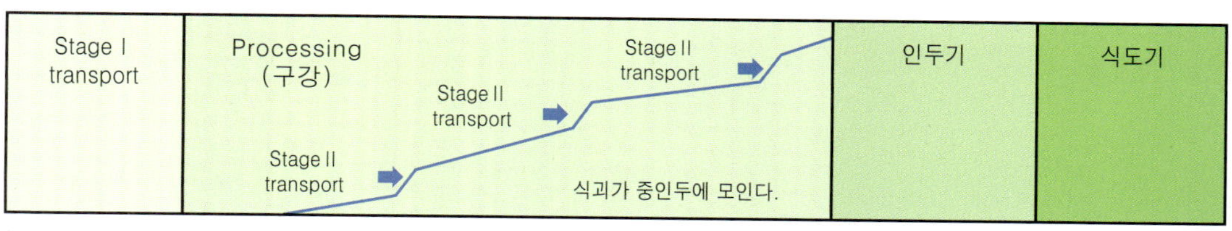

(Matsuo K, Palmer JB : Coordination of Mastication, Swallowing and Breathing, Jpn Dent SciRev, 2009 May 1;45(1):31-40.에서 인용개변)

2 의치 형태와 연하

1. Donders 공간

98쪽 참조

2. 상악 후연부

● **후연 위치가 적절한 경우**

호흡 시에는 흡기를 코로 흡입하고 비강을 통해 기관으로 보내기 위해 연구개는 아래로 늘어지고 비인강은 개방되어 있다. 후연의 길이가 적절한 경우에는 발성을 시켜도 의치가 떨어지지 않는다. 구강 내에서 아-라인을 수성 잉크로 표시하여 후연의 위치를 확인한다.

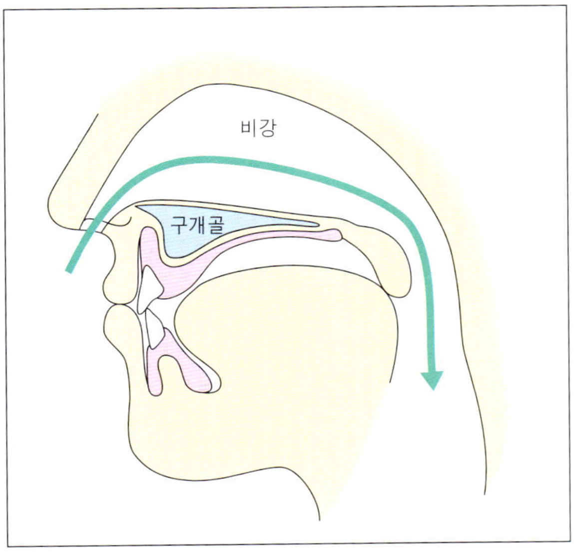

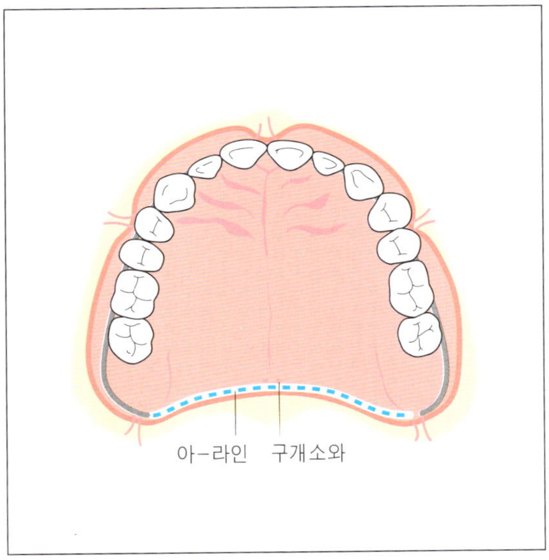

● **후연이 너무 긴 경우**

발음 시 및 연하 시 비강에 공기나 식괴가 누출되지 않도록 연구개가 거상하고 비인강이 폐쇄된다. 따라서 상후연이 너무 긴 경우에는 연구개 거상으로 봉쇄가 풀려 버린다.

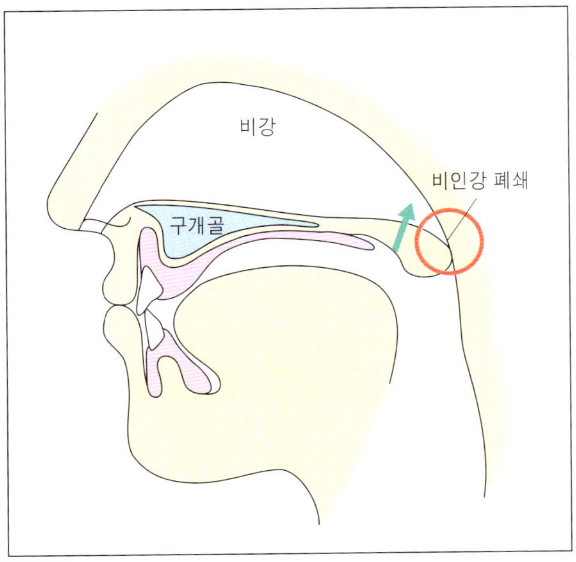

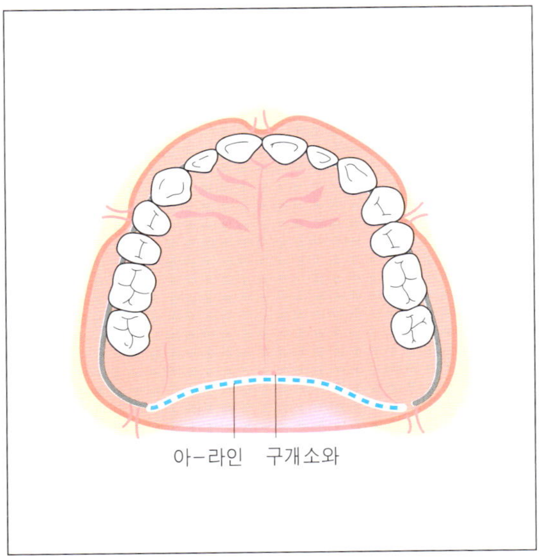

● 후연이 너무 짧은 경우

의치의 피복 면적이 좁기 때문에 충분히 접착되기 어렵다. 또한 상후연이 너무 짧으면 의치상 후연부가 뼈 뒷면이 있는 부위가 되므로 피압변위량(조직변위량)이 적어 봉쇄가 불충분해지기 쉽다. 이런 상태에서 의치 전치부에 강한 힘이 가해지면 화살표 방향으로 의치가 회전하여 의치 이탈의 원인이 된다.

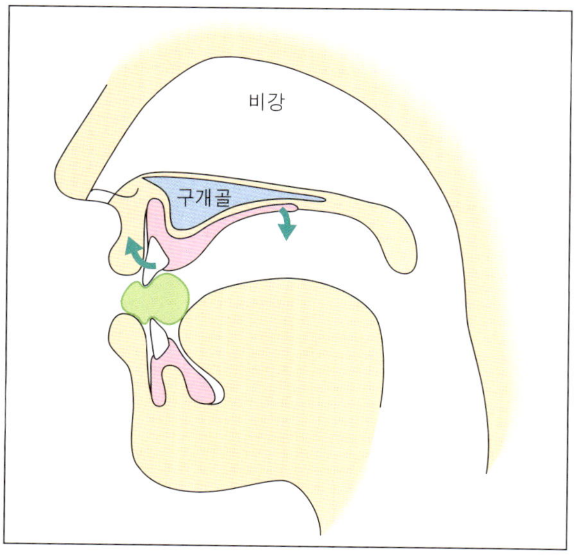

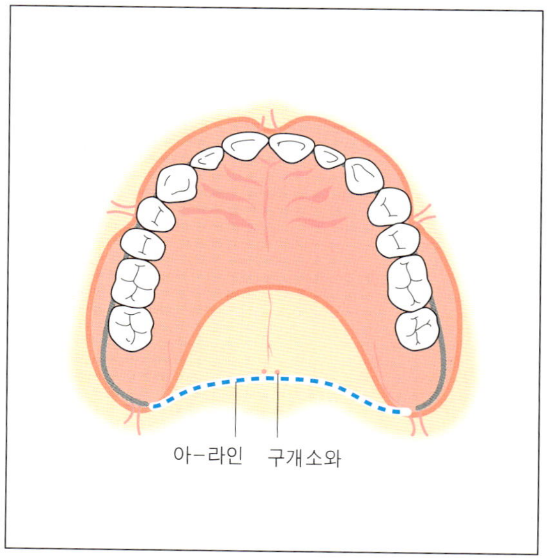

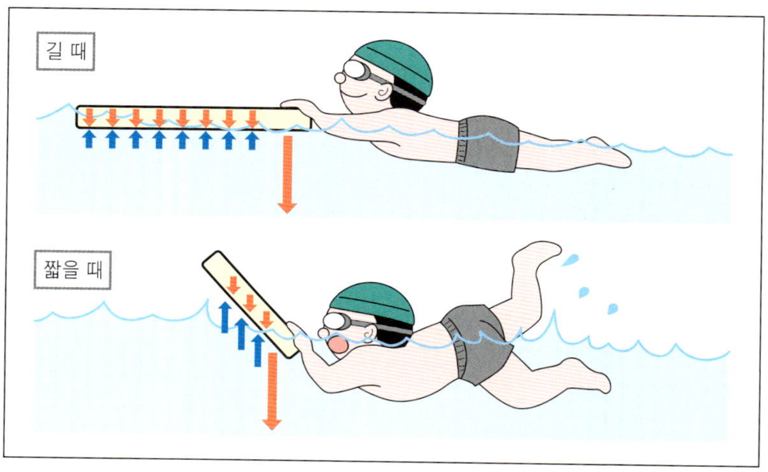

3. 교합평면

● 교합평면 높이가 적절한 경우

혀로 식괴를 교합평면으로 보내기 쉽다.

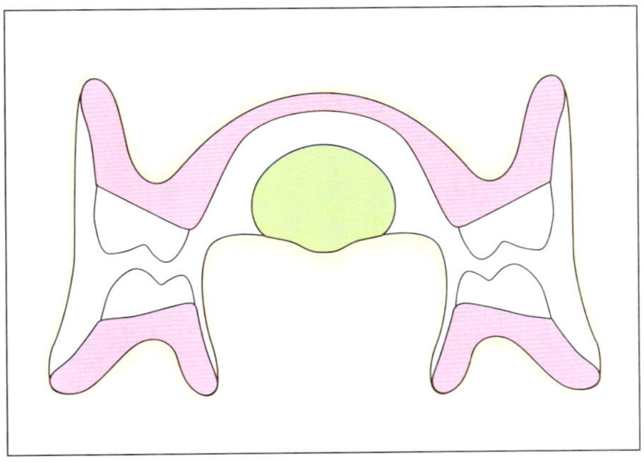

● 교합평면이 너무 높은 경우

교합평면이 설배보다 높다.

혀로 식괴를 교합면으로 보내기 어렵다.

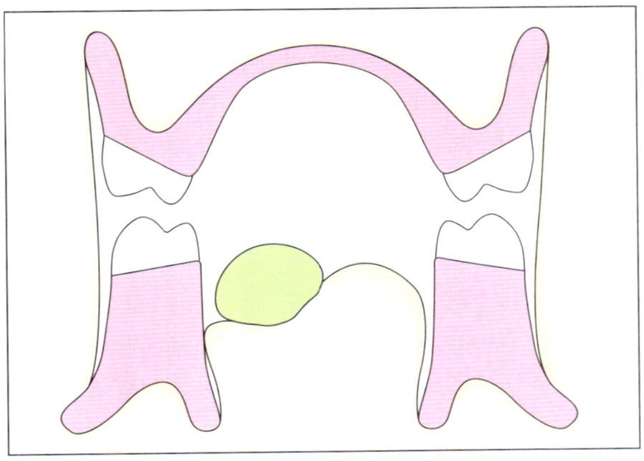

● 교합평면이 너무 낮은 경우

교합평면이 설배보다 낮다.

저작 시에 혀와 협점막을 씹기 쉽다.

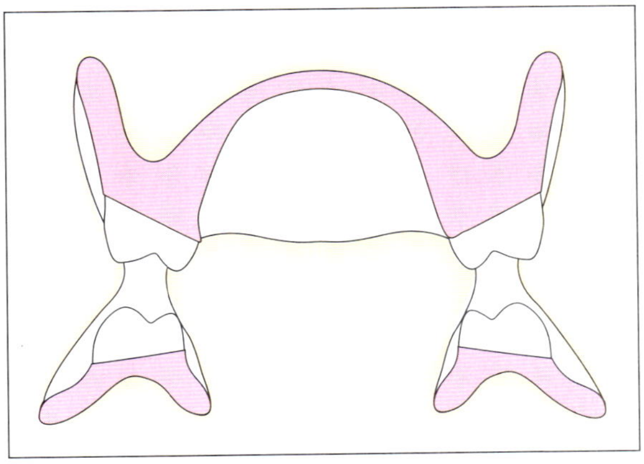

4. 상연마면 상태

94쪽 참조

증례 4 구개증대보철물(Palatal Augmentation Prosthesis; PAP)

PAP란 혀 절제나 뇌혈관 질환, 신경근 질환 등으로 혀와 경연구개의 접촉이 충분하지 못한 환자의 섭식연하장애, 구음장애에 대하여 상악 의치 혹은 구개상의 구개부를 두껍게 하여 혀와 구개부의 접촉을 보조하고 식괴의 이송과 구음장애의 개선을 목적으로 하는 장치이다.

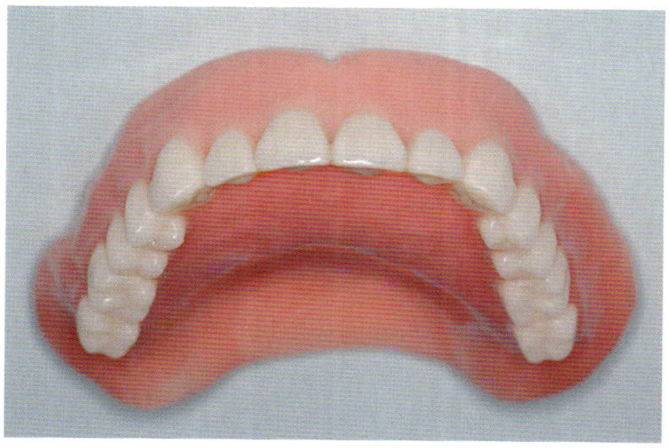

그림 1. 의치형(총의치를 사용한 것)

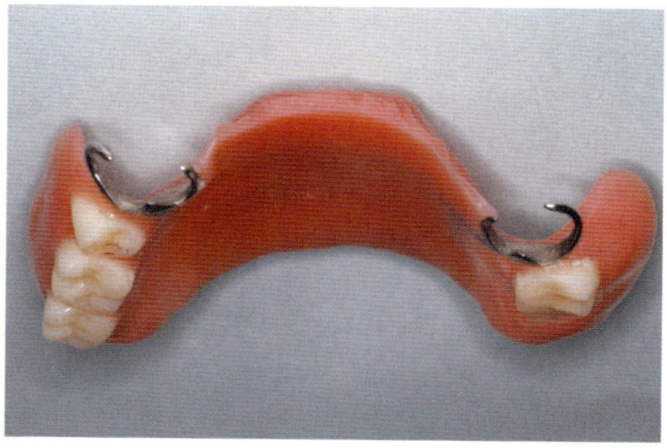

그림 2. 의치형(부분 상의치를 사용한 것)

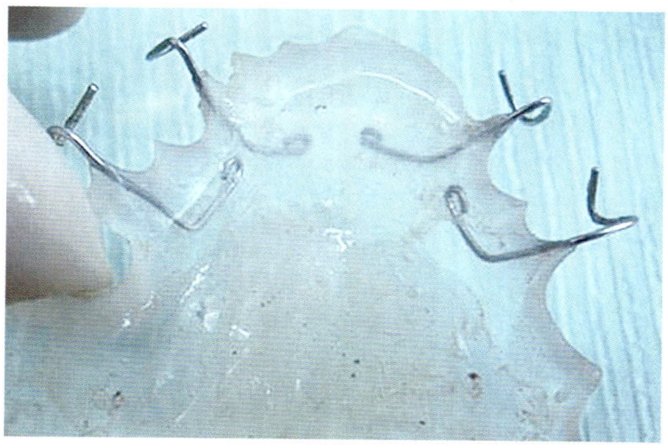

그림 3. 구개상형

● PAP 구개부 형태 부여방법의 예

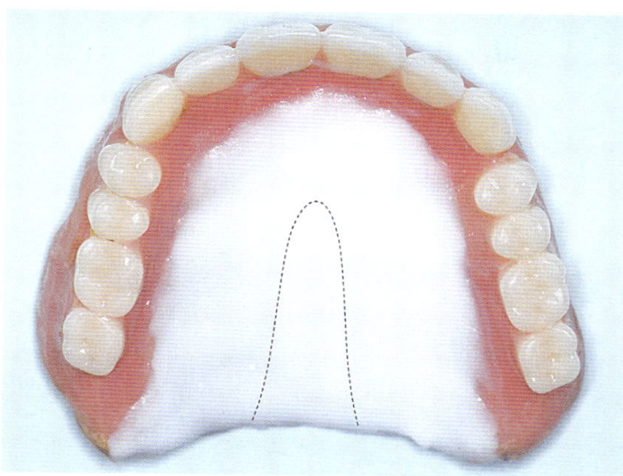

1. 일반적인 형태의 의치(구개상)를 제작한다.
2. 구개부에 점막 조정제를 넣고 공연하와 구음운동(타, 카)으로 혀의 가동범위를 표시한다.
3. 실제로 섭식해서 구강 내 잔류 정도를 보면서 점막 조정제의 양을 조절한다.
4. 구개부 중앙을 약간 오목하게 하여 식품의 둔로(빠져나갈 공간)를 형성하고(오른쪽 그림의 점선 부분) 며칠 사용하게 한다.
5. 일상 사용에 문제가 없는 것을 확인한 후 점막 조정제를 레진으로 바꾼다.
6. 섭식기능요법에 의한 혀 운동기능의 개선에 따라 형태를 얇게 수정해 간다.

14 악안면 보철을 알아보자

악안면 보철이란 외상, 종양 적출 등에 의해 턱뼈 또는 그 주위조직에 발생한 결손을 보충하고 형태와 기능을 회복시키는 장치이다.

악안면 보철은 그 부위나 목적에 따라 폐쇄장치(obturator)(상악, 하악), 외과교정술(에피테제), 하악유도장치, 비인강 보철장치(발음보조기, 연구개거상장치, 연수개전색자), 혀접촉보조상, 구개상 등의 명칭으로 크게 나뉜다. 이 외에 종양 적출 직후에 장착하는 턱보철장치나 교합사면판, 방사선치료 보조장치 등도 포함된다.

이번에는 턱보철장치의 한 예로 상악 폐쇄장치를 소개한다.

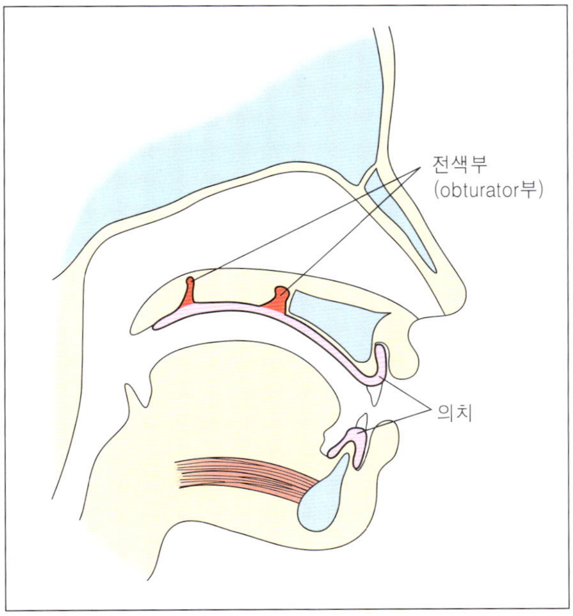

폐쇄장치를 장착한 상태의 구강해부(정중시상단면)

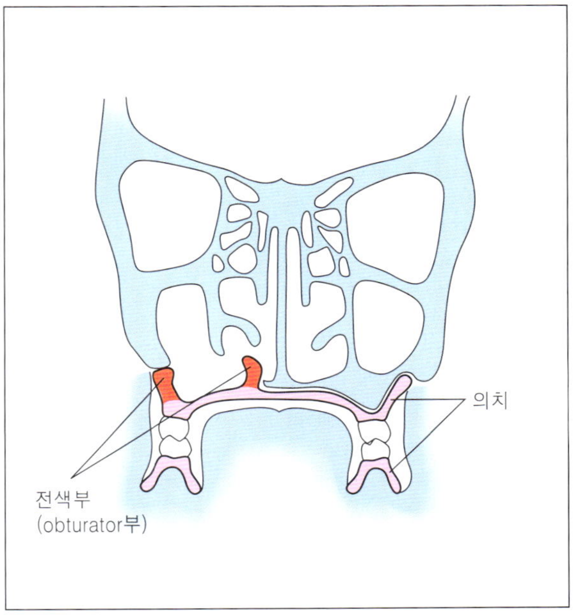

폐쇄장치를 장착한 상태의 구강해부(전두단면)

1 구강 내

상악 반측 절제 증례에서는 결손측은 턱뼈에 의한 배척이 결여되어 있기 때문에 구개 후방부나 볼부의 점막 형태는 불안정하고 변형되기 쉽다. 결손의 크기나 부위, 잔존치의 상태, 연수개의 잔존량 등도 치료 난이도에 크게 영향을 준다. 가동조직의 운동 범위나 반흔 수축 정도 등의 진찰이 중요하다.

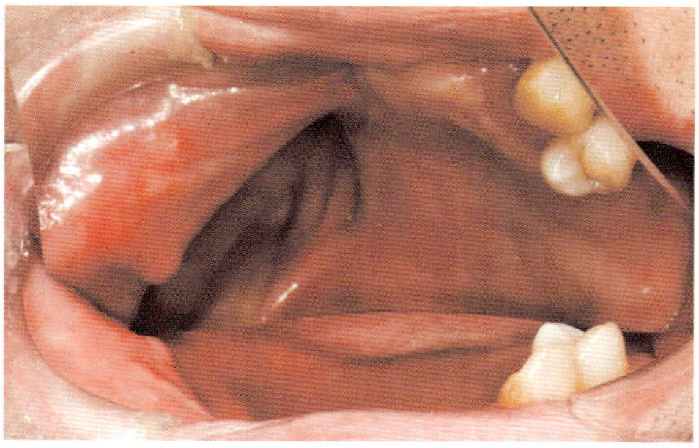
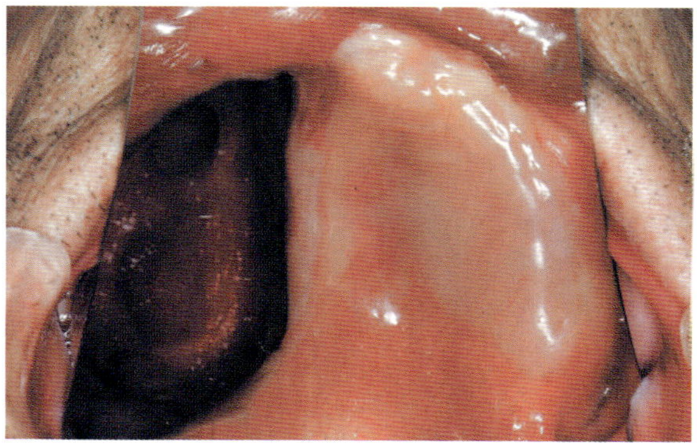

상악치은암으로 인해 치조제와 구강을 절제한 증례. 왼쪽: 유치악, 오른쪽: 무치악

2 인상채득, 교합채득

작은 결손강이나 언더컷부에 인상재가 들어가 경화해 버리면, 인상재가 찢어져 철거할 수 없게 되는 경우가 있다. 이런 부위에는 미리 와테 등을 삽입해야 한다.

폐쇄장치(obturator)는 일반 의치와 비교하여 피인상체가 크고 복잡한 형태를 띠는 경우가 많다. 그 때문에 인상채득은 예비 인상, 최종 인상뿐만 아니라 여러 차례의 기능 인상이 필요하게 되는 경우도 적지 않다.

또한 현저한 개구장애가 있는 경우에는 턱 결손부와 잔존 치조제부로 나누어 인상채득을 하거나 의치부와 전색부(obturator부)로 이루어진 분할 악의치를 제작하기도 한다.

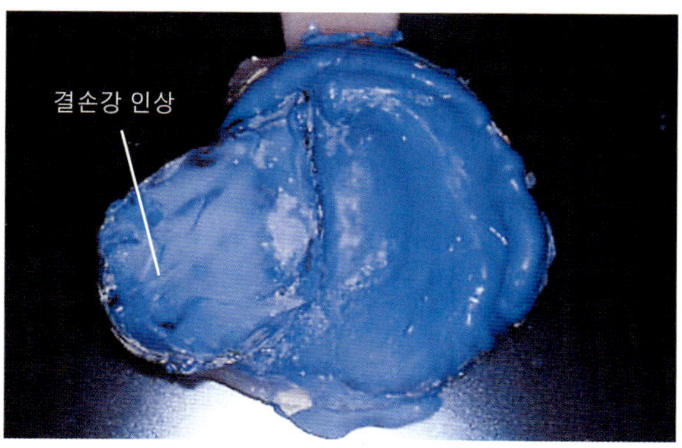

최종 인상. 악의치의 인상. 총의치의 경우, 의치 유지는 건강한 쪽의 치조제와 결손강 언더컷에 의존하기 때문에 이 부위의 정밀한 인상채득이 필요하다.

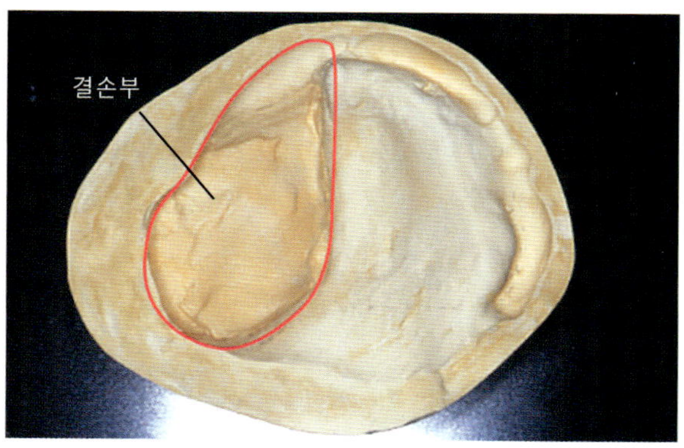

폐쇄장치의 작업용 모형(무치악)

무치악의 상악 악의치 교합채득

무치악이고 결손부가 큰 증례인 경우, 교합상을 유지, 안정시킬 수 없기 때문에 교합채득은 매우 어려워진다. 따라서 고딕아치 묘기장치를 사용하거나, 시행삽입 시와 중합 후에도 재교합채득을 하여 교합기상의 상하악 모형의 위치관계를 복원하거나 교합조정을 하는 경우가 많다.

3 상악 폐쇄장치 전색부(Obturator부)의 형태

폐쇄장치는 결손범위가 작은 경우는 위생적 관점에서 닫힌 형태로 하는 경우가 많지만, 결손범위가 큰 경우 악의치 자체의 중량이 의치 유지라는 관점에서 큰 문제가 된다. 따라서 전색부(obturator부)는 중량 경감을 목적으로 전색부 위쪽에서 중간을 파낸 것 같은 형태의 열린 형태나 세정성을 고려하여 개방형으로 뚜껑을 덮은 것 같은 중공형으로 만든다.

또한 구강, 비강 사이의 교통차단과 의치의 유지력 향상을 위해 전색부를 협측이나 구개측 언더컷 부위에 삽입하여 유지를 도모한다. 그러나 지나친 언더컷 이용은 의치 탈착에 방해가 되므로 인상채득, 시행삽입, 조정은 특히 지점이 겹치는 것에 유의한다. 임플란트 치료를 병용하여 유지하도록 하는 경우도 있다.

● **닫힌 형태**

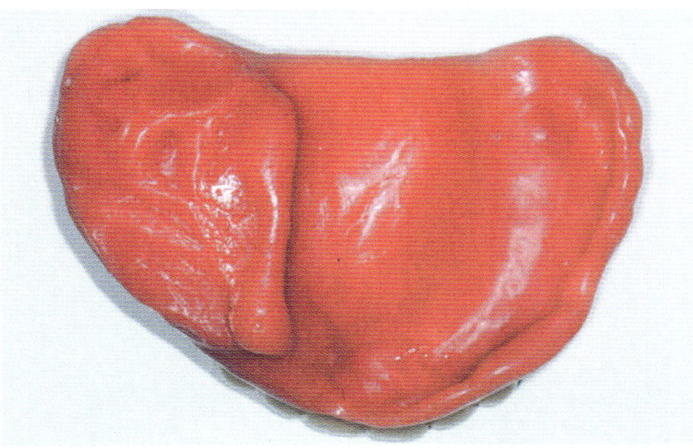

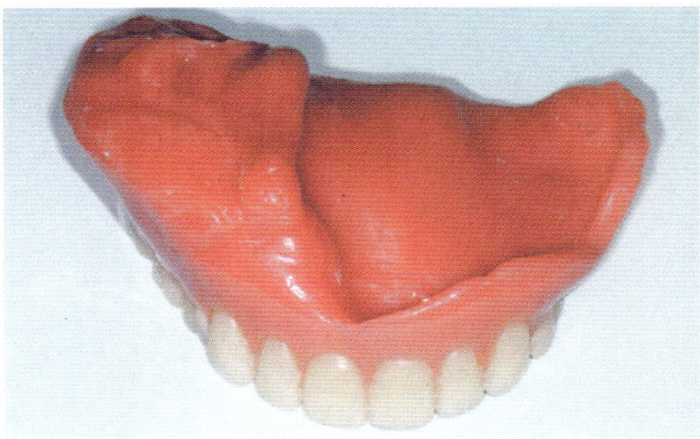

● **열린 형태**

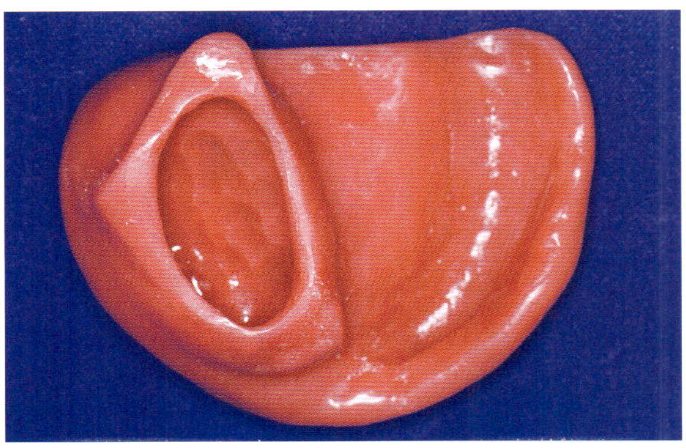

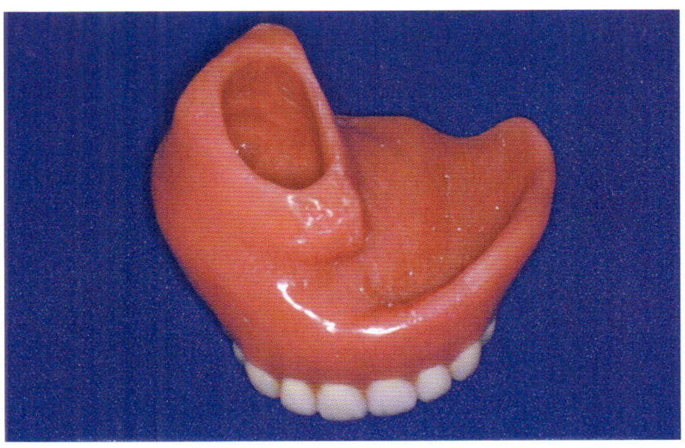